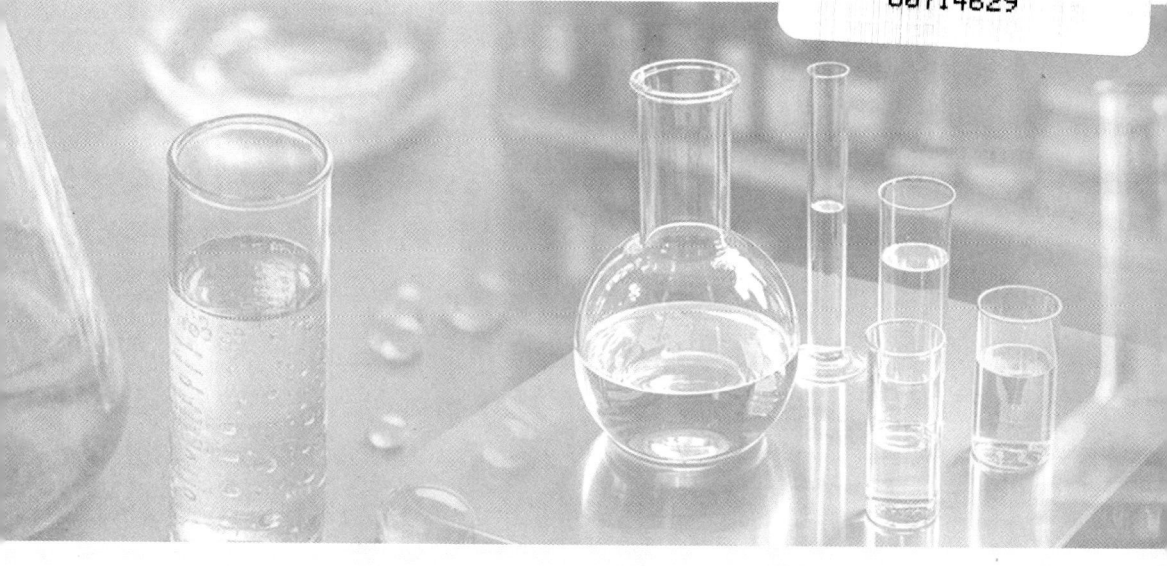

临床医学检验和影像诊断

主编 王立坤 田海燕 孙玲玲 刘 莉 张凤令 徐 圣

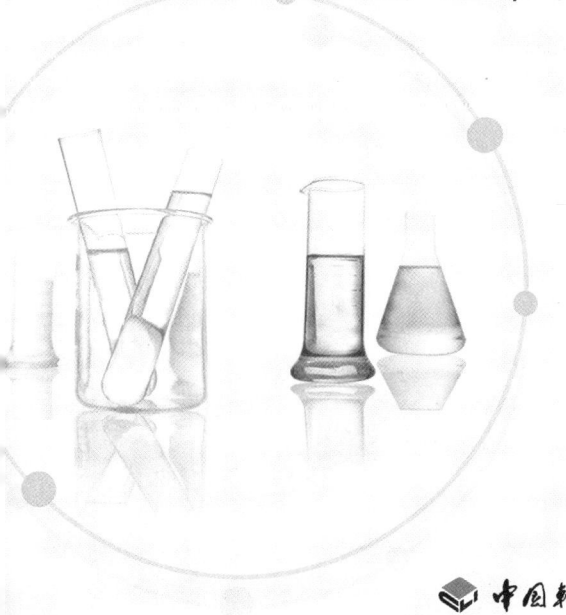

中国轻工业出版社

图书在版编目（CIP）数据

临床医学检验和影像诊断 / 王立坤等主编 . -- 北京：中国轻工业出版社, 2025.6. -- ISBN 978-7-5184-5451-8

Ⅰ . R446.1；R445

中国国家版本馆 CIP 数据核字第 2025JW8125 号

责任编辑：付　佳　　责任终审：高惠京　　设计制作：中文出版集团有限公司
策划编辑：付　佳　　责任校对：朱燕春　　责任监印：张京华

出版发行：中国轻工业出版社（北京鲁谷东街 5 号，邮编：100040）
印　　刷：北京君升印刷有限公司
经　　销：各地新华书店
版　　次：2025 年 6 月第 1 版第 1 次印刷
开　　本：710×1000　1/16　印张：18
字　　数：300 千字
书　　号：ISBN 978-7-5184-5451-8　定价：60.00 元
邮购电话：010-85119873
发行电话：010-85119832　010-85119912
网　　址：http://www.chlip.com.cn
Email：club@chlip.com.cn
版权所有　侵权必究
如发现图书残缺请与我社邮购联系调换

250265S2X101ZBW

编写人员名单

主　　编　王立坤　河北北方学院附属第一医院
　　　　　　田海燕　内蒙古医科大学附属医院
　　　　　　孙玲玲　常州市妇幼保健院
　　　　　　刘　莉　吉安市中心血站
　　　　　　张凤令　北京老年医院
　　　　　　徐　圣　鹰潭市妇幼保健院

副 主 编　邹光美　玉林市第一人民医院
　　　　　　喻　超　湖北省中医院
　　　　　　吴　猛　中国中医科学院西苑医院
　　　　　　成南南　右江民族医学院附属医院

参　　编　张亚龙　安徽医科大学第一附属医院
　　　　　　王晓刚　广西壮族自治区桂东人民医院
　　　　　　黄　涛　深圳市亚辉龙生物科技股份有限公司
　　　　　　胡　彬　上海市松江区泗泾医院
　　　　　　冯　莲　上海市松江区泗泾医院
　　　　　　吕子栋　海南省妇女儿童医学中心
　　　　　　刘梅生　江苏省南京市鼓楼区宁海路社区卫生服务中心

目录 CONTENTS

第一篇　临床医学检验

第一章　临床检验标本的采集方法 ················· 1
第一节　血液标本 ··································· 1
第二节　排泄物标本 ································· 3
第三节　微生物检验标本 ····························· 5
第四节　其他标本 ··································· 7

第二章　血常规检验 ······························· 9
第一节　红细胞检验 ································· 9
第二节　白细胞检验 ································ 11
第三节　血小板检验 ································ 13

第三章　排泄物检验 ······························ 17
第一节　尿液检验 ·································· 17
第二节　粪便检验 ·································· 20

第四章　分泌物与体液检验 ························ 23
第一节　脑脊液检验 ································ 23
第二节　痰液检验 ·································· 25
第三节　胃液检验 ·································· 28
第四节　精液检验 ·································· 31
第五节　前列腺液检验 ······························ 35
第六节　阴道分泌物检验 ···························· 38

第五章	糖类检验	41
第一节	血糖调节激素检验	41
第二节	糖尿病诊断指标测定	45

第六章	蛋白质检验	49
第一节	血浆蛋白质的功能与分类	49
第二节	血浆蛋白质检测	52
第三节	体液蛋白质测定	54
第四节	蛋白质电泳分析	56

第七章	细菌学检验	58
第一节	分枝杆菌属	58
第二节	需氧或兼性厌氧革兰氏阳性杆菌	61
第三节	厌氧性细菌	64
第四节	病原性球菌	68
第五节	放线菌	70

第八章	病毒学检验	73
第一节	疱疹病毒科检验	73
第二节	风疹病毒检验	76
第三节	轮状病毒检验	79
第四节	腺病毒检验	83

第九章	真菌学检验	88
第一节	曲霉菌属	88
第二节	皮肤癣菌	92

第三节 接合菌	94
第四节 酵母样真菌	97
第五节 暗色真菌	100
第六节 双相真菌	104

第十章 感染性疾病的免疫学检查 ··· **109**
第一节 感染免疫检测 ···109
第二节 体液免疫试验 ···113
第三节 细胞免疫检测 ···115
第四节 自身抗体检测 ···119

第二篇 临床影像诊断

第十一章 影像诊断学概述与发展 ··· **124**
第一节 影像诊断学概述 ···124
第二节 影像诊断学的发展 ···128

第十二章 影像技术及设备的临床应用 ··· **132**
第一节 X线成像 ··132
第二节 CT检查 ··140
第三节 磁共振成像 ···152
第四节 超声成像 ···160

第十三章 医学影像与中医学 ··· **170**
第一节 中西医结合影像学的产生与发展 ···170
第二节 中西医结合影像学的研究内容 ···175

第十四章 影像诊断学 · · · · · · · 179
第一节 影像诊断方法概述 · · · · · · · 179
第二节 呼吸系统与纵隔影像诊断学 · · · · · · · 192
第三节 心血管系统影像诊断学 · · · · · · · 206
第四节 消化系统影像诊断学 · · · · · · · 213
第五节 泌尿系统影像诊断学 · · · · · · · 221
第六节 生殖系统与乳腺影像诊断学 · · · · · · · 228
第七节 骨关节与肌肉系统影像诊断学 · · · · · · · 234
第八节 中枢神经系统影像诊断学 · · · · · · · 240
第九节 五官、口腔及颌面影像诊断学 · · · · · · · 251

第十五章 超声诊断 · · · · · · · 264
第一节 肝胆脾胰 · · · · · · · 264
第二节 泌尿系统及前列腺 · · · · · · · 266
第三节 女性生殖系统 · · · · · · · 268
第四节 心血管系统 · · · · · · · 270
第五节 浅表器官 · · · · · · · 272

第十六章 介入诊疗技术 · · · · · · · 274
第一节 血管性介入技术 · · · · · · · 274
第二节 非血管性介入技术 · · · · · · · 276

参考文献 · · · · · · · 279

第一篇　临床医学检验

第一章　临床检验标本的采集方法

第一节　血液标本

血液标本的采集是临床检验一项至关重要的工作，它直接影响检验结果的准确性和可靠性，进而影响疾病的诊断和治疗。因此，掌握正确的血液标本采集方法，对临床医务人员具有十分重要的意义。

一、血液标本采集重要性

血液标本采集是临床检验的第一步，也是最为关键的一步。正确的采集方法能够保证标本的质量和完整性，减少误差和干扰因素，提高检验结果的准确性和可靠性。同时，血液标本采集还直接关系到患者的安全和舒适度，因此医务人员必须严格遵守操作规程，确保采集过程的安全和有效。

二、采集前准备事项

采集血液标本前医务人员需要做好充分的准备工作。首先，核对患者的身份信息和检验申请单，确保无误。其次，评估患者的身体状况和采血部位的皮肤情况，选择合适的采血器具和消毒剂。此外，做好必要的防护用品，如戴手套、口罩等，防止交叉感染的发生。

三、采集方法与技巧

血液标本的采集方法主要有静脉采血和末梢采血两种。静脉采血适用于大多数临床检验项目，采集的标本质量较高。采集过程中医务人员需要掌握正确的穿刺技巧和固定方法，避免反复穿刺或因固定不当损伤血管。同时要注意保持采血部位的清洁和干燥，避免污染和感染。末梢采血主要用于血糖监测等少数项目，采集过程较为简单，但需注意避免过度挤压或用力过大导致组织液混入血液标本中。

四、采集时机与频率

血液标本的采集时机和频率应根据检验项目的需求而定。一般来说，急性病症或病情变化较快的患者应随时采集标本进行检验；慢性病或病情稳定的患者可遵医嘱或检验申请单的要求进行定期采集。此外，注意避免在患者服用药物或进行特殊治疗后立即采集标本，以免影响检验结果的准确性。

五、标本保存与运输

采集后的血液标本应妥善保存和运输，保证其质量和完整性。一般来说，血液标本应保存在阴凉、干燥、避光的地方，避免高温、冷冻或阳光直射，同时避免剧烈震动和颠簸，以免损坏标本。运输过程应使用专用容器和包装袋，确保标本的安全和密封性。到达实验室后应尽快进行处理和检验，避免长时间存放导致标本质量下降。

六、患者教育与沟通

采集血液标本前，医务人员应向患者详细介绍采集的目的、方法和注意事项，消除患者的疑虑和恐惧心理。同时告知患者采集过程中可能出现的不适和风险，以及预防措施和处理方法。通过与患者的有效沟通，增强患者的信任感和合作意愿，提高采集成功率。

七、采集风险与防范

血液标本采集过程中存在一定的风险，如感染、出血、疼痛等。为了防范这些风险的发生，医务人员需要严格遵守无菌操作原则，正确使用消毒剂和采血器具。同时要注意观察患者的反应和症状，及时处理可能出现的异常情况。高风险患者或特殊情况应寻求上级医师或专业人员的帮助和指导。

第二节　排泄物标本

临床检验中，排泄物标本的采集是获取患者疾病信息的重要手段之一。排泄物标本包括尿液、粪便及其他体液等，通过对这些标本的检验，可以了解患者的生理状况、疾病进展及治疗效果。因此，掌握正确的排泄物标本采集方法对于提高检验结果的准确性和可靠性至关重要。

一、排泄物标本种类

排泄物标本种类繁多，常见的有尿液、粪便、痰液、脑脊液等。每种标本有其特定的采集方法和检验目的。尿液标本主要用于肾功能、尿路感染等方面的检查；粪便标本则用于肠道疾病、寄生虫感染等的诊断；痰液标本常用于呼吸系统疾病的诊断；脑脊液标本则用于中枢神经系统疾病的诊断。

二、采集前准备与要求

采集排泄物标本前需要做好充分的准备工作。①确保采集容器的清洁和无菌，避免污染标本。②核对患者的身份信息和检验申请单，确保采集的标本与检验项目相符。③向患者说明采集的目的、方法和注意事项，取得患者的理解和配合。

采集时注意保护患者隐私和舒适度。尿液和粪便标本的采集应选择合适的时机和地点，确保患者在放松状态下进行采集。痰液和脑脊液等较为特殊的标本，需要在专业人员的指导下进行采集。

三、尿液标本采集

尿液标本采集是排泄物标本采集中常见的方法之一。采集前，清洁外阴部，以避免污染标本。采集时，应使用清洁、干燥的容器，避免使用塑料袋等易污染的容器。采集的尿液量应适中，一般为 50 ~ 100 ml。需留取 24 h 尿液的患者，应详细告知患者留尿的方法和注意事项，确保尿液的完整性和准确性。

四、粪便标本采集

粪便标本采集主要用于肠道疾病的诊断。采集前，患者应排空肠道，避免采集到前一餐的食物残渣。采集时，应使用清洁、干燥的容器，避免使用卫生纸等易污染的物品。采集的粪便量应适中，一般为拇指大小的一块。需留取多次粪便的患者，应告知患者留便的时间和次数，确保标本的代表性。

五、其他排泄物采集

除了尿液和粪便标本外，还有一些其他排泄物标本需要采集，如痰液、脑脊液等。这些标本的采集需要在专业人员的指导下进行，确保采集的准确性和安全性。采集时，注意保护患者的隐私，避免给患者带来不必要的痛苦和不适。

六、标本保存与运输

采集后的排泄物标本应妥善保存和运输，保证其质量和完整性。一般来说，尿液和粪便标本应保存在阴凉、干燥、避光的地方，避免高温、冷冻或阳光直射。痰液和脑脊液等标本则需要特殊保存条件，如低温保存等。运输过程，应使用专用容器和包装袋，确保标本的安全和密封性。到达实验室后，应尽快进行处理和检验，避免长时间存放导致标本质量下降。

七、采集注意事项

在排泄物标本采集过程中，需要注意以下几点：①确保采集容器的清洁和无菌，避免污染标本；②遵循正确的采集方法和顺序，确保标本的完整性和代表性；③避免过度用力或挤压等可能导致细胞破坏或污染的操作；④仔细核对患者信息和标本类型，确保采集的标本与检验项目相符。

八、采集中的质量控制

为保证排泄物标本采集的质量，需要实施一系列的质量控制措施：①对采集人员进行定期培训和考核，提高其专业水平和操作技能；②建立完善的标本采集流程和操作规范，确保采集过程的规范化和标准化；③加强实验室与临床科室之间的沟通与协作，共同制订和改进标本采集方案；④定期对采集的标本进行质量评估和分析，及时发现问题并采取相应的改进措施。

第三节　微生物检验标本

在临床检验中，微生物检验标本的采集是一项至关重要的工作，直接关系到微生物学检验的准确性、可靠性及疾病的诊断与治疗。因此，掌握正确的微生物检验标本采集方法具有极其重要的意义。

一、标本采集概述

微生物检验标本采集是指在临床诊断和治疗过程中，从患者体内采集含有微生物的样本，以供实验室进行微生物学检验。标本采集的正确与否直接关系微生物学检验结果的准确性和可靠性，因此采集人员必须严格遵循操作规程，确保采集过程的无菌和准确。

二、微生物标本分类

微生物标本种类繁多，根据来源和性质的不同，可分为以下几类。

（1）呼吸道标本：包括痰液、咽拭子、鼻拭子等，用于呼吸系统感染的诊断。

（2）消化道标本：如粪便、呕吐物、胃液等，用于胃肠道疾病的诊断。

（3）泌尿生殖道标本：如尿液、阴道分泌物等，用于泌尿生殖道感染的诊断。

（4）血液标本：包括全血、血清等，用于败血症、菌血症等血液系统疾病的诊断。

（5）创伤标本：如脓液、伤口分泌物等，用于创伤感染的诊断。

三、无菌采集技术

无菌采集技术是微生物检验标本采集的核心要求。采集过程必须严格遵守无菌操作原则，防止微生物污染和交叉感染的发生。采集人员应佩戴无菌手套，使用无菌器具进行采集，避免直接接触标本。同时，采集部位应事先进行清洁和消毒，减少外界微生物的干扰。

四、标本容器与保存

选择合适的标本容器对于确保标本质量和完整性至关重要。一般来说，标本容器应具有密封性好、耐腐蚀、易清洁等特点。根据标本的性质和检验要求，容器材质可以是玻璃、塑料或金属等。保存过程注意避免阳光直射、高温或冷冻等不利因素，以保持标本的稳定性和活性。

五、标本运输与交接

标本采集后应及时运送至实验室进行检验。运输过程应确保标本的密封性和稳定性，避免振动、颠簸或污染。同时详细记录标本的采集时间、部位、患者信息等关键信息，以便实验室人员了解标本的来源和性质。在交接过程中，采集人员和实验室人员应仔细核对标本信息和数量，确保准确无误。

六、患者准备与指导

采集微生物检验标本前，医务人员应向患者详细说明采集的目的、方法和注意事项，消除患者的疑虑和恐惧心理。同时根据标本类型和采集要求，指导患者进行相应的准备工作，如清洁身体、排空膀胱等。此外，告知患者采集过程中可能出现的不适和风险，以及预防措施和处理方法，确保采集过程的顺利进行。

七、标本污染预防

微生物检验标本采集过程中，标本污染是一个常见的问题。为预防标本污染，采集人员应严格遵守无菌操作原则，使用无菌器具和消毒剂。同时保持采集环境的清洁和卫生，减少空气中微生物的污染。疑似污染的标本应及时进行处理和重新采集，确保检验结果的准确性。

八、采集人员培训

采集人员的专业素质和操作技能直接影响微生物检验标本采集的质量。因此，医院和实验室应加强对采集人员的培训和管理,提高其专业水平和操作技能。培训内容应包括微生物学基础知识、无菌采集技术、标本保存与运输等方面的知识。同时定期对采集人员进行考核和评估,确保其能够胜任微生物检验标本采集工作。

第四节　其他标本

临床实践中除了常见的血液标本、排泄物标本和微生物检验标本外,还存在其他类型的标本,如组织标本、体液标本、穿刺液标本等。这些标本的采集和处理同样重要,对疾病的诊断、治疗和预后评估具有不可或缺的作用。

一、组织标本

组织标本通常通过手术或活检获得,用于病理学检查,以明确诊断、确定病变性质及范围。组织标本的采集应遵循无菌操作原则,避免污染和感染的发生。

(1)术前准备:患者进行必要的术前检查,了解其身体状况,评估手术风险。医生应详细了解患者的病情和病史,确定采集部位和范围。

(2)采集方法:根据不同的病变部位和性质,选择合适的采集方法,如手术切除、穿刺活检等。采集过程注意保护周围组织,避免损伤重要器官和血管。

(3)标本处理:采集到的组织标本应立即放入适当的固定液中,以保持组织形态和结构的完整性。同时记录标本的采集时间、部位、大小等信息,以便后续处理和分析。

二、体液标本

体液标本包括脑脊液、胸腔积液、腹水、心包积液等,这些标本的采集有助于了解患者体内各腔隙的病理变化。

（1）采集前准备：患者应保持平静状态，避免剧烈运动和情绪激动。医生应详细了解患者的病史和体征，确定采集部位和方法。

（2）采集方法：根据不同的体液类型，选择合适的采集方法。例如，脑脊液标本可通过腰椎穿刺获得；胸腔积液、腹水等可通过穿刺引流或在超声引导下穿刺采集。采集过程中注意无菌操作，避免污染和感染。

（3）标本处理：采集到的体液标本应立即送检，避免长时间放置导致标本变质。同时记录标本的来源、颜色、性状等信息，为后续的检验和分析提供依据。

三、穿刺液标本

穿刺液标本包括关节液、鞘膜液等，这些标本的采集有助于了解关节和鞘膜等部位的病变情况。

（1）采集前准备：患者应保持适当的体位，以便医生进行穿刺操作。医生应详细了解患者的病史和体征，确定穿刺部位和角度。

（2）采集方法：使用无菌穿刺针进行穿刺，收集足够的液体作为标本。穿刺过程中注意避免损伤周围组织和血管，同时保持穿刺部位的清洁和干燥。

（3）标本处理：采集到的穿刺液标本应立即送检，避免长时间放置导致标本变质。同时记录标本的来源、颜色、性状等信息，以便后续的检验和分析。

四、采集注意事项

无论是组织标本、体液标本还是穿刺液标本，采集过程都需要注意以下事项。

（1）严格遵守无菌操作原则，避免污染和感染。

（2）根据不同的标本类型和采集部位，选择合适的采集方法和器械。

（3）采集过程中注意患者的舒适度，避免给患者带来不必要的痛苦。

（4）采集到的标本应妥善保存和运送，确保标本的完整性和可靠性。

（5）采集前向患者充分解释采集的目的、方法和可能的风险，取得患者的知情同意。

第二章 血常规检验

第一节 红细胞检验

一、血常规检验概述

血常规检验是临床医学中基础且必不可少的检验项目之一。通过对血液样本的分析，可提供关于机体健康状态、疾病诊断、病情监测和预后评估等方面的信息。血常规检验包含多个指标的测定，其中红细胞检验是其中关键且重要的一环。红细胞是血液中负责输送氧气的细胞，其数量、形态和功能的异常变化可反映机体的造血功能、贫血状况及多种疾病的发生和发展。

二、红细胞检验意义

红细胞检验在临床医学中具有重要意义。首先，红细胞数量与形态的变化是贫血诊断的主要依据。通过分析红细胞计数、血红蛋白浓度、红细胞比容等指标，可以确定贫血的类型、程度和原因，为贫血的治疗提供依据。其次，红细胞检验还可以辅助诊断其他疾病，如白血病、再生障碍性贫血等血液系统疾病，以及感染、肿瘤、自身免疫性疾病等非血液系统疾病。此外，红细胞检验还可用于评估患者的营养状况、免疫功能及药物治疗效果等。

三、检验指标与范围

红细胞检验主要包括以下几个指标：红细胞计数（RBC）、血红蛋白浓度（Hb）、红细胞比容（HCT）、红细胞平均体积（MCV）、红细胞平均血红蛋白含量（MCH）、红细胞平均血红蛋白浓度（MCHC）等。这些指标的正常范围因不同人群、性别和年龄而异，医生应根据具体情况进行解读。

四、检验方法与流程

红细胞检验的方法主要有显微镜法、自动生化分析仪法等，其中自动生化分析仪法因其操作简便、结果准确、重复性好等优点，在临床上得到广泛应用。检验流程包括采集血液样本、处理样本、上机检测、结果分析等步骤。采集血液样本时，应注意遵循无菌操作原则，避免污染和溶血现象的发生。处理样本时需对血液进行适当的稀释和混合，确保检测结果的准确性。上机检测前，应对仪器进行校准和质控，确保仪器的正常运行和结果的可靠性。结果分析时，应结合患者的临床信息和其他检验结果进行综合判断。

五、结果解读与异常分析

红细胞检验结果的解读需要结合各项指标的变化情况。当红细胞计数和血红蛋白浓度降低时，提示可能存在贫血；当红细胞比容升高时，可能反映红细胞增多或血液浓缩；当红细胞平均体积、红细胞平均血红蛋白含量和红细胞平均血红蛋白浓度异常时，可能提示红细胞形态或功能异常。分析异常结果时需考虑患者的年龄、性别、生理状态及药物治疗等因素，根据具体情况制订合适的治疗方案或进行进一步检查。

六、红细胞疾病案例分析

通过具体案例分析，可以深入了解红细胞检验在临床实践中的应用价值。例如，某位年轻女性患者因头晕、乏力就诊，红细胞检验结果显示血红蛋白浓度降低、红细胞平均体积减小，结合其他检验结果和临床表现，最终诊断为缺铁性贫血。医生根据检验结果给予铁剂治疗，患者症状逐渐改善。类似案例的分享和分析有助于加深对红细胞检验及其临床意义的理解。

七、检验的质量控制

红细胞检验的质量控制是保证检验结果准确可靠的重要环节：①确保采集的血液样本具有代表性且无污染；②定期对仪器进行校准和维护，确保其正常运行和性能稳定；③加强对检验人员的培训和考核，提高其专业水平和操作技能；④建立严格的质控体系，定期对检验结果进行质控分析和评估，及时发现问题并采取相应措施加以改进。

第二节 白细胞检验

一、白细胞检验概述

白细胞检验是血常规检查中的关键组成部分，旨在评估血液中白细胞的数量、形态及分类，从而反映机体免疫状态和可能存在的疾病情况。白细胞作为免疫系统的核心成分，对维持机体内环境的稳定和抵抗外来病原体具有重要意义。通过白细胞检验可及时发现感染、炎症、肿瘤等疾病的线索，为疾病的诊断和治疗提供重要依据。

二、检验方法与原理

白细胞检验主要采用全自动血液分析仪进行。该方法基于光学和电学原理，通过对血液样本进行特殊处理，使白细胞在特定条件下呈现不同的光吸收和散射特性，进而实现白细胞的计数和分类。具体步骤包括样本采集、样本预处理、仪器检测和数据解读等。

在样本采集方面，通常采用静脉采血的方式获取血液样本，确保样本的代表性和准确性。样本预处理则包括抗凝处理、稀释等步骤，以去除干扰因素，提高检测结果的可靠性。仪器检测则是利用全自动血液分析仪对白细胞进行计数和分类，包括白细胞总数、中性粒细胞、淋巴细胞、单核细胞、嗜酸性粒细胞和嗜碱性粒细胞的比例等。

三、白细胞分类与特点

白细胞主要分为五大类,每一类都有其独特的形态和功能特点。

中性粒细胞是白细胞中数量最多的一种,具有强大的吞噬和杀菌能力,是机体抵御细菌感染的主要力量。淋巴细胞则参与机体的特异性免疫反应,包括细胞免疫和体液免疫,对于清除病毒、肿瘤细胞等具有重要作用。单核细胞主要存在于血液中,进入组织后可分化为巨噬细胞,参与非特异性免疫和特异性免疫的调节。嗜酸性粒细胞和嗜碱性粒细胞数量较少,但在某些过敏反应和寄生虫感染等情况下会增多。

四、正常值与异常范围

白细胞计数和分类的正常值因年龄、性别和生理状态等因素而异。一般而言,成人白细胞计数正常范围为$(4.0 \sim 10.0) \times 10^9/L$,各类白细胞的比例也有相应的正常范围。当白细胞计数或分类超出正常范围时,可能提示机体存在某种病理状态。

五、临床意义与解读

白细胞检验在临床中应用广泛。白细胞计数的升高常见于感染、炎症、应激反应等情况,而白细胞计数的降低则可能与药物作用、骨髓抑制等因素有关。各类白细胞的比例变化也可为疾病的诊断提供线索,如中性粒细胞比例升高可能提示细菌感染,淋巴细胞比例升高则可能与病毒感染或淋巴瘤等疾病有关。

通过对白细胞检验结果的解读,医生可以初步判断患者是否存在感染、炎症等病理过程,并进一步结合其他检验结果和临床表现进行综合分析,制订合适的治疗方案。

六、检验影响因素分析

白细胞检验结果的准确性受到多种因素的影响。首先,样本采集和处理过程中的不当操作可能导致结果偏差,如样本污染、抗凝剂使用不当等。

其次，仪器的性能状态和校准情况也会对检验结果产生影响。此外，患者的生理状态、药物使用情况及其他疾病的干扰也可能导致白细胞检验结果的异常。

因此，进行白细胞检验时需要严格遵循操作规程，确保样本的采集和处理过程规范、准确；同时定期对仪器进行维护和校准，保证仪器的性能和准确性；此外，还需结合患者的临床信息和其他检验结果进行综合判断，避免单一结果误导。

七、提高检验准确性措施

为提高白细胞检验的准确性，可以采取以下措施。

（1）加强对检验人员的培训和考核，提高其专业水平和操作技能。

（2）严格按照操作规程进行样本采集和处理，避免污染和干扰。

（3）选择性能稳定、灵敏度高的全自动血液分析仪进行检验，并定期进行仪器维护和校准。

（4）对于疑似异常结果，应进行复检或采用其他方法进行验证，确保结果的可靠性。

第三节　血小板检验

一、血小板概述与功能

血小板是血液中的一种细胞片段，其在止血和血栓形成过程中起着至关重要的作用。血小板具有黏附、聚集和释放反应等多种功能，这些功能在维护血管完整性、防止出血及调节血液凝固方面发挥着关键作用。

血小板的黏附功能允许它们附着在受损血管的内壁上，从而启动止血过程。聚集功能则是指血小板能够相互聚集形成血小板栓，进一步堵塞血管破损处。此外,血小板还能释放多种活性物质,如血栓素 A2、ADP 等,这些物质能够进一步加强血小板的聚集和活化,促进止血和血栓形成。

二、检验方法与流程

血小板检验主要通过血液分析仪进行,这是一种自动化、高灵敏度的检测设备,检验流程通常包括以下几个步骤。

(1)样本采集:通常采集静脉血作为检验样本,注意避免溶血和凝血现象的发生。

(2)样本处理:将采集的血液样本进行适当的稀释和混合,以满足仪器检测的要求。

(3)上机检测:将处理后的样本放入血液分析仪中,仪器会自动完成血小板的计数、形态分析及相关参数的测量。

(4)结果输出与解读:仪器会自动输出检验结果,包括血小板计数、平均血小板体积、血小板分布宽度等参数。医生需结合患者的临床信息和其他检验结果对血小板检验结果进行综合解读。

三、检验前的准备工作

在进行血小板检验前,需要做好以下准备工作。

(1)核对患者信息:确保患者的姓名、年龄、性别等信息准确无误,以便正确解读检验结果。

(2)选择合适的采血部位:通常选择肘部静脉作为采血部位,注意避免在有炎症、瘢痕或淤血的部位采血。

(3)确保仪器状态良好:使用血液分析仪前,需对仪器进行校准和质控,确保其处于正常工作状态。

四、血小板数量与形态分析

血小板数量与形态分析是血小板检验的重要内容。血小板计数是评估血小板数量的关键指标,其正常值范围因不同人群而有所差异。当血小板计数低于正常值时，称为血小板减少，可能由骨髓抑制、药物作用或自身免疫性疾病等因素引起；当血小板计数高于正常值时，称为血小板增多，可能与感染、炎症或骨髓增生性疾病等有关。

除了数量分析外，血小板形态的观察也是血小板检验的重要方面。通过观察血小板的形态变化，可以初步判断血小板的功能状态，以及是否存在异常形态的血小板。例如，大型血小板可能提示骨髓增生性疾病，而破碎型血小板则可能与弥散性血管内凝血等疾病有关。

五、检验结果与疾病关联

血小板检验结果的异常往往与多种疾病相关联。血小板减少可能见于再生障碍性贫血、急性白血病、脾功能亢进及严重感染等疾病；而血小板增多则可能与原发性血小板增多症、骨髓纤维化及慢性粒细胞白血病等疾病有关。此外，血小板形态的异常也可能提示特定的疾病状态，如破碎型血小板常见于弥散性血管内凝血，巨型血小板则可能与巨幼细胞贫血等疾病相关。

医生在解读血小板检验结果时，需结合患者的临床表现和其他检验结果进行综合判断，确保准确诊断疾病并制订合理的治疗方案。

六、检验误差与质量控制

血小板检验结果的准确性受到多种因素的影响，包括样本采集和处理的不当操作、仪器性能的不稳定及人为因素的干扰等。因此，进行血小板检验需采取一系列措施以确保检验结果的准确性。

首先，严格按照操作规程进行样本采集和处理，避免溶血、凝血等现象的发生。其次，定期对血液分析仪进行校准和维护，确保其性能稳定且准确度高。此外，检验人员应具备丰富的专业知识和操作技能，减少人为因素对检验结果的影响。同时，实验室应建立完善的质量控制体系，定期对检验结果进行质控分析和评估，及时发现并纠正潜在的误差。

七、检验的临床应用价值

血小板检验在临床中应用广泛：①对诊断血液系统疾病具有重要意义，如再生障碍性贫血、白血病等疾病的诊断离不开血小板检验的支持。②可以用于评估患者的凝血功能和出血风险，为临床输血和抗凝治疗提供依据。③在手术前后及重症患者的监护中，血小板检验也发挥着重要作用，有助于及时发现并处理与血小板相关的异常情况。

第三章 排泄物检验

第一节 尿液检验

一、尿液检验概述

尿液检验是临床医学中常用的一种检查方法，通过对尿液的物理性质、化学成分及显微镜下所见进行分析，能够反映机体的代谢、排泄和肾功能状态。尿液检验作为无创、简便、经济的诊断手段，在疾病的预防、筛查、诊断、治疗及预后评估中发挥着重要的作用。

尿液检验通常包括一般性状检查、化学检查和显微镜检查。一般性状检查主要是观察尿液的颜色、透明度、气味及比重等；化学检查则通过试纸法或仪器法检测尿液中的 pH 值、蛋白质、葡萄糖、酮体、胆红素、尿胆原等指标；显微镜检查则是对尿液中的细胞、管型、结晶等微观成分进行观察和计数。

二、检验目的与重要性

尿液检验的目的在于通过检测尿液成分的变化，发现机体的异常状态，进而为疾病的诊断、治疗及预后评估提供依据。尿液作为体内代谢产物的排泄途径，其成分的变化可反映泌尿系统及全身其他系统的功能状态。因此，尿液检验对于肾脏疾病的筛查、尿路感染的诊断、糖尿病等全身性疾病的监测具有重要意义。

三、采集方法与注意事项

尿液检验的采集方法直接影响检验结果的准确性。一般来说,尿液检验的样本采集应遵循以下步骤。

(一)采集前准备

患者应保持外阴清洁,女性患者应避免在月经期采集;遵医嘱避免在采集前进行可能影响尿液成分的活动,如剧烈运动、摄入大量刺激性食物等。

(二)采集方式

通常采用中段尿法,即先排出一部分尿液,再收集中间一段尿液。这样可以避免尿道口细菌的污染,提高样本的可靠性。

(三)采集容器

采集容器应清洁、干燥、无菌,并标有明确的标识。同时,容器应足够大,以容纳所需的尿液量。

采集过程中还需注意以下几点:①采集时避免触碰容器口,以免污染样本。②尿液应尽快送检,避免长时间放置导致成分变化。③如需进行特殊检查(如细菌培养),应按要求进行无菌采集。

四、检验项目与指标

尿液检验涉及多个项目和指标,每个项目和指标都有其特定的意义。以下是一些常见的尿液检验项目和指标。

(1)尿液颜色与透明度:观察尿液的颜色和透明度可以初步判断是否存在血尿、脓尿等情况。

(2)尿液 pH 值:反映尿液的酸碱度,有助于了解机体的酸碱平衡状态。

(3)蛋白质:尿液中蛋白质的存在可能提示肾脏损伤或全身性疾病。

(4)葡萄糖:尿液中葡萄糖的异常升高可能提示糖尿病或肾小管损伤。

(5)红细胞与白细胞:尿液中红细胞和白细胞的增多可能表示尿路感染或结石等疾病。

（6）管型：尿液中的管型是肾小管病变的特征性表现，有助于诊断肾脏疾病。

（7）结晶：尿液中的结晶可能与结石的形成有关，对结石的预防和治疗具有重要意义。

五、结果解读与分析

尿液检验结果的解读与分析需要综合考虑多个指标的变化。一般情况下正常的尿液检验结果应符合一定的范围和标准，当结果出现异常时，应结合患者的临床表现、病史及其他相关检查结果进行综合判断。

例如，尿液中蛋白质的阳性结果可能提示肾脏疾病，但还需结合蛋白质的量和类型进行进一步分析。若蛋白质呈大量阳性，且以白蛋白为主，则可能提示肾小球病变；若蛋白质量较少，且以小分子蛋白为主，则可能提示肾小管病变。

此外，对于尿液中其他指标的变化，如红细胞、白细胞、管型等，也应结合具体情况进行解读，同时注意排除干扰因素，如药物、饮食等对尿液成分的影响。

六、异常情况与处理

尿液检验结果的异常情况可能涉及多种疾病和状况，如肾脏疾病、尿路感染、泌尿系统结石等。针对不同的异常情况，应采取不同的处理措施。

例如，对于尿液中蛋白质阳性的患者，应进一步进行肾功能检查、肾脏影像学检查等以明确诊断，并根据诊断结果制订相应的治疗方案。对于尿路感染患者，应根据病原体选择合适的抗菌药物进行治疗。

处理尿液检验结果异常情况时，需注意患者的整体情况和临床表现。对于疑似严重疾病或需要紧急处理的情况，应及时转诊或采取相应的紧急措施。

七、检验的局限性与改进

虽然尿液检验具有简便、无创等优点，但也存在一定的局限性。首先，尿液检验只能反映泌尿系统的部分功能状态，对于某些疾病可能无法提供直接的诊断依据。其次，尿液检验的结果可能受到多种因素的影响，如药物、饮食、运动等，因此需要在采集和分析过程中严格控制干扰因素。

为改进尿液检验的准确性和可靠性，可以采取以下措施：①加强尿液采集和处理的标准化操作，减少人为误差和干扰因素的影响；②引入新的检测技术和方法，提高尿液检验的灵敏度和特异性；③加强尿液检验与其他临床检查方法的联合应用，形成更全面的诊断体系；④加强尿液检验结果的解读和沟通，提高医生和患者对检验结果的理解和重视程度。

第二节 粪便检验

一、粪便检验概述与意义

粪便检验是临床医学中一种重要的实验室检查方法，通过对粪便的性状、成分及微生物学特征进行分析，可以了解消化道的生理与病理状态，对消化系统疾病的诊断、治疗和预后评估具有重要意义。粪便检验不仅有助于发现肠道感染、炎症、寄生虫等病变，还能为肠道肿瘤、消化道出血等严重疾病的筛查提供线索。

二、样本采集与保存方法

正确的粪便样本采集与保存是保证检验结果准确性的关键。一般来说，采集粪便样本时应注意以下几点。

（1）采集时机：通常选择早晨起床后的首次排便作为样本，此时的粪便成分较为丰富，有利于检验结果的准确性。

（2）采集方法：使用洁净的容器（如一次性塑料杯或专用采集盒）采集粪便样本，避免混入尿液或外部污染物。采集量应适中，通常为5～10克。

（3）保存与运送：采集后的粪便样本应及时送检，避免长时间放置导致成分变化。如需暂时保存,应置于4℃以下的冰箱中,避免冷冻。运送过程中注意防止样本泄漏或污染。

三、粪便性状与成分分析

粪便的性状和成分反映了消化道的健康状态。正常的粪便呈黄褐色,质地适中,无特殊气味。常见的异常性状包括稀便、硬便、血便等,这些异常性状可能与肠道炎症、感染、肿瘤等疾病有关。

成分分析方面主要包括水分、脂肪、蛋白质、纤维素等营养物质的含量,以及寄生虫、结石等异常成分的检测。这些成分的变化可以为疾病的诊断提供线索。

四、显微镜下的观察内容

显微镜下观察是粪便检验的重要手段之一。通过观察粪便中的细胞、寄生虫、结晶等微观成分,可以进一步了解消化道的病理状态。例如,白细胞和红细胞的出现可能提示肠道炎症或出血;寄生虫卵或幼虫的发现则可以确诊寄生虫感染。

五、化学检验项目及原理

化学检验是粪便检验中常用的方法,通过特定的化学反应检测粪便中的某些成分,常见的化学检验项目包括隐血试验、胆色素检测等。隐血试验主要用于检测消化道出血,其原理是利用血红蛋白中的亚铁离子与试剂发生反应,产生可见的颜色变化。胆色素检测则有助于了解肝功能和胆道系统的状况。

六、粪便细菌学检验方法

粪便细菌学检验是评估肠道微生物群落及感染状况的重要手段。通过培养、鉴定和计数粪便中的细菌,可以了解肠道菌群的种类和数量,判断是否存在菌群失调或致病菌感染。常见的细菌学检验方法包括直接涂片镜检、细菌培养、生化试验等。

七、检验结果与临床解读

粪便检验结果的解读需要结合患者的临床表现和其他实验室检查结果进行综

合分析。例如，血便的出现可能提示消化道出血，但还需结合血液检查、影像学检查等进一步明确病因。寄生虫感染的诊断则需要结合显微镜下的观察结果和患者的流行病学史进行判断。此外，对于某些特殊的检验项目，如隐血试验的阳性结果，还需要排除食物、药物等干扰因素。

八、质量控制与操作规范

为确保粪便检验的准确性和可靠性，必须严格遵循质量控制和操作规范。实验室应建立完善的质量管理体系，包括样本采集、保存、运送、处理及检验等各环节的标准化操作。同时，加强实验室人员的培训和技术更新，提高检验人员的专业素养和技能水平。此外，还应定期对实验室设备进行维护和校准，确保设备的正常运行。

第四章 分泌物与体液检验

第一节 脑脊液检验

一、脑脊液检验概述

脑脊液检验是神经系统疾病诊断中不可或缺的重要手段。脑脊液作为中枢神经系统的重要组成部分，其成分和性质的变化可反映神经系统的生理和病理状态。因此，通过脑脊液检验可以获取关于中枢神经系统疾病的直接证据，为疾病的诊断和治疗提供重要的参考依据。

脑脊液检验主要包括物理检查、化学检查和微生物学检查等多个方面。通过对脑脊液的颜色、透明度、凝固性等的观察，可以初步判断其性质；通过对脑脊液中细胞计数、蛋白质、糖类、氯化物等指标的测定，可以进一步了解中枢神经系统的功能状态；而微生物学检查则可以确定脑脊液中是否存在感染，以及感染的致病菌种类。

二、检验样本采集与处理

脑脊液检验样本的采集与处理对于检验结果的准确性和可靠性至关重要。采集脑脊液时，通常选择腰椎穿刺或脑室穿刺等方法，操作过程中需严格遵循无菌原则，避免污染。采集到的脑脊液样本应立即送检，避免长时间放置导致成分变化。

处理脑脊液样本需要注意保证样本的完整性和稳定性。一方面，避免样本在运输和保存过程中受到污染或破坏；另一方面，采取适当的措施保护样本中的生物活性物质，如添加保护剂等，确保检验结果的准确性。

三、检验项目介绍

脑脊液检验项目众多，每个项目都有其特定的意义和应用范围。常见的脑脊液检验项目包括细胞计数、蛋白质测定、糖类测定、氯化物测定等。这些项目可以反映脑脊液中的细胞成分和生化物质的变化，从而帮助判断中枢神经系统是否存在炎症、感染、出血等病变。

此外，还有一些特殊的脑脊液检验项目，如微生物培养、病毒检测、免疫学检测等，可以进一步确定脑脊液中是否存在致病微生物，以及是否存在自身免疫反应等，为疾病的诊断和治疗提供更加全面的信息。

四、检验结果解读

脑脊液检验结果的解读需要综合考虑多个因素：①结合患者的临床表现和病史进行分析，以判断检验结果的可靠性。②注意比较脑脊液检验结果与正常值的差异，以判断是否存在异常。③结合其他相关检查结果进行综合判断，以得出准确的诊断结论。

解读脑脊液检验结果需注意以下几点：①注意不同检验项目之间的关联性和相互影响。②注意脑脊液检验结果的动态变化，以判断病情的发展和预后。③结合临床实践和最新研究成果，不断更新和完善脑脊液检验结果的解读方法。

五、检验中的质量控制

脑脊液检验的质量控制是确保检验结果准确性和可靠性的重要环节。脑脊液检验过程应严格控制样本采集、处理、保存和运输等各个环节的质量，确保样本的完整性和稳定性，同时定期对检验设备进行校准和维护，确保设备的准确性和可靠性。

此外，检验人员的技术水平和操作规范也是影响脑脊液检验结果准确性的重要因素。因此，应加强检验人员的培训和教育，提高其技术水平和操作规范，确保检验结果的准确性和可靠性。

六、脑脊液检验临床应用

脑脊液检验在神经系统疾病的诊断、治疗和预后评估中具有较大的应用价值。通过脑脊液检验可以确定中枢神经系统是否存在感染、炎症、出血等病变，以及病变的性质和程度。同时，脑脊液检验还可以为疾病的治疗提供指导，如选择合适的抗生素、抗病毒药物等。此外，在预后评估方面，脑脊液检验也可以提供重要的参考依据。

七、检验结果与疾病关联

脑脊液检验结果与多种神经系统疾病密切相关。例如，脑脊液中细胞计数的升高可能提示中枢神经系统存在炎症或感染；蛋白质含量的增加可能反映血－脑脊液屏障的破坏或脑脊液循环障碍；糖类和氯化物含量的异常可能与感染性疾病或代谢性疾病有关。因此，通过对脑脊液检验结果的深入分析可以为疾病的诊断和治疗提供更加准确的依据。

此外，脑脊液检验还可以为疾病的早期发现和预防提供线索。定期监测脑脊液中特定指标的变化可以及时发现潜在的健康问题，并采取相应的干预措施，防止疾病的进一步发展。

第二节 痰液检验

一、痰液检验概述

痰液检验是呼吸系统疾病诊断中不可或缺的重要手段。痰液作为呼吸系统产生的分泌物，其成分和性质的变化可以反映呼吸道的生理和病理状态。通过痰液检验可以获取关于呼吸系统疾病的直接证据，为疾病的诊断和治疗提供重要的参考依据。痰液检验主要包括显微镜检验、细菌培养与鉴定、真菌与寄生虫检测及特殊生化指标分析等多个方面。这些检验方法综合运用，可以为呼吸系统疾病的精准诊断和治疗提供有力支持。

二、痰液采集与处理

痰液采集是痰液检验的第一步，也是影响检验结果准确性的关键因素之一。采集痰液应选择适当的采集方法和工具，如使用无菌吸管或痰液收集器等，避免污染和交叉感染。同时注意患者的配合程度和采集时间，确保采集的痰液样本具有代表性。

采集的痰液样本需要进行适当的处理，以便进行后续的检验。处理过程中需要注意保持样本的清洁和完整性，避免受到外界因素的干扰。常用的处理方法包括离心、过滤、稀释等，以去除痰液中的杂质和黏液，提高检验的准确性和灵敏度。

三、显微镜检验

显微镜检验是痰液检验的基础方法之一。通过显微镜观察痰液中的细胞成分、微生物和异物等，可以初步判断呼吸系统疾病的性质和类型。显微镜检验主要包括直接镜检和染色镜检两种方法。

直接镜检是将采集到的痰液样本直接放置在显微镜下观察，可以观察痰液中的细胞以及细菌、真菌等微生物的形态和数量。这种方法简单易行，但可能会受到痰液中杂质和黏液的影响，导致观察结果不够准确。

染色镜检是将痰液样本进行染色处理后再进行观察，可以更好地显示细胞的结构和微生物的形态特征。常用的染色方法包括革兰氏染色、抗酸染色等，可以根据不同的疾病类型和微生物种类选择合适的染色方法。

四、细菌培养与鉴定

细菌培养与鉴定是痰液检验中用于确定感染类型和致病菌的重要手段。通过对痰液样本进行细菌培养,可以分离出其中的细菌,并进一步通过生化反应、免疫学检测等方法进行鉴定,以确定感染的类型和致病菌的种类。

细菌培养需要选择适当的培养基和培养条件,确保细菌的生长和繁殖。培养过程中注意避免污染和交叉感染的发生。培养结果出来后,需对培养出的细菌进行进一步鉴定,确定其种类和特性。

五、真菌与寄生虫检测

除细菌感染外,真菌和寄生虫感染也是呼吸系统疾病中常见的病因之一。因此,痰液检验中还需要进行真菌与寄生虫的检测。

真菌检测可以通过直接镜检、培养法或免疫学方法等方法进行。在直接镜检中,可以观察痰液中的真菌菌丝和孢子等结构;培养法则可以分离培养出真菌,并进行种类鉴定;免疫学方法则可以通过检测痰液中的真菌特异性抗体或抗原来确定感染情况。

寄生虫检测则通常依赖于显微镜检验和免疫学检测等方法。显微镜检验可以观察痰液中是否存在寄生虫或其卵囊等结构;免疫学检测则可以检测痰液中的寄生虫特异性抗体,确定感染情况。

六、特殊生化指标分析

除显微镜检验和微生物检测外,痰液检验还可以进行特殊生化指标的分析。这些生化指标可以反映呼吸道疾病的炎症程度、免疫功能状态等,为疾病的诊断和治疗提供重要依据。常见的特殊生化指标包括炎症介质、免疫球蛋白、细胞因子等。这些指标的检测可以通过免疫学方法、生化方法等手段进行。通过对这些指标的分析,可以评估呼吸道疾病的病情严重程度、预测疾病的发展趋势,并指导临床治疗方案的制订。

七、检验结果解读与讨论

痰液检验结果的解读需要结合患者的临床表现、病史及其他相关检查结果进行综合判断。解读结果应注意以下几点:①关注显微镜检验中细胞成分的变化，如中性粒细胞增多可能提示细菌感染；②注意细菌培养与鉴定的结果，确定致病菌的种类和感染类型；③关注特殊生化指标的变化，评估疾病的炎症程度和免疫功能状态。

讨论检验结果需要充分考虑各种影响因素和局限性。例如，痰液样本的质量和采集方式可能会影响检验结果的准确性；同时，不同疾病的痰液表现可能存在重叠或相似之处，需要综合多方面信息进行鉴别诊断。

第三节　胃液检验

一、胃液检验概述

胃液检验是消化系统疾病诊断中不可或缺的一项检查手段。胃液作为胃内分泌物，包含多种消化酶、电解质及可能的病原体等，对于评估胃功能、诊断胃部疾病以及监测治疗效果具有重要意义。胃液检验的主要内容包括胃液成分分析、酸碱度测定、微生物与酶活性检测等，通过这些指标的变化可以获取关于胃部健康状况的重要信息。

二、胃液采集与保存

胃液采集是胃液检验的第一步，采集方法通常包括胃管吸引法和呕吐法。胃管吸引法是通过插入胃管，利用负压吸引的方式获取胃液样本，适用于需要较大量胃液样本的情况。呕吐法则是通过刺激咽喉部引起呕吐，获取自然排出的胃液，这种方法简便易行，但获取的胃液量可能较少。

采集的胃液样本需要妥善保存，确保检验结果的准确性。一般来说，胃液样本应保存在无菌、干燥的容器中，避免污染和细菌繁殖。同时，样本应尽快送往实验室进行检测，避免长时间放置导致成分变化。

三、胃液成分分析

胃液成分分析是胃液检验的核心内容之一，分析胃液中的电解质、蛋白质、酶类以及微生物等成分，可以评估胃的消化功能、炎症情况以及感染状况等。

电解质分析包括测定胃液中的钠、钾、氯等离子浓度，这些指标的变化可以反映胃液的电解质平衡状态，对评估胃功能异常具有重要意义。蛋白质分析则主要关注胃液中的蛋白质种类和含量，可以反映胃黏膜的损伤程度和修复能力。

酶类分析是评估胃消化功能的重要手段。胃液中的酶类主要包括胃蛋白酶、胃脂肪酶等，这些酶的含量和活性可以反映胃的消化能力。微生物分析则是通过检测胃液中的细菌、真菌等微生物种类和数量，评估胃部的感染状况。

四、胃液酸碱度测定

胃液酸碱度是反映胃部环境的重要指标之一。正常情况下，胃液呈酸性，pH 值通常为 1.5～3.5。胃液的 pH 值可以反映胃部的酸碱平衡状态，对诊断胃酸过多或过少等疾病具有重要意义。

胃液酸碱度的测定通常采用电位法或试纸法。电位法是通过电极测量胃液的电位差，从而计算出 pH 值，这种方法准确度高，但操作相对复杂。试纸法则是通过将试纸浸入胃液样本中，根据试纸颜色的变化来估计 pH 值范围，这种方法简便易行，但准确度稍低。

五、微生物与酶活性检测

微生物检测是胃液检验中不可或缺的一部分。通过检测胃液中的细菌、真菌等微生物种类和数量，可以评估胃部的感染情况，为疾病的诊断和治疗提供依据。常用的微生物检测方法包括培养法、显微镜观察法等。

酶活性检测则是评估胃消化功能的重要手段。胃液中的酶类（如胃蛋白酶、胃脂肪酶等）对食物的消化起着重要作用。通过测定这些酶的活性，可以了解胃的消化能力，对诊断消化不良、胃炎等疾病具有重要意义。

六、胃液检验临床意义

胃液检验在临床实践中应用广泛：①可以帮助医生评估患者的胃功能状态，了解胃部的消化、吸收以及酸碱平衡情况。②可以辅助诊断胃部疾病，如胃溃疡、胃炎、胃癌等，为制订治疗方案提供依据。③可以评估治疗效果和病情进展，及时调整治疗方案。

七、常见疾病与胃液变化

不同的胃部疾病往往会导致胃液成分和酸碱度的变化。例如，胃溃疡患者由于胃黏膜受损，可能导致胃液中蛋白质含量增加；胃炎患者由于胃黏膜炎症，可能导致胃液中炎症因子水平升高；胃癌患者则可能出现胃液中特异性肿瘤标志物升高。因此，通过分析胃液的变化情况，可以为疾病的诊断和鉴别诊断提供重要线索。

八、检验质量控制与总结

进行胃液检验时，质量控制是确保检验结果准确可靠的关键环节。首先，应确保采集和保存胃液样本的过程符合规范，避免污染和误差的产生。其次，实验室应建立完善的检验流程和质量控制体系，确保检验设备的准确性和稳定性。此外，检验人员应接受专业培训，熟悉检验原理和操作方法，提高检验结果的准确性。

综上所述，胃液检验作为消化系统疾病诊断的重要手段之一，在临床实践中发挥着重要作用。通过对胃液成分、酸碱度及微生物和酶活性等指标的测定和分析，可以获取关于胃部健康状况的重要信息，为疾病的诊断和治疗提供依据。然而，需要注意的是，胃液检验结果的解读应综合考虑患者的临床表现、病史及其他相关检查结果，避免单一指标的误判。同时，还应不断探索新的检验技术和方法，提高胃液检验的准确性和可靠性，为临床诊断和治疗提供更精准的依据。

第四节 精液检验

一、精液检验背景与意义

精液检验是男性生殖健康评估的重要手段之一，通过对精液样本的全面分析，可以了解男性的生育能力、生殖系统疾病情况及精子质量等方面的信息。精液检验不仅有助于了解男性生殖健康状况，也是夫妻备孕、辅助生殖技术选择及生殖系统疾病诊断和治疗的重要依据。因此，精液检验在男性生殖健康领域具有很大的应用价值。

二、精液采集与准备流程

精液采集是精液检验的第一步，其准确性和规范性直接影响检验结果的准确性。采集精液前，需要向受检者详细解释采集的目的、方法和注意事项，确保其能够正确理解和配合采集过程。

采集精液时，受检者需要在一个安静、私密的环境中，通过手动刺激阴茎或使用特制的采集器将精液排入干净的容器中。采集过程中，应注意避免精液受到污染，如避免使用带有化学物质的润滑剂或避孕套等。采集完成后，应立即将精液样本送往实验室进行检验。

在实验室中，精液样本需要进行一系列的处理和准备过程。首先，需要对精液样本进行外观检查，观察其颜色、透明度、黏稠度等性状。其次，需要对精液进行离心处理，分离出精子和其他成分。最后，根据具体的检验项目，对精液样本进行稀释、染色或其他必要的处理，以便进行后续的分析和检测。

三、精液外观与性状分析

精液外观与性状分析是精液检验的基本内容之一，通过观察精液的颜色、透明度、黏稠度及液化时间等指标，可以初步了解精液的质量情况。

正常精液颜色通常为灰白色或略带黄色，如果精液颜色出现发红、绿色或深黄色等异常变化，可能提示存在生殖道感染、炎症或其他病理情况。透明度和黏稠度也是反映精液质量的重要指标，异常情况可能表明精液中存在过多的蛋白质或其他成分。此外，液化时间也是评估精液质量的关键因素，正常精液在排出体外后迅速液化，以便精子能够顺利释放并游动。

通过对精液外观与性状的综合分析，可以为后续的精子数量、活力、形态及功能检测提供重要参考。同时，这种初步分析也有助于医生对受检者的生殖健康状况进行初步评估，为进一步的诊断和治疗提供线索。

四、精子数量与活力评估

精子数量与活力是评估男性生育能力的重要指标，也是精液检验的核心内容之一。通过显微镜观察精液样本中的精子数量及精子的运动能力，可以对男性的生育能力进行初步评估。

精子数量评估方面，通常采用计数板法对精液中的精子进行计数。计算单位体积精液中的精子数量，可以评估男性的精子密度。精子数量的多少直接影响男性的生育能力，因此，这一指标在精液检验中具有重要地位。

精子活力评估则是通过观察精子的运动情况判断其活力水平。显微镜下，可以观察精子的运动速度和运动轨迹，从而判断其活力状态。活力良好的精子能够更有效地穿越女性生殖道，与卵子结合形成受精卵，因此，精子活力也是评估男性生育能力的重要参数。

需要注意的是，精子数量与活力的评估结果可能受到多种因素的影响，如采集方式、保存条件、实验室操作等。因此，进行精液检验时应确保采集和处理的规范性和准确性，以提高检验结果的可靠性。

五、精子形态与功能检测

精子形态与功能检测是精液检验中不可或缺的一环，通过对精子形态的观察和功能的测定，可以进一步了解受检者的精子质量及生育能力。

在精子形态检测方面，主要观察精子的头部、中段和尾部的形态结构是否正常。正常情况下，精子头部应呈椭圆形，中段应细长且内部结构清晰，尾部应细长且卷曲有力。如果精子形态出现异常，如头部畸形、中段缺失或尾部断裂等，可能影响精子的运动和受精能力。

精子功能检测则包括多个方面，如精子穿透能力、受精能力及DNA完整性等。这些检测可更全面地评估精子的受孕潜力，为男性生殖健康评估和生育能力评估提供重要依据。

通过精子形态与功能检测，医生可以更准确地了解男性的生育能力状况，为制订个性化的治疗方案提供依据，同时也有助于发现潜在的生殖系统疾病或遗传因素，为早期诊断和治疗提供线索。

六、精液化学成分分析

精液化学成分分析是精液检验中的重要环节，通过对精液中各种化学成分的检测，可以进一步了解男性生殖健康状况和精子质量。

精液中含有多种生物活性物质和代谢产物，这些成分的变化可以反映男性生殖系统的功能和状态。例如，精液中的糖类、蛋白质、氨基酸等物质的含量和比例，可以反映精子的营养状况和代谢水平；精液中的酶类、激素等物质的含量和活性，则可以反映男性生殖系统的内分泌和生理功能。

通过精液化学成分分析，可以了解精液中各种成分的具体含量和比例，从而评估男性的生殖健康状况。例如，精液中某些特定蛋白质的含量变化可能与精子质量、生殖道感染或生殖系统疾病有关；精液中激素水平的异常可能提示内分泌系统紊乱或生殖功能障碍。

此外，精液化学成分分析还可以为辅助生殖技术提供更准确的信息。在试管婴儿等辅助生殖技术中，精液的质量直接关系受精卵的形成和胚胎发育。通过对精液化学成分的分析，可以更准确地评估精液的适宜性，为受精和胚胎培养提供更可靠的条件。

需要注意的是，精液化学成分分析通常需要采用专业的化学分析方法和仪器进行，因此需要在具备相应条件的实验室中进行。同时，由于精液中的化学成分复杂多样，其分析结果可能受到多种因素的影响，如样本的采集、保存和处理等。因此，进行精液化学成分分析时应确保操作规范、准确，并综合考虑各种因素的影响。

七、检验结果解读与应用

精液检验结果的解读与应用是精液检验流程的最后一步，也是至关重要的环节。医生需要根据检验结果，结合受检者的病史、症状和体征，对精液质量进行综合评价，并制订相应的治疗或保健方案。

首先，对精液样本的各项指标进行综合分析，以判断精液的整体质量。如果各项指标均在正常范围内，说明精液质量良好，生育能力正常。如果某项或多项指标出现异常，则需要结合具体情况进行进一步分析。

对于精液质量异常的情况，应根据具体指标的变化情况，判断可能的病因或影响因素。例如，精子数量减少可能与生殖道感染、内分泌紊乱或生殖系统疾病有关；精子活力下降可能与不良生活习惯、环境因素或遗传因素有关。同时结合受检者的病史和症状，进行进一步的诊断和治疗。

关于精液检验结果的应用，除了为医生的诊断和治疗提供依据外，还可以用于评估男性生育能力、预测生育成功率及制订个性化的生育计划。此外，精液检验结果还可以作为评估辅助生殖技术效果的重要指标之一，为优化生殖治疗方案提供参考。

需要注意的是，精液检验结果解读与应用需要综合考虑多种因素，包括受检者的年龄、健康状况、生活习惯等。因此，解读检验结果时应充分了解受检者的整体情况，并结合其他相关检查结果进行综合评估。同时，受检者也应积极配合医生的诊断和治疗建议，通过改善生活习惯、治疗潜在疾病等方式，提高精液质量，提升生育能力。

第四章 分泌物与体液检验

第五节 前列腺液检验

一、前列腺液检验概述

前列腺液检验是一种重要的医学诊断方法,通过收集前列腺液样本并进行分析,可以评估前列腺的健康状况。前列腺是男性生殖系统的重要器官,其分泌的液体在精液中占有一定比例,对男性的生殖功能具有重要影响。因此,前列腺液检验对男性生殖健康的评估具有重要意义。

前列腺液检验通常包括外观观察、生化指标检测、细菌培养等方面。外观观察可以初步了解前列腺液的性状和颜色,为后续的生化指标检测提供线索。生化指标检测则能够更深入地了解前列腺液中的成分变化,如酸碱度、蛋白质含量等,从而判断前列腺的功能状态。细菌培养则有助于发现潜在的感染病原体,为诊断前列腺炎等疾病提供依据。

二、检验目的与意义

前列腺液检验的目的在于评估前列腺的功能状态及是否存在异常,进而为疾病的诊断和治疗提供依据。通过前列腺液检验,可以了解前列腺液的分泌情况、成分变化及是否存在感染等问题,从而判断前列腺的健康状况。

前列腺液检验的意义:一方面,有助于及时发现和治疗前列腺疾病,防止疾病进展对男性生殖健康造成更严重的损害;另一方面,通过前列腺液检验的结果,医生可以制订针对性的治疗方案,提高治疗效果和患者的生活质量。

三、检验方法与步骤

前列腺液检验的方法主要包括按摩法和穿刺法。按摩法是通过按摩前列腺刺激其分泌液体,然后收集样本进行检验;穿刺法则是在局部麻醉下使用细针穿刺前列腺,抽取前列腺液样本。具体方法的选择需根据患者的具体情况和医生的建议确定。

收集前列腺液样本需要注意以下几点:①确保收集容器清洁、干燥,避免污染样本；②采集前告知患者排空膀胱，以免尿液混入样本；③采集时轻柔操作，避免损伤前列腺组织。

收集到前列腺液样本后，需要进行一系列的处理和检验步骤。首先，观察前列腺液的外观，记录颜色、性状等特征；其次，进行生化指标检测，如酸碱度、蛋白质含量等；最后，如有需要可进行细菌培养，以确定是否存在感染病原体。

四、检验指标与解读

前列腺液检验的指标包括外观、酸碱度、蛋白质含量、白细胞计数等。外观观察可以初步判断前列腺液是否正常，如颜色发黄、混浊等可能提示存在炎症或感染。酸碱度可以反映前列腺液的酸碱平衡状态，有助于判断前列腺的健康状况。蛋白质含量则反映前列腺液的营养成分，对判断前列腺的功能状态有一定参考价值。白细胞计数是评估前列腺液是否存在感染的重要指标，白细胞升高可能意味着存在感染。

解读前列腺液检验结果时，需要综合考虑各项指标的变化情况，并结合患者的病史、症状和体征进行综合分析。如果某项指标出现异常，需要进一步了解患者的具体情况，并进行进一步的检查或治疗。

五、异常情况分析

前列腺液检验的异常情况主要包括颜色异常、酸碱度失衡、蛋白质含量异常及白细胞计数升高等。这些异常情况可能提示前列腺存在炎症、感染或其他疾病。例如，前列腺液颜色发黄或混浊可能提示前列腺存在炎症或感染；酸碱度失衡可能意味着前列腺液的酸碱平衡状态受到破坏，可能与感染或代谢异常有关；蛋白质含量异常可能反映前列腺的功能异常或营养不良；白细胞计数升高则可能提示前列腺存在感染或炎症。

针对这些异常情况，医生需要进一步了解患者的具体情况，结合其他检查结果进行综合分析，并制订相应的治疗方案。同时，患者也需要积极配合医生的诊断和治疗，改善生活习惯，加强锻炼，提高自身免疫力，促进疾病的康复。

六、关联疾病探讨

前列腺液检验的异常结果往往与某些前列腺疾病密切相关。例如，前列腺炎是一种常见的男性生殖系统疾病，其典型症状包括尿频、尿急、尿痛等。患有前列腺炎时，前列腺液检验可能会显示白细胞计数升高和细菌培养阳性结果。此外，前列腺增生也是一种常见的前列腺疾病，可能导致前列腺液分泌减少或成分异常。

除了这些常见疾病，前列腺液检验的异常结果还可能与其他生殖系统疾病或全身性疾病有关。因此，解读检验结果时需要充分考虑各种可能的影响因素，并结合患者的整体情况做出准确诊断。

七、检验结果与诊断

前列腺液检验结果为医生提供了诊断依据，有助于明确疾病的性质和严重程度。然而，检验结果并不是诊断的唯一标准，还需要结合患者的病史、症状和体征进行综合评估。

诊断过程可根据前列腺液检验的异常结果进一步安排其他检查，如 B 超、CT 等影像学检查，以便更全面地了解患者的疾病情况。此外，对于一些难以确定疾病或需要进一步确认的诊断，可建议患者进行穿刺活检等更为精确的检查方法。

通过综合分析和评估可以得出准确的诊断，为患者制订针对性的治疗方案。治疗方案的选择应基于疾病的性质、严重程度及患者的整体情况，旨在消除病因、缓解症状、提高生活质量。

八、注意事项与误区

进行前列腺液检验时，患者和医生都需要注意一些事项，避免误区和提高检验的准确性。

患者需要注意保持外阴清洁，避免污染前列腺液样本；在采集前列腺液前，尽量避免性行为或射精，以免影响检验结果；采集过程中，要放松心态，积极配合医生的操作。

医生需要注意采集前列腺液的操作规范，避免对前列腺造成损伤；解读检验结果要全面考虑各项指标的变化情况，并结合患者的具体情况进行综合评估；注意与其他检查结果进行比对和印证，确保诊断的准确性。

此外，还需要避免一些常见误区。例如，不能仅凭一次检验结果就做出诊断，因为检验结果可能受到多种因素的影响，如采集方法、样本保存等；同时，也不能忽视患者的症状和体征，因为它们是诊断的重要依据之一。

第六节　阴道分泌物检验

一、阴道分泌物检验概述

通过对阴道分泌物的采集、处理和检验，可以了解女性生殖系统的健康状况，为疾病的诊断和治疗提供重要依据。阴道分泌物主要由阴道黏膜的渗出物、宫颈管及子宫内膜腺体的分泌液混合而成，其性状和成分变化可反映女性生殖系统的生理和病理状态。

二、检验目的与意义

阴道分泌物检验的目的在于评估女性生殖系统的健康状况，及时发现并治疗潜在疾病。通过检验可以了解阴道分泌物的生理变化及微生物感染情况，从而为诊断提供科学依据。同时，检验结果还可以为治疗方案的制订和调整提供依据，提高治疗效果和患者的生活质量。

阴道分泌物检验的意义在于早期发现和干预生殖系统感染、炎症等疾病，防止疾病恶化并引起严重的并发症。通过及时治疗，可以改善患者的症状，减轻痛苦，提高生活质量。此外，还可以为预防性保健提供指导，帮助女性维护生殖系统的健康。

三、检验方法与步骤

阴道分泌物检验的方法主要包括采集、处理和检验三个步骤。采集时，使用无菌棉签或吸管从阴道后穹隆部或宫颈口处取分泌物，注意避免污染。处理时，需要对样本进行适当的稀释和离心等操作，以便后续的检验。检验方法包括显微镜观察、生化分析、培养法等，主要检测阴道分泌物的性状、成分及微生物情况。

检验过程要注意操作规范，避免污染和误差。同时根据患者的具体情况选择合适的检验方法，确保检验结果的准确性和可靠性。

四、检验指标与解读

阴道分泌物检验的指标主要包括清洁度、pH值及细菌、真菌、滴虫等微生物情况。清洁度是评估阴道分泌物中上皮细胞、白细胞和杂菌的比例，有助于判断是否存在炎症或感染。pH值是反映阴道酸碱度的指标，对于判断阴道微生态平衡具有重要意义。细菌和真菌的检测可以明确感染的类型和病原体，为治疗提供依据。滴虫的存在则提示有滴虫性阴道炎的可能。

解读检验结果需要综合考虑各项指标的变化情况，并结合患者的病史、症状和体征进行综合分析。对于清洁度差、pH值异常及存在细菌和真菌等指标阳性的情况，需要进一步了解患者的具体情况，进行必要的治疗和随访。

五、检验结果与疾病关联

阴道分泌物检验的结果与多种妇科疾病密切相关。例如，清洁度差和pH值异常可能提示阴道炎、宫颈炎等炎症性疾病；细菌和真菌阳性结果则可能提示细菌性阴道炎、霉菌性阴道炎等感染性疾病；滴虫的存在则高度提示滴虫性阴道炎。

通过对阴道分泌物检验结果的分析，可以初步判断患者可能存在的妇科疾病类型，为进一步的诊断和治疗提供依据。同时可以用于评估治疗效果和预后，指导患者调整治疗方案和生活习惯。

六、检验注意事项与误区

进行阴道分泌物检验需要注意以下几点：①采集样本时确保无菌操作，避免污染；②处理样本时要遵循规范流程，确保样本的完整性和准确性；③解读检验结果时，要综合考虑各项指标的变化情况，并结合患者的具体情况进行综合分析。

此外，还需要避免一些常见误区。例如，不能仅凭一次检验结果就做出诊断，因为阴道分泌物的性状和成分可能受到多种因素的影响；同时，也不能忽视患者的症状和体征，因为它们是诊断的重要依据之一。

第五章 糖类检验

第一节 血糖调节激素检验

一、血糖调节激素概述

血糖调节激素是一类在人体中起着调节血糖水平作用的激素，主要由内分泌腺分泌，通过血液循环系统作用于靶细胞，从而实现对血糖的精确调控。血糖调节激素主要包括胰岛素、胰高血糖素、肾上腺素等，它们在维持血糖稳定方面起着至关重要的作用。

胰岛素是由胰岛 β 细胞分泌的一种蛋白质激素，主要作用是促进葡萄糖的摄取、利用和储存，从而降低血糖水平。胰高血糖素则是由胰岛 α 细胞分泌的一种激素，主要作用是促进肝糖原分解和糖异生，从而升高血糖水平。肾上腺素则是由肾上腺髓质分泌的一种激素，在应激状态下可升高血糖水平。

血糖调节激素的平衡与协调对维持人体正常生理功能具有重要意义。当血糖水平升高时，胰岛素分泌增加，促进葡萄糖的利用和储存；当血糖水平降低时，胰高血糖素和肾上腺素分泌增加，促进葡萄糖的产生和释放。这种自动调节机制确保了血糖水平在一定范围内保持稳定。

二、检验方法与技术

血糖调节激素的检验方法与技术多种多样,包括生物化学法、免疫学法和分子生物学法等。这些方法的原理和应用范围各不相同,但都能有效地检测血糖调节激素的含量和活性。

生物化学法主要是通过测定血糖调节激素与特定底物的反应速率来检测其含量。例如,利用葡萄糖氧化酶法可以测定胰岛素对葡萄糖的利用情况,从而间接反映胰岛素的水平。免疫学法则是利用抗原抗体反应来检测血糖调节激素及含量,常用方法包括放射免疫法、酶联免疫法(即ELISA)等。分子生物学法则是通过检测血糖调节激素的基因表达和蛋白质合成情况来评估其功能状态。例如,聚合酶链反应(即PCR)技术可用于检测胰岛素基因的突变或表达水平。

在选择具体的检验方法时需要考虑多种因素,包括检验的灵敏度、特异性、可重复性及成本等。同时,还需要根据患者的具体情况和临床需求选择合适的检验项目和时间点。

三、激素作用机制分析

血糖调节激素的作用机制涉及多个生理环节和分子过程。以胰岛素为例,其通过与细胞膜上的胰岛素受体结合,激活细胞内的信号转导通路,进而调节葡萄糖代谢相关基因的表达和蛋白质合成。胰岛素还能促进脂肪合成和储存,抑制脂肪分解,从而进一步降低血糖水平。

胰高血糖素和肾上腺素的作用机制则与胰岛素不同。胰高血糖素主要通过刺激肝糖原分解和糖异生途径提高血糖水平,而肾上腺素则通过作用于多个靶器官和组织来增加葡萄糖的产生和释放。

这些激素的作用机制相互交织、相互影响,共同维持着血糖水平的稳定。当其中一种或多种激素分泌异常时,就会导致血糖调节失衡,进而引发一系列生理和病理变化。

四、血糖异常与激素变化

血糖异常是临床上常见的内分泌代谢性疾病,包括高血糖和低血糖两种情况,且往往伴随着血糖调节激素的变化。

在高血糖状态下,胰岛素分泌不足或胰岛素抵抗会导致葡萄糖利用障碍,从而使血糖水平升高。此时,胰高血糖素和肾上腺素的分泌可能减少,以试图维持血糖稳定。然而,这种代偿性改变往往不足以完全纠正高血糖状态,因此需要采取治疗措施来控制血糖水平。

低血糖状态则可能是由于胰岛素分泌过多、进食不足或运动过度等原因引起。在这种情况下,胰高血糖素和肾上腺素的分泌会增加,以促进葡萄糖的产生和释放,从而升高血糖水平。然而,如果低血糖状态持续存在或过于严重,可能会对神经系统造成损害,因此需要进行治疗。

五、糖尿病与激素检验

糖尿病是一种常见的慢性代谢性疾病,主要表现为高血糖。在糖尿病患者中,血糖调节激素的检验对于疾病的诊断、治疗和监测具有重要意义:①通过检测胰岛素和C肽等激素的水平,可以判断患者的胰岛素分泌情况,从而有助于区分1型糖尿病和2型糖尿病。②检测胰高血糖素和肾上腺素等激素的水平可以评估患者的应激状态和胰岛素抵抗程度。③定期监测血糖调节激素的水平还可以评估治疗效果和调整治疗方案。

需要注意的是,糖尿病患者的血糖调节激素水平可能受到多种因素的影响,如饮食、运动、药物等。因此进行激素检验时,应充分考虑影响因素,并结合患者的具体情况进行分析和解读。

六、临床案例解读

以下是一例血糖调节激素检验的临床案例解读。

患者王先生,52岁,因多饮、多尿、体重下降等症状就诊。初步诊断为2型糖尿病。为了进一步了解患者的病情和治疗方案,医生对其进行了血糖调节激素的检验。

检验结果显示，王先生的胰岛素水平偏低，而胰高血糖素和肾上腺素水平偏高。结合患者的临床症状和体征，可判断其存在胰岛素抵抗和胰岛素分泌不足的情况。根据检验结果，医生为王先生制订了个性化的治疗方案，包括控制饮食、增加运动和使用降糖药物等。经过一段时间的治疗，王先生的血糖水平得到有效控制，临床症状也明显缓解。

通过这个案例可以看到，血糖调节激素检验在糖尿病诊断和治疗中的重要性。通过检测这些激素的水平，可以更准确地了解患者的病情和生理状态，为制订个性化的治疗方案提供重要依据。同时，通过定期监测血糖调节激素的变化，还可以及时评估治疗效果和调整治疗方案，确保患者得到最佳治疗效果。

七、检验结果解读与诊断

血糖调节激素的检验结果对于疾病的诊断具有关键性的指导意义，通常需要综合多种激素的检验结果及患者的临床表现进行综合判断。例如，胰岛素水平降低而血糖升高，可能提示为2型糖尿病，这时需要进一步了解患者的胰岛素抵抗情况。若胰高血糖素和肾上腺素水平升高，则可能意味着患者的血糖调节系统正处于应激状态，这可能是由于饮食、运动或情绪等因素引起的。

解读检验结果时，还需要考虑年龄、性别、生活习惯、遗传背景等多种因素。比如，老年患者的血糖调节能力可能相对较弱，其激素水平的变化可能更为明显。同时，某些遗传因素也可能影响激素的分泌和功能。

诊断时，除了激素检验结果，还需要结合患者的病史、体格检查及可能的影像学、病理学等检查结果进行综合评估。只有综合考虑多种因素，才能得出准确诊断，并制订恰当的治疗方案。

八、治疗策略与效果评估

根据血糖调节激素的检验结果及患者的临床表现进行综合诊断，并制订相应的治疗策略。主要治疗目标是恢复血糖的正常水平，维持激素分泌的平衡，以及防止或减少糖尿病相关并发症。

治疗策略通常包括药物治疗、饮食控制和运动锻炼等多个方面。药物治疗主要包括口服降糖药和注射胰岛素等，旨在改善胰岛素的分泌和利用，降低血糖水平。饮食控制则通过调整饮食结构，减少高糖、高脂食物的摄入，增加膳食纤维的摄入，以改善血糖调节。运动锻炼则通过增加身体活动量，提高胰岛素敏感性，促进葡萄糖的利用。

治疗过程中，定期监测血糖水平和激素变化，及时评估治疗效果。如果治疗效果不佳，要根据具体情况调整治疗方案，如增加药物剂量、更换药物种类或调整饮食和运动计划等。

同时，患者也应积极配合治疗，按时服药，坚持饮食控制和运动锻炼，并定期到医院复查，以便及时发现和处理可能出现的问题。

综上所述，血糖调节激素检验在糖尿病的诊断和治疗中发挥着重要作用。通过检测这些激素的水平，可以了解患者的血糖调节状态，为制订个性化的治疗方案提供依据。同时可以评估治疗效果，及时调整治疗方案，确保患者得到最佳治疗效果。因此，应该重视血糖调节激素检验在糖尿病管理中的应用，并积极推广和应用新的检验技术和方法，以提高糖尿病的诊断和治疗水平。

第二节　糖尿病诊断指标测定

一、糖尿病概述与现状

糖尿病是一种常见的内分泌代谢性疾病，主要特征为高血糖。长期高血糖状态会对人体的各器官组织，特别是眼、肾、心脏、血管、神经造成慢性损害和功能障碍。糖尿病的患病率在全球范围内不断上升，已经成为严重的公共卫生问题。

糖尿病主要分为1型糖尿病、2型糖尿病、妊娠糖尿病和其他特殊类型糖尿病。

其中2型糖尿病最为常见，占糖尿病患者总数的90%以上，其主要病因是胰岛素抵抗和胰岛素分泌不足，但生活方式、遗传和环境因素等也在发病过程中起重要作用。

糖尿病的诊断主要依赖于实验室检查，通过测定一系列生化指标评估患者的血糖调节情况。这些指标不仅包括血糖水平，还包括糖化血红蛋白（HbA1c）、胰岛素、C肽、尿糖、酮体等。综合分析这些指标，可以对糖尿病进行准确的诊断，并制订相应的治疗方案。

二、血糖水平测定方法

血糖水平是糖尿病诊断的重要指标之一，包括空腹血糖、餐后2h血糖和随机血糖测定。

空腹血糖是指患者在至少8h未进食的情况下测定的血糖值。空腹血糖正常值为3.9～6.1 mmol/L，超过7.0 mmol/L则可能诊断为糖尿病。餐后2 h血糖是指患者进食后2h测定的血糖值，正常值应不超过7.8 mmol/L。随机血糖是指患者在任何时间测定的血糖值，如果随机血糖超过11.1 mmol/L，则高度怀疑糖尿病。

血糖测定方法多样，包括血糖仪法、生化分析仪法等。血糖仪法简便快捷，适用于日常监测；生化分析仪法则更为精确，适用于临床诊断和科研。

三、糖化血红蛋白分析

糖化血红蛋白是反映糖尿病患者长期血糖控制情况的重要指标。它是红细胞中血红蛋白与葡萄糖结合而成的产物，能够反映过去2～3个月的平均血糖水平。因此，HbA1c测定对于评估糖尿病患者的治疗效果和调整治疗方案具有重要意义。

正常人的HbA1c水平一般为4%～6%，而糖尿病患者则应控制在7%以下。如果HbA1c水平过高，提示患者长期血糖控制不佳，容易引发各种并发症。因此，定期监测HbA1c水平对糖尿病患者至关重要。

四、胰岛素与C肽检测

胰岛素和C肽是反映糖尿病患者胰岛功能和胰岛素分泌情况的重要指标。胰岛素是由胰岛β细胞分泌的一种蛋白质激素，主要作用是降低血糖。C肽则是胰岛素原在加工过程中产生的片段，与胰岛素等摩尔分泌，因此可以通过测定C肽水平间接反映胰岛素的分泌情况。

在糖尿病患者中，胰岛素和C肽的水平可能降低或升高，这取决于患者的糖尿病类型和病情严重程度。测定胰岛素和C肽水平可以了解患者的胰岛功能状况，有助于制订针对性的治疗方案。

五、尿糖与酮体测定

尿糖和酮体是糖尿病诊断和病情监测的重要指标。当血糖水平过高时，超出肾脏重吸收能力的部分会随尿液排出，形成尿糖。因此，尿糖阳性往往提示糖尿病或血糖控制不佳。酮体则是脂肪酸在肝脏中氧化分解的中间产物，当糖尿病患者胰岛素严重不足时，酮体生成增加，容易导致酮症酸中毒。

尿糖和酮体的测定方法简便易行，对糖尿病患者具有较高的实用价值。定期监测尿糖和酮体水平可以及时了解病情变化，调整治疗方案，预防并发症的发生。

六、口服葡萄糖耐量试验

口服葡萄糖耐量试验（OGTT）是诊断糖尿病的重要方法之一。该试验要求患者在空腹状态下口服一定量的葡萄糖溶液，然后在不同时间点测定血糖水平。根据血糖水平的变化情况，可以判断患者是否存在糖耐量异常或糖尿病。

OGTT通常包括空腹血糖、服糖后0.5 h、1 h、2 h和3 h的血糖测定。正常人在服糖后血糖水平会有所升高，但通常在2h内恢复正常。而糖尿病患者则可能出现血糖水平持续升高或恢复缓慢的情况。

需要注意的是，患者在OGTT试验前需要保持正常的饮食和作息习惯，避免剧烈运动和情绪波动等因素对试验结果的影响。

七、糖尿病相关并发症监测

糖尿病患者容易出现多种并发症,包括视网膜病变、糖尿病肾病、心脑血管疾病等。因此,在糖尿病诊断指标测定的同时,还需要关注相关并发症的监测。

视网膜病变是糖尿病患者常见的眼部并发症之一,可以通过眼底检查进行评估。糖尿病肾病则是糖尿病患者常见的肾脏并发症,可以通过测定尿微量白蛋白等指标来监测。此外,心脑血管疾病的监测也是糖尿病患者管理中不可或缺的部分,包括血压、血脂、心电图等指标的定期测定。

八、诊断指标的综合评估

糖尿病的诊断不是单一指标所能确定的,需要综合考虑多个指标的结果。血糖水平、糖化血红蛋白、胰岛素与C肽、尿糖与酮体、口服葡萄糖耐量试验等指标相互补充,共同构成糖尿病诊断的完整体系。

综合评估诊断指标时,需要结合患者的临床表现、病史及其他相关检查结果进行全面分析。每个指标都有其特定的意义和局限性,因此需要综合考虑,以提高诊断的准确性和可靠性。

此外,诊断指标的综合评估还需要考虑患者的个体差异和病情严重程度。不同年龄、性别、体重、遗传背景等因素都可能影响糖尿病的发生和发展,因此诊断过程中需要充分考虑这些因素。同时,对于病情严重的患者可能需要进行更加频繁和全面的指标监测,以便及时发现并处理可能的并发症。

第六章 蛋白质检验

第一节 血浆蛋白质的功能与分类

一、血浆蛋白质概述

血浆蛋白质是血液中非细胞成分的重要组成部分，具有多种生物学功能。它们不仅参与维持机体的正常生理功能，还与疾病的发生和发展密切相关。随着科学技术的不断进步，人们对血浆蛋白质的认识逐渐深入，对其功能与分类的了解也日益增加。

二、血浆蛋白质的分类

血浆蛋白质种类繁多，可以根据其结构、功能和来源进行分类。常见的分类方式包括按功能分类和按化学性质分类。

按功能分类主要分为运输蛋白、凝血因子、免疫蛋白、酶类蛋白、激素类蛋白等。这些蛋白质在机体中发挥着不同的作用，如运输营养物质、参与凝血过程、调节免疫反应、催化生化反应及调节机体代谢等。

按化学性质分类主要包括白蛋白、球蛋白、纤维蛋白原等。白蛋白是血浆中含量最多的蛋白质，具有维持血管内外体液平衡、修复受损组织蛋白等作用；球蛋白则主要参与机体的防御机制，对抗外来病原体；纤维蛋白原在凝血过程中发挥关键作用，参与血栓的形成。

三、血浆蛋白质的功能

血浆蛋白质在机体中发挥着多种重要功能,主要功能如下。

(一)运输与营养作用

血浆蛋白质能够携带并运输营养物质和代谢产物,使其在血液和组织之间进行代谢。通过与特定的分子结合,血浆蛋白质实现物质的运输和分配,确保机体各部位获得所需的营养物质并及时排出代谢废物。

(二)凝血与止血功能

血浆中含有多种凝血因子,它们参与血液凝固过程,防止出血过多。当血管受损时,凝血因子被激活形成血栓,从而有效止血。血浆蛋白质的凝血功能对维持血液的正常循环和防止出血性疾病具有重要意义。

(三)免疫功能

血浆中的免疫蛋白(如抗体和补体)是机体免疫系统的重要组成部分,其能够识别和清除外来病原体和异常细胞,保护机体免受感染和疾病的侵害,同时参与调节免疫反应,维持免疫系统的平衡。

(四)维持酸碱平衡

血浆蛋白质中的缓冲物质能够维持血液的酸碱平衡。通过与氢离子结合或释放氢离子调节血液酸碱度,确保细胞正常功能和机体稳态的维持。

(五)其他功能

除上述功能外,血浆蛋白质还参与调节代谢、促进细胞生长与分化、维持内环境稳定等多种生理过程。这些功能的发挥对维持机体的正常生理状态和预防疾病具有重要意义。

四、血浆蛋白质与疾病

血浆蛋白质的异常变化与多种疾病的发生和发展密切相关。例如,在炎症、感染、肿瘤等病理状态下,血浆中的免疫蛋白水平会发生变化。同时,某些血浆蛋白质在疾病发生过程中起到关键作用,如凝血因子异常可能导致出血性疾病，白蛋白水平下降可能提示肝功能异常等。对血浆蛋白质的检测和分析可以为疾病的早期诊断、病情监测和预后评估提供重要依据。

五、血浆蛋白质代谢与调节

血浆蛋白质的代谢与调节涉及多个环节和因素。肝脏是血浆蛋白质合成的主要场所，肝细胞负责合成大多数血浆蛋白质。肾脏在血浆蛋白质的分解和排泄过程中发挥着重要作用。内分泌系统、神经系统等也参与血浆蛋白质的调节过程。通过对这些环节和因素的深入研究，有助于揭示血浆蛋白质代谢与调节的机制，为疾病的预防和治疗提供新的思路和方法。

六、最新的研究进展与数据支持

随着生物技术和医学研究的不断发展，血浆蛋白质的研究也取得了显著进展。最新研究表明，血浆蛋白质不仅在维持机体正常生理功能方面发挥着重要作用，还与多种疾病的发生和发展密切相关。例如，研究人员发现某些血浆蛋白质在癌症早期阶段出现异常变化，这为癌症的早期诊断和治疗提供了新的线索。

此外，血浆蛋白质的检测技术也在不断发展和完善。利用高通量测序、质谱分析等技术手段，可以实现对血浆蛋白质的全面检测和分析。这不仅提高了检测的准确性和灵敏度，还为疾病的早期诊断和个体化治疗提供了有力支持。

近年来，血浆蛋白质组学的研究取得了显著进展。研究人员利用先进的测序和质谱技术，对血浆中的蛋白质进行全面分析，并建立庞大的血浆蛋白质数据库，这些数据库为血浆蛋白质的分类和功能研究提供了丰富的数据资源。越来越多的研究表明，血浆蛋白质的异常变化与多种疾病的发生和发展密切相关。通过对比正常人和患者的血浆蛋白质谱，研究人员发现了与特定疾病相关的标志性蛋白质，为疾病的早期诊断和治疗提供重要线索。随着研究的深入，研究人员不断发现血浆蛋白质的新功能。例如，发现某些血浆蛋白质具有抗氧化、抗炎、抗凋亡等生物活性，这些新功能为血浆蛋白质在疾病治疗中的应用提供了新的思路。

第二节 血浆蛋白质检测

一、血浆蛋白质的重要性

血浆蛋白质具有多种多样的生理功能，包括物质运输、免疫反应、参与凝血等，其种类与浓度的变化往往反映机体的生理或病理状态。因此，血浆蛋白质的检测在临床医学中具有重要意义，通过血浆蛋白质的精确测定可以了解患者的营养状况、免疫功能、凝血功能等，进而为疾病的诊断、治疗和预后评估提供重要依据。

二、检测原理与方法概述

血浆蛋白质的检测原理主要基于生物化学和免疫学的基本原理，利用抗原抗体反应、电泳、色谱等技术手段，对血浆中的蛋白质进行分离、识别和定量。目前，常用的血浆蛋白质检测方法包括免疫比浊法、免疫电泳法、免疫印迹法等，这些方法各具特点，适用于不同种类和浓度的血浆蛋白质的检测。

三、样本采集与预处理

血浆蛋白质检测的第一步是样本采集。采集过程中要避免污染和溶血，保证样本的完整性和准确性，同时考虑患者的年龄、性别、饮食、药物使用等因素的影响。采集的血浆样本需要进行预处理，如离心分离出血清、去除纤维蛋白原等，消除干扰因素，提高检测结果的准确性。

四、实验操作流程

实验操作流程包括试剂准备、样本处理、检测操作和数据记录等步骤。试剂准备阶段，需要按照说明书要求配置所需试剂，确保其质量和有效期。样本处理阶段，需要对血浆样本进行稀释、过滤等操作，以适应检测方法的需要。检测操作过程中，需要严格按照操作规程进行，避免操作误差。数据记录阶段，需要详细记录实验条件、样本信息、检测结果等，以便后续分析和比对。

五、数据解读与分析

血浆蛋白质检测的数据解读与分析是检测过程中的关键环节。根据检测方法的不同，数据解读和分析的方法也有所差异。一般来说，通过对比参考值范围，可以判断血浆蛋白质水平是否正常。此外，还可以利用统计学方法对数据进行处理，如计算平均值、标准差等，评估结果的稳定性和可靠性。对于特定的血浆蛋白质，还可以结合其生物学特性和临床意义进行分析，深入了解其在疾病发生和发展过程中的作用。

六、质量控制与误差分析

为了保证血浆蛋白质检测的准确性和可靠性，需要进行严格的质量控制和误差分析。质量控制包括试剂的质量控制、仪器的质量控制和实验操作的质量控制等方面。试剂和仪器需要定期进行校准和检查，确保其准确性和稳定性。实验操作过程中，需要遵循操作规程，避免操作误差。误差分析主要包括系统误差分析和随机误差分析。系统误差可能来源于试剂、仪器或操作等方面的问题，需要通过改进方法或校准来减少误差。随机误差则可能由样本差异、操作变异等因素引起，可以通过增加样本量或多次重复实验来降低。

七、临床应用与价值

血浆蛋白质检测在临床医学中应用广泛：①可以用于疾病的早期诊断。通过检测血浆中特定蛋白质的水平变化，及时发现潜在的疾病风险或早期病变。②可以评估疾病的严重程度和进展。不同疾病阶段血浆蛋白质水平会有所不同，通过对其变化趋势的监测，可以了解疾病的进展和治疗效果。③可以指导个性化治疗方案的制订和调整，提高治疗效果和降低不良反应发生率。

第三节 体液蛋白质测定

一、体液蛋白质概述

体液蛋白质是指存在于人体各种体液中的蛋白质成分，包括血清、血浆、尿液、脑脊液、胸腹水等。这些蛋白质不仅具有维持生命活动的基本功能（如物质运输、免疫调节、酶促反应等），同时也是反映机体生理状态和疾病过程的重要指标。体液蛋白质的种类和含量因体液类型和生理病理状态的不同而有所差异，因此对其进行测定对于疾病的诊断、治疗和预后评估具有重要意义。

二、测定方法与原理

体液蛋白质的测定方法多种多样，根据测定原理的不同，可分为化学法、免疫法、电泳法等，其中免疫法因其高特异性和灵敏度而被广泛应用。免疫法包括免疫比浊法、免疫电泳法、免疫印迹法等，其基本原理是利用抗原抗体反应来检测体液中特定蛋白质的存在和含量。

以免疫比浊法为例，其原理是通过将特异性抗体与待测体液中的抗原结合，形成抗原抗体复合物，进而产生浊度，浊度的大小与抗原的浓度成正比。因此可以通过测定浊度推算抗原的浓度。这种方法简便、快速，适用于大批量样本的测定。

三、样本采集与处理

体液蛋白质的测定需要采集患者相应的体液样本。采集过程中应避免污染和误操作，确保样本的完整性和准确性，同时考虑患者的年龄、性别、饮食、药物使用等因素的影响。采集的样本需要进行适当的处理，如离心、稀释、去除干扰物质等，以便后续测定。

四、测定步骤与操作

体液蛋白质测定的步骤包括试剂准备、样本处理、加样、反应、测量和结果记录等。操作过程中应严格按照操作规程进行，避免操作误差，同时注意实验条件（如温度、湿度、光照等）的一致性，确保测定结果的准确性和可靠性。

五、结果分析与解读

体液蛋白质测定的结果需要进行适当的分析和解读。首先，根据测定方法的原理和特点对结果进行校准和修正。其次，将测定结果与正常值或参考值进行比对，判断体液蛋白质的水平是否正常。此外，还要结合患者的临床表现和其他实验室检查结果，对体液蛋白质的变化进行综合分析，深入了解疾病的发生、发展和预后情况。

六、影响因素与质量控制

体液蛋白质测定的准确性受到多种因素的影响，包括样本的采集与处理、测定方法的选择与操作、试剂的质量与有效期等。为了提高测定结果的准确性和可靠性，需要进行严格的质量控制：①确保样本的采集和处理过程规范、准确；②选择合适的测定方法，并严格按照操作规程进行操作；③定期对试剂进行校准和检查，确保其质量和有效期符合要求。

七、临床意义与应用

体液蛋白质测定在临床医学中应用广泛：①可以用于疾病的早期诊断。测定体液中特定蛋白质的水平变化可以及时发现潜在的疾病风险或早期病变。②可以评估疾病的严重程度和进展。不同疾病阶段体液蛋白质的水平会有所不同，通过对其变化趋势的监测可以了解疾病的进展情况和治疗效果。③可以指导个性化治疗方案的制订和调整，提高治疗效果和降低不良反应发生率。

第四节　蛋白质电泳分析

一、电泳技术概述

电泳技术是一种利用带电粒子在电场中的迁移现象进行分离和分析的方法。电泳技术不断发展，逐渐成为生物学、医学和化学等领域的重要研究工具。电泳技术可以对蛋白质、核酸等生物大分子进行分离、纯化和定性定量分析，为疾病的诊断、治疗和药物研发提供有力支持。

二、蛋白质电泳原理

蛋白质电泳是利用蛋白质分子在电场中的电荷性质和迁移速率差异进行分离的方法。不同的蛋白质分子具有不同的电荷数和分子质量，因此在电场作用下可以不同速度向电极方向移动。通过调整电场强度、电泳介质和温度等条件，可以实现对不同蛋白质的有效分离。

三、电泳方法分类

根据电泳条件和目的的不同，蛋白质电泳方法可分为多种类型。常见的电泳方法包括聚丙烯酰胺凝胶电泳（PAGE）、十二烷基硫酸钠-聚丙烯酰胺凝胶电泳（SDS-PAGE）、等电聚焦电泳（IEF）等，这些方法各具特点，适用于不同蛋白质样品的分离和分析。

四、电泳操作技巧

进行蛋白质电泳时，需要注意以下操作技巧。

（1）样品制备：确保样品纯度和浓度适中，避免杂质干扰。

（2）电泳介质选择：根据蛋白质的性质和分离要求选择合适的电泳介质（如凝胶浓度、缓冲液成分等）。

（3）电场条件设置：根据电泳方法选择合适的电场强度和电泳时间，确保获得最佳分离效果。

（4）温度控制：保持电泳过程中温度稳定，避免温度变化对电泳结果产生影响。

五、电泳图谱解读

电泳图谱是蛋白质电泳分析的重要结果之一。通过对电泳图谱的观察和分析，可以了解蛋白质的迁移速率、相对分子质量及可能存在的亚基结构等信息，同时还可以结合其他实验手段，如质谱分析等，对蛋白质进行进一步的定性和定量分析。

六、临床应用与价值

蛋白质电泳分析在临床医学中应用广泛：①可用于疾病的早期诊断。例如，通过电泳分析可以检测某些疾病特异性蛋白质的异常表达，为疾病的早期发现提供线索。②有助于评估疾病的严重程度和进展。对患者体液中蛋白质电泳图谱进行分析，可以了解蛋白质的变化趋势，从而判断疾病的发展情况和治疗效果。③可用于药物研发和个性化治疗方案的制订。通过比较不同药物对蛋白质电泳图谱的影响，可以筛选出具有潜在疗效的药物候选物。④分析患者的蛋白质电泳图谱特征有助于制订个性化的治疗方案，提高治疗效果和降低不良反应发生率。

第七章 细菌学检验

第一节 分枝杆菌属

一、分枝杆菌属概述

分枝杆菌属（Mycobacterium）是一类具有特殊细胞壁结构的革兰氏阳性细菌，以其独特的生长方式和形态特征而著称。该属细菌广泛存在于自然界中，包括土壤、水体、空气及动植物体内，与人类的生产和生活密切相关。部分分枝杆菌具有致病性，如结核分枝杆菌可引起人类结核病，严重危害人类健康。因此，分枝杆菌属的检验与鉴定在医学、公共卫生、环境监测等领域具有重要意义。

二、采集与预处理

（一）采集

根据检验目的和样品来源，选择合适的采集方法和工具。对于临床样本，如痰液、尿液、血液等，应确保采集过程中无菌操作，避免污染。对于环境样本，如土壤、水体等，应注意采集点的选择和采集量的控制。

（二）预处理

采集样本需进行预处理，去除杂质和干扰物，提高检验的准确性和可靠性。常见的预处理方法包括离心、过滤、浓缩等。对于某些特殊样本（如痰液），还需进行消化处理以释放其中的分枝杆菌。

三、培养与鉴定技术

（一）培养

分枝杆菌属细菌生长缓慢，对营养要求较高，需采用特殊的培养基和条件进行培养。常用的培养基有罗氏培养基（Lowenstein-Jensen培养基）和米氏7H9培养基（Middlebrook 7H9培养基）等，培养过程中需严格控制温度、湿度和光照等条件，确保细菌的正常生长。

（二）鉴定技术

传统的分枝杆菌属鉴定方法主要基于形态学特征和生化特性。通过观察菌落形态、细胞形态和染色特性等，对分枝杆菌进行初步鉴别。此外，生化试验（如硝酸盐还原试验、烟酰胺腺嘌呤二核苷酸磷酸酶试验等）也可用于辅助鉴定。然而，传统方法存在操作烦琐、耗时较长等缺点。近年来，随着分子生物学技术的发展，PCR、基因测序等方法逐渐成为分枝杆菌属鉴定的主流手段。这些方法具有快速、准确、灵敏度高等优点，可大大提高检验效率和准确性。

四、生化与分子生物学方法

（一）生化方法

主要通过检测分枝杆菌属细菌的代谢产物或酶活性进行鉴定。例如，测定细菌对特定底物的利用情况或产生的代谢产物可以判断其生化特性，进而确定其种类。这些方法具有操作简便、成本较低的优点，但可能存在一定的假阳性或假阴性结果。

（二）分子生物学方法

分子生物学方法以核酸序列为基础，通过PCR、基因测序等手段对分枝杆菌属进行精确鉴定。这些方法具有高灵敏度、高特异性和高分辨率的特点，能够快速、准确地鉴定出不同种类的分枝杆菌，但需要较高的实验技术和设备支持，成本相对较高。

五、耐药性检测

对于具有致病性的分枝杆菌，耐药性检测是评估其治疗效果和制订合理用药方案的关键环节。常用的耐药性检测方法包括药敏试验、基因检测等。药敏试验通过测定细菌对不同药物的敏感性，为临床用药提供指导；基因检测则通过检测细菌中的耐药基因，预测其可能的耐药情况。这些方法的应用有助于提高分枝杆菌感染的治疗效果，减少耐药菌株的产生和传播。

六、结果解读与报告

完成分枝杆菌属的检验与鉴定后，需要对结果进行准确解读。对于培养结果，应观察菌落形态、数量和生长速度等特征，结合生化特性和分子生物学鉴定结果进行综合分析。对于耐药性检测结果，应根据药敏试验和基因检测结果判断细菌的耐药情况，并提出合理的用药建议。撰写检验报告时，应清晰明了地描述检验方法、结果解读和结论，以便医生或其他相关人员理解和应用。

七、质量控制与评估

质量控制是确保分枝杆菌属检验准确性和可靠性的重要环节。实验过程应严格遵守操作规程，确保实验条件的稳定性和一致性，并定期对实验室设备进行维护和校准，确保其正常运行和准确测量；还应参加外部质量评价活动，与同行进行交流和比对，评估实验室的检验水平和质量。

八、实验室安全与管理

分枝杆菌属中的部分细菌具有致病性，因此实验室安全与管理至关重要。实验室应建立完善的生物安全管理制度和操作规程，确保实验人员的安全。实验过程应采取必要的防护措施，如佩戴防护服、手套和口罩等。同时，对实验室废弃物进行妥善处理，防止污染环境和传播疾病。此外，还应定期进行清洁和消毒工作，确保实验环境的清洁和卫生。

第二节 需氧或兼性厌氧革兰氏阳性杆菌

一、革兰氏阳性杆菌概述

革兰氏阳性杆菌是一类具有特殊细胞壁结构的细菌,其细胞壁主要由肽聚糖组成,这使得这些细菌在革兰氏染色后呈现紫色或蓝紫色。革兰氏阳性杆菌广泛存在于自然界中,包括土壤、水体、空气等环境,同时也是人体内的正常菌群之一。然而,部分革兰氏阳性杆菌具有致病性,可引起各种感染性疾病,严重危害人类健康。因此,对革兰氏阳性杆菌的检验与鉴定在医学、公共卫生和微生物学等领域具有重要意义。

二、细菌特性

需氧革兰氏阳性杆菌在生长过程中需要氧气,其代谢活动依赖于氧气的存在。而兼性厌氧革兰氏阳性杆菌既能在有氧环境下生长,也能在无氧或低氧条件下生存。这些细菌具有适应不同氧气浓度的能力,使得它们能够在各种环境中生存和繁殖。

了解革兰氏阳性杆菌的需氧与兼性厌氧特性对选择适当的培养条件和检验方法至关重要。在实验室条件下,需氧杆菌通常在含氧丰富的环境中培养,而兼性厌氧杆菌则可以在含氧量较低或完全无氧的条件下培养。模拟细菌在自然环境或人体内的生长条件,可提高检验的准确性。

三、检验方法与步骤

革兰氏阳性杆菌的检验主要包括样本采集、预处理、培养、染色镜检和生化鉴定等步骤。

首先,根据检验目的和样本来源选择合适的采集方法和工具,确保样本的完整性和代表性。然后,进行样本预处理,去除杂质和干扰物,可提高检验的灵敏度和特异性。

接下来，选择合适的培养基进行细菌培养。根据革兰氏阳性杆菌的需氧与兼性厌氧特性选择相应的培养条件，如含氧量、温度和湿度等。培养过程中定期观察菌落形态、数量和生长情况，以便及时发现并分离目标菌株。

培养完成后，进行革兰氏染色镜检。通过染色处理使细菌细胞壁呈现不同的颜色，便于观察和鉴别。同时结合显微镜观察细胞的形态、排列和染色特性等特征，对革兰氏阳性杆菌进行初步鉴定。

最后，进行生化鉴定。测定细菌对特定底物的利用情况、产生的代谢产物及酶活性等生化特性，可进一步确认细菌的种类和特性。生化鉴定方法具有较高的准确性和可靠性，是革兰氏阳性杆菌鉴定的重要手段。

四、培养基选择与制备

培养基的选择对革兰氏阳性杆菌的培养和鉴定至关重要。常用的培养基包括营养琼脂、血琼脂等，其含有丰富的营养成分，能够满足细菌生长的基本需求。同时，根据革兰阳性杆菌的需氧与兼性厌氧特性，选择添加适当的氧化还原指示剂或调节培养基的含氧量，以模拟细菌在自然环境中的生长条件。

制备培养基时要严格控制原料的质量和比例，确保培养基的营养成分均匀、稳定。同时遵循无菌操作原则，避免杂菌污染。制备好的培养基应进行质量检查，确保其符合培养要求。

五、细菌接种与培养

细菌接种是将样本中的细菌接种到培养基上的过程。接种前，对样本进行适当的稀释和处理，可以减少杂菌的干扰。接种时采用无菌操作技术，确保接种过程的准确性和可靠性。

培养过程中要控制适当的温度、湿度和氧气浓度等条件，以促进细菌的生长和繁殖。同时定期观察培养物的生长情况，记录菌落形态、数量和生长速度等特征，为后续的鉴定工作提供依据。

六、观察与记录要点

在革兰氏阳性杆菌的检验过程中,观察与记录是不可或缺的一环。观察要点包括菌落形态、颜色、大小、边缘等特征,具体为细胞形态、排列方式、染色特性等显微镜下特征及生化反应结果等。记录要点则包括实验日期、实验条件、操作步骤、观察结果等详细信息。

信息的准确记录有助于全面了解革兰氏阳性杆菌的生长特性和鉴定特征,为后续的结果判读和分析提供依据。

七、结果判读与分析

根据观察结果可以对革兰氏阳性杆菌进行初步判读,结合菌落形态、细胞形态和生化反应等特征可以对细菌的种类和特性进行初步判断,但这些特征并非绝对可靠,有时可能会出现误判或漏判的情况。因此,结果判读时需要综合考虑多方面的信息,提高判读的准确性。

对于无法确定的菌株,可以通过进一步的分子生物学鉴定或血清学鉴定等方法进行确认。这些高级鉴定方法具有更高的准确性和可靠性,可以更准确地识别和鉴定革兰氏阳性杆菌。

八、质量控制与评估

质量控制是确保革兰氏阳性杆菌检验准确性和可靠性的重要环节。实验过程中要严格遵守操作规程和无菌操作原则,确保实验过程的稳定性和一致性,并定期对实验室设备和培养基进行维护和检查,确保其正常运行和有效使用。

除了实验室内部的质量控制,对实验结果进行客观评估也至关重要。这包括对实验数据的统计分析、结果的可重复性及与其他研究的对比等。通过全面评估可以更好地理解实验结果的意义和局限性,从而做出更准确的结论和判断。

此外,参与外部质量评价活动也是提高实验室质量的重要手段。通过与其他实验室的比对和交流,可以发现和纠正自身存在的问题和不足,进一步提高检验水平和质量。

总之，需氧或兼性厌氧革兰氏阳性杆菌的检验是一项复杂而精细的工作，需要综合考虑多方面因素。通过合理选择培养基、精确控制培养条件、仔细观察和记录实验结果及质量控制与评估，可以更准确地识别和鉴定这些细菌，为临床诊断和治疗提供有力的支持。同时，随着科学技术的不断进步和新的检验方法的出现，我们有理由相信，未来的革兰氏阳性杆菌检验将更加准确、高效和可靠。

需要注意的是，本节所述内容仅为革兰氏阳性杆菌检验的一般性介绍和概述，具体的实验操作和细节可能因实验室、菌株和实验条件的不同而有所差异。因此，实际操作中应参考相关标准、规范和专业文献，结合具体情况进行调整和优化，并对实验中出现的异常结果或问题进行及时记录、分析和处理，确保实验结果的准确性和可靠性。

此外，革兰氏阳性杆菌的检验不仅涉及实验室操作和技术问题，还与临床诊断和治疗密切相关。因此，检验人员应具备一定的临床知识和实践经验，能够根据实际情况灵活应用检验方法和技巧，为临床提供准确、及时和有用的检验结果。同时，加强与其他医疗人员的沟通和合作，共同推动革兰氏阳性杆菌感染的防治工作也是十分重要的。

第三节　厌氧性细菌

一、厌氧性细菌概述与特性

厌氧性细菌简称为厌氧菌，是一类在无氧或低氧环境下生长繁殖的微生物。它们与需氧菌和兼性厌氧菌在生态和生理特性上存在着显著差异。厌氧菌在自然界中广泛分布，从土壤、水体到动植物体内都有它们的身影。

厌氧菌的生长特点主要体现在对氧气的敏感性。在富含氧气的环境中，厌氧菌的生长受到抑制，甚至可能导致其死亡。因此，实验室条件下对厌氧菌的培养和分离需要特殊的技术和设备，如厌氧培养箱，以提供低氧或无氧的生长环境。

此外，厌氧菌在形态结构、代谢方式和致病性等方面也展现出独特的特性。例如，一些厌氧菌具有特殊的形态结构，呈梭形或球形，这有助于它们在低氧环境中生存。同时，它们的代谢途径多样，包括发酵、硫酸盐还原等，这使得它们在能量获取和物质转化方面具有独特优势。

二、常见厌氧性细菌的种类

厌氧菌种类繁多，根据生理特性和致病性可分为多种类型，常见的厌氧菌有梭菌属、双歧杆菌属、拟杆菌属等，在人体内分布广泛，与人体健康密切相关。

梭菌属是一类典型的厌氧菌，广泛存在于土壤、水体和动物肠道中。其中一些梭菌属细菌具有致病性，如产气荚膜梭菌可引起气性坏疽等严重感染。双歧杆菌属则主要存在于人和动物的肠道中，是肠道微生物群落的重要组成部分，对维持肠道健康具有重要作用。

三、厌氧性细菌的生存环境

厌氧菌的生存环境多样，从自然界的土壤、水体到人和动物的肠道、口腔等都能找到它们的踪迹。这些环境的特点通常表现为低氧或无氧，以及富含有机质。在这些环境中厌氧菌通过独特的代谢途径获取能量和营养物质，实现自身的生长和繁殖。

同时，厌氧菌的生存还受到其他因素的影响，如温度、pH值、盐分等。这些因素的变化都可能影响其生长和活性，因此实验室条件下培养厌氧菌需要严格控制环境因素。

四、感染与疾病表现

厌氧菌广泛存在于人体内外环境中，当人体免疫力下降或局部组织受损时，厌氧菌就有可能引发感染。厌氧菌感染的临床表现多样，轻者可能仅表现为局部红肿、疼痛等症状，重者可能导致组织坏死、败血症等严重后果。

常见的厌氧菌感染包括口腔感染、肺部感染、腹腔感染等。口腔感染如牙周炎、龋齿等是厌氧菌感染的常见形式；而肺部感染如吸入性肺炎等则可能由厌氧菌通过呼吸道进入肺部引起；腹腔感染如阑尾炎、胆囊炎等也常涉及厌氧菌的参与。

五、检验方法与技术

针对厌氧菌的检验，实验室通常采用一系列特定的方法和技术，最常用的方法是厌氧培养法和直接涂片镜检法。

厌氧培养法是通过将样本接种到厌氧培养基上，在厌氧环境下进行培养，观察是否有厌氧菌生长的方法。这种方法适用于厌氧菌的分离和鉴定，但需要一定时间和设备支持。

直接涂片镜检法则是将样本直接涂在载玻片上，通过显微镜观察样本中的细菌形态和特征。这种方法简便快捷，但可能受到其他微生物的干扰，对于厌氧菌的检出率较低。

除上述方法外，还有一些其他的技术如免疫学方法、分子生物学方法等也被用于厌氧菌的检验。这些方法具有更高的灵敏度和特异性，但需要更专业的操作和设备支持。

六、培养条件与要求

厌氧菌的培养条件与要求较为特殊，主要包括厌氧环境、适宜的温度和pH值及合适的培养基等。

（1）厌氧环境是厌氧菌生长的关键条件。实验室通常采用厌氧培养箱或厌氧袋等设备来创造低氧或无氧环境，培养过程中需要保持设备的密封性良好，避免外界氧气的进入。

（2）温度和pH值也是影响厌氧菌生长的重要因素。不同种类的厌氧菌对温度和 pH 值的要求有所不同，因此需要根据具体的菌种来选择合适的培养条件。一般来说，厌氧菌的生长温度通常为 35～37℃，而 pH 值则需要在适宜的范围内进行调整。

（3）培养基的选择也是培养厌氧菌的关键之一。厌氧菌的培养基需要富含营养物质，同时还需要添加一些特殊的生长因子或抑制剂以促进厌氧菌的生长。常用的厌氧培养基包括血液琼脂培养基、硫乙醇酸盐流体培养基等。

七、检验结果的解读

厌氧菌检验结果的解读需要综合考虑多种因素，包括培养基上的菌落形态、显微镜下的细菌形态、生化反应结果等，对这些结果综合分析可以初步判断样本中是否存在厌氧菌感染，并进一步确定感染的菌种类型。

然而需要注意的是，厌氧菌的检验并非绝对准确，可能受到多种因素的影响，如样本采集处理不当、培养条件不稳定等。因此，解读检验结果时需要结合患者的临床表现和其他实验室检查进行综合判断。

此外，对于某些特殊类型的厌氧菌感染，可能还需要采用更专业的检测方法和技术进行确认。例如，产气荚膜梭菌引起的感染可以通过检测其产生的毒素来确诊。

八、临床应用与重要性

厌氧菌检验在临床诊断和治疗中具有重要意义：①可以确定感染的病因，为制订针对性治疗方案提供依据。②可以用于监测感染的治疗效果，有助于及时调整治疗方案，提高治愈率。③对某些特殊类型的厌氧菌感染，如气性坏疽等严重疾病，厌氧菌检验更是起到了至关重要的作用。

临床实践中要密切关注患者的临床表现和实验室检查结果，结合厌氧菌检验结果进行综合判断。对于疑似厌氧菌感染的患者，应及时采集样本进行检验，并根据检验结果制订相应的治疗方案。同时，加强患者的健康教育，提高公众对厌氧菌感染的认识和防范意识。

第四节 病原性球菌

一、病原性球菌概述

病原性球菌是指一类能够引起人体疾病的球菌，广泛存在于自然界和人体中，通过不同的感染途径侵入人体，导致一系列的临床表现。病原性球菌的检验对疾病的诊断、治疗和预防具有重要意义。

二、分类与特性简述

病原性球菌根据其形态、生化特性和致病性可分为多种类型，常见的病原性球菌包括葡萄球菌、链球菌、肺炎球菌等，其在形态上多呈球形或近似球形，有的可形成链状排列。在生化特性方面，它们具有不同的代谢途径和产物，如产生不同的酶类和毒素。

此外，病原性球菌的致病性也是其分类的重要依据。不同的病原性球菌可引起不同的疾病，如葡萄球菌可引起皮肤感染、肺炎等，链球菌可引起扁桃体炎、中耳炎等。

三、感染途径与机制

病原性球菌的感染途径多种多样，包括皮肤接触、呼吸道吸入、消化道摄入等。这些细菌通过破损的皮肤、黏膜或呼吸道进入人体，在局部或全身引起感染。

其感染机制主要涉及细菌在人体内的定植、繁殖和扩散。一旦细菌进入人体，它们会利用人体的营养物质进行繁殖，同时产生各种代谢产物和毒素，破坏人体正常结构和功能，导致疾病的发生。

四、临床表现与诊断

病原性球菌感染的临床表现因感染部位和细菌种类而异。一般来说，感染初期可出现发热、乏力、食欲减退等全身症状，随着病情的发展，可出现局部的红肿、疼痛、化脓等体征，严重时还可导致败血症、休克等危及生命的并发症。

病原性球菌感染的诊断主要依据患者的临床表现、实验室检查和影像学检查，其中实验室检查中的病原性球菌检验是确诊的关键手段之一。

五、实验室检验方法

病原性球菌实验室检验的方法多种多样，包括直接涂片镜检、培养法、免疫学方法和分子生物学方法等。

直接涂片镜检是通过采集患者的体液或组织样本，直接涂在载玻片上，经染色后在显微镜下观察细菌的形态和特征。这种方法简便快捷，但易受到其他微生物的干扰，检出率较低。

培养法是将样本接种到特定的培养基上，在适宜的条件下进行培养，观察细菌的生长情况和特征。这种方法可以获得纯培养的细菌，有助于后续的鉴定和药敏试验，但需要一定时间，且受到培养基和培养条件的影响。

免疫学方法如血清学检测和免疫荧光技术等，通过检测患者血清中的特异性抗体或抗原判断是否感染某种病原性球菌。这种方法具有较高的特异性和敏感性，但可能受到抗体产生时间和个体差异的影响。

分子生物学方法如PCR技术和基因测序等，通过检测病原性球菌的特定基因序列来确诊感染。这种方法具有高度的准确性和灵敏度，且能够在短时间内完成检测，但需要专业的设备和技术支持，成本较高。

六、检验结果解读

病原性球菌的检验结果需要结合患者的临床表现和其他实验室检查进行综合解读。若培养法培养出典型的病原性球菌，且其他实验室检查（如血常规、生化指标等）也符合相关疾病的诊断标准，则可确诊为病原性球菌感染。

解读免疫学方法和分子生物学方法的检验结果时，需要注意方法的特异性和敏感性及可能存在的假阳性或假阴性结果。疑似感染但检验结果阴性的患者，需要重复检验或采用其他方法进行确诊。

七、防控与治疗策略

针对病原性球菌感染的防控与治疗策略主要包括以下几个方面。

（1）加强个人卫生和环境卫生管理，减少病原性球菌的传播途径。保持皮肤清洁、避免破损，注意呼吸道和消化道的保护，防止细菌进入人体。

（2）对于已感染的患者，应根据细菌种类和药敏试验结果选择合适的抗生素进行治疗。同时注意患者的营养支持和休息情况，帮助患者提高抵抗力。

（3）预防接种也是防控病原性球菌感染的重要手段之一。通过接种疫苗，可以提高人体的免疫力，减少感染的发生和传播。

第五节　放线菌

一、放线菌概述与特性

放线菌是一类高度分枝的丝状原核微生物，以其在培养基上形成的放线状菌落而得名。它们广泛存在于土壤、水体及空气等自然环境中，并且在一些极端环境下也能生存。放线菌具有细胞壁，但缺乏典型的细胞核结构，其遗传物质主要存在于核质中。放线菌通过菌丝体的方式进行生长，其菌丝体可分为基内菌丝和气生菌丝，其中气生菌丝可发育为孢子丝，进而产生孢子。

放线菌具有多种生物活性物质，如抗生素、酶、维生素等，因此它们在工业、农业、医药等领域应用广泛。同时，放线菌在自然界中的分解作用也十分重要，它们能够分解各种有机物，促进物质循环和生态平衡。

放线菌与人类健康的关系密切。一方面，放线菌产生的抗生素等对于治疗人类疾病具有重要意义；另一方面，一些放线菌也可能引起人类感染，如放线菌病等。因此，利用放线菌的同时也需要关注其可能带来的健康风险。

二、生长环境及分布

放线菌的生长环境多样，可以在土壤、水体、空气及动植物体内找到适合的生存环境。土壤是放线菌的主要栖息地，尤其是在富含有机质的土壤中，其数量和种类都相对丰富。此外，一些特殊的放线菌还能在极端环境下生存，如高温、低温、高盐度等环境。

放线菌在地球上的分布极为广泛，几乎无处不在。它们不仅存在于陆地环境，还存在于海洋、湖泊等水体环境中，且通过空气传播广泛分布于大气中。

三、分类与鉴别方法

放线菌根据形态、生理生化特征及分子生物学特性等可以分为多个类群。其中链霉菌属是放线菌中最为常见和重要的一类，它能够产生大量的抗生素和其他生物活性物质。其他常见的放线菌类群包括小单孢菌属、诺卡氏菌属等。

鉴别放线菌的方法主要包括形态观察、生理生化测试及分子生物学鉴定等。形态观察主要通过显微镜观察放线菌的菌落形态、菌丝体结构及孢子丝和孢子的特征。生理生化测试则利用放线菌对不同碳源、氮源的利用能力及代谢产物的特性进行鉴别。分子生物学鉴定则通过提取放线菌的 DNA，利用 PCR、基因测序等技术进行种属鉴定。

四、生理生化特征

放线菌的生理生化特征主要体现在其代谢途径和产物上。放线菌具有复杂的代谢途径，能够利用多种碳源和氮源进行生长和繁殖。代谢过程中，放线菌会产生多种次级代谢产物，如抗生素、酶、色素等。这些次级代谢产物不仅具有生物活性，还具有一定的经济价值。

此外，放线菌还具有较强的抗逆性，能够在恶劣环境下生存和繁殖。这种抗逆性使得放线菌在工业生产、环境治理等领域具有广泛的应用前景。

五、工业及临床应用

放线菌在工业及临床的应用主要体现在以下方面。

（一）抗生素生产

放线菌是抗生素的主要生产菌，如链霉素、青霉素等。这些抗生素在医药领域具有广泛的应用，对于治疗细菌感染具有重要意义。

（二）酶制剂生产

放线菌能够产生多种酶类，如淀粉酶、蛋白酶等。这些酶类在食品、化工等领域具有广泛的应用，能够提高生产效率和产品质量。

（三）生物肥料生产

放线菌能够分解有机物，促进土壤肥力的提高。因此，利用放线菌制作生物肥料，对于改善土壤环境、提高农作物产量具有重要作用。

六、检验技术及步骤

放线菌的检验技术主要包括采样、培养、观察和鉴定等步骤。首先，从合适的环境或样品中采集放线菌样本。然后，将样本接种到适宜的培养基上进行培养，观察其生长情况和菌落特征。接下来，利用显微镜观察菌丝体结构和孢子形态，进一步确认是否为放线菌。最后，通过生理生化测试或分子生物学鉴定等方法确定放线菌的种类和特性。

七、安全防控措施

在进行放线菌的检验和应用时，需要注意以下安全防控措施。

（一）操作规范

严格按照实验室操作规范进行放线菌的采样、培养和鉴定等工作，避免交叉污染和误操作。

（二）防护措施

处理放线菌样本时应穿戴合适的防护用品，如实验服、手套、口罩等，避免直接接触和吸入放线菌孢子。

（三）消毒处理

实验结束后，应对实验室环境、设备和用具进行彻底的消毒处理，消除残留的放线菌和潜在的污染源。

第八章 病毒学检验

第一节 疱疹病毒科检验

一、疱疹病毒科概述

疱疹病毒科是一大类具有囊膜的双链 DNA 病毒，能引起人类和动物的多种疾病。疱疹病毒科包括多种病毒，如水痘-带状疱疹病毒、EB 病毒、巨细胞病毒等感染人体后会引发不同程度的皮肤病变和全身症状，对人类健康造成威胁。

疱疹病毒的传播方式多样，包括直接接触传播、飞沫传播和性传播等。感染后，病毒可潜伏在宿主体内，并在一定条件下被激活导致复发。因此，疱疹病毒科检验在疾病预防、诊断和治疗中具有重要意义。

二、检验方法与原理

疱疹病毒科检验主要依赖于实验室检测方法，通过对病毒核酸、抗原或抗体的检测，可以确定是否感染疱疹病毒。常见的检验方法包括病原学检查、血清学检测、细胞学检测及分子生物学检测等。这些检验方法的原理在于利用病毒特有的生物学特性和免疫学特性，通过不同的技术手段对病毒进行检测。例如，病原学检查通过观察病毒的形态、培养病毒或检测病毒抗原来确认病毒感染；血清学检测则通过检测血清中的病毒抗体来评估感染状态；细胞学检测则利用显微镜观察细胞病变来判断病毒感染；而分子生物学检测则通过扩增病毒核酸来检测是否存在病毒。

三、病原学检查详解

病原学检查是疱疹病毒科检验的重要手段之一。采集患者的皮肤病变组织、黏膜分泌物或血液等样本，进行病毒分离、培养和形态观察，可以确认疱疹病毒感染。

常用的病原学检查方法包括电镜观察、病毒分离培养和病毒抗原检测等。电镜观察可以直接观察病毒颗粒的形态和大小；病毒分离培养则是将样本接种于适当的细胞培养基中，通过细胞病变和病毒增殖确认病毒感染；病毒抗原检测则是利用特异性抗体检测样本中的病毒抗原，以确定感染的存在。

四、细胞培养技术应用

细胞培养技术在疱疹病毒科检验中扮演着重要角色。通过培养样本中的病毒，可以进一步观察和研究病毒的生物学特性，为疾病诊断和治疗提供依据。

细胞培养常用的细胞类型包括原代细胞和传代细胞。原代细胞直接从患者组织或动物体内分离，具有更高的生理相似性；而传代细胞则经过多次传代培养，具有更稳定的生长特性和更高的病毒敏感性。选择合适的细胞类型和适当的培养条件可以有效地分离和培养疱疹病毒，为后续的病毒检测和鉴定提供依据。

五、血清学检测分析

血清学检测是疱疹病毒科检验的另一种重要方法。通过检测患者血清中的病毒抗体，可以评估感染状态、确定感染类型和判断感染阶段。

血清学检测常用技术包括补体结合试验、中和试验和免疫荧光技术等，通过检测患者血清中的病毒特异性抗体，并根据抗体的类型和滴度判断感染情况。例如，补体结合试验可以检测 IgG 和 IgM 抗体，有助于判断感染是否处于活动期；中和试验则可以评估抗体中和病毒的能力，为疫苗研发和疗效评估提供依据。

六、细胞学检测

细胞学检测是疱疹病毒科检验中的一种直接观察方法。通过采集患者的皮肤病变组织或黏膜进行显微镜检查，可以观察细胞病变和病毒颗粒，从而判断感染情况。

细胞学检测常用的方法有疱液涂片、组织切片和免疫细胞化学染色等，这些方法可以直接观察疱疹病毒引起的细胞病变，如细胞肿胀、空泡形成和核内包涵体等。其中的免疫细胞化学染色还可以利用特异性抗体对病毒抗原进行定位和检测，提高检测的准确性和特异性。

七、其他检验方法

除上述常用的检验方法外，还有其他检验方法可以用于疱疹病毒科检验的补充和辅助诊断。例如，分子生物学检测中的 PCR 技术可以快速、准确地检测病毒核酸，具有较高的灵敏度和特异性；基因芯片技术、生物信息学分析等新兴技术在疱疹病毒科检验中的应用也日益广泛。这些方法的出现和发展为疱疹病毒科检验提供了更多的选择和可能性，也为临床诊断和治疗提供了更为准确和可靠的依据。

八、检验结果解读与应对

疱疹病毒科检验结果需要进行正确的解读和应对。应综合考虑患者的临床表现、实验室检查结果和其他相关因素进行综合分析和判断。确诊为疱疹病毒感染者，应根据感染的类型和程度制订相应的治疗方案，包括抗病毒治疗、免疫治疗和对症治疗等。

应对疱疹病毒感染还需要注意防范病毒的传播和交叉感染，对患者的生活环境和用品进行消毒处理，避免病毒的传播；医护人员采取相应的防护措施，如戴口罩、手套等，防止交叉感染的发生。

综上所述，疱疹病毒科检验在疾病预防、诊断和治疗中具有重要意义。通过综合运用多种检验方法和技术手段，可以准确判断疱疹病毒感染情况，为制订有效的治疗方案和预防措施提供依据。

九、注意事项与预防措施

进行疱疹病毒科检验需要注意以下几个方面。

（1）样本的采集和处理至关重要。采集样本时应确保无菌操作，避免污染和交叉感染。同时，样本的保存和运输也需遵循规范，确保样本质量和检测结果的准确性。

（2）实验室检测过程中需严格遵守操作规程，确保实验结果的准确性和可靠性。对于实验室环境的清洁和消毒以及实验人员的防护也应予以重视，防范实验室感染的发生。

（3）疱疹病毒感染的预防同样重要。保持良好的个人卫生习惯，避免与感染者密切接触，是预防疱疹病毒感染的基础措施。高危人群如孕妇、儿童等，还应加强疫苗接种等预防措施，以降低感染风险。

第二节　风疹病毒检验

一、风疹病毒概述

风疹病毒又称德国麻疹病毒，是一种RNA病毒，属于披膜病毒科、风疹病毒属。该病毒主要通过呼吸道飞沫传播，也可通过接触感染者的呼吸道分泌物而感染。风疹病毒感染可引起急性出疹性传染病，即风疹。患者在感染病毒后，通常会在短期内出现低热、皮疹、淋巴结肿大等症状，部分患者可能伴随呼吸道感染症状。风疹病毒在人群中广泛传播，尤以儿童和青少年易感，孕妇感染风疹病毒后可能导致胎儿先天性风疹综合征，表现为多种出生缺陷和发育障碍。

二、检验方法与原理

风疹病毒检验主要依赖实验室检测方法,通过检测病毒核酸、抗原或抗体来确定感染状态。常见的检验方法包括病毒分离培养、抗原检测、血清学检测和分子生物学检测等。

检验方法的原理在于利用风疹病毒特有的生物学和免疫学特性,通过不同的技术手段进行病毒检测。病毒分离培养是通过将患者样本接种于敏感细胞或动物体内,观察病毒的生长和繁殖情况来确认病毒感染;抗原检测则是利用特异性抗体检测样本中的病毒抗原,以判断感染状态;血清学检测则是检测血清中的病毒特异性抗体评估感染状态;分子生物学检测则是利用 PCR 等技术扩增病毒核酸,检测病毒的存在。

三、样本采集与处理

样本采集是风疹病毒检验的第一步,正确的采集和处理对确保检验结果的准确性和可靠性至关重要。常用的样本类型包括血液、咽拭子、尿液和脑脊液等。采集样本时应注意无菌操作,避免污染和交叉感染。血液样本通常采用静脉采血方式,咽拭子样本则需要用无菌棉签擦拭患者的咽部黏膜。

采集的样本需要及时送往实验室进行检测。运输过程应保持在适当的温度条件下,避免样本变质或影响检测结果。到达实验室后,样本需要进行适当的处理,如离心、稀释等,以便于后续的检测操作。

四、实验室检测步骤

实验室检测步骤是风疹病毒检验的核心环节,包括病毒分离培养、抗原检测、血清学检测和分子生物学检测等多个步骤。

病毒分离培养是将采集到的样本接种于敏感细胞或动物体内,通过观察细胞病变或动物发病情况来判断是否存在病毒感染。此方法虽然准确性较高,但操作复杂、耗时较长。

抗原检测则是利用特异性抗体检测样本中的病毒抗原。常用的抗原检测方法包括免疫荧光法、酶联免疫吸附法等，这些方法具有操作简便、快速的特点，适用于大规模筛查和早期诊断。

血清学检测则是检测血清中的病毒特异性抗体来评估感染状态。常用的血清学检测方法包括补体结合试验、中和试验等，这些方法可以检测出不同类型的抗体，如 IgM 和 IgG，从而判断感染的阶段和持续时间。

分子生物学检测则是利用 PCR 等技术扩增病毒核酸，检测病毒的存在。这种方法具有高灵敏度和高特异性的优点，能够快速、准确地检测出病毒。

五、结果解读与分析

实验室检测完成后，需要对结果进行解读和分析。对于病毒分离培养的结果，如果细胞出现病变或动物发病，则表明存在病毒感染；对于抗原检测的结果，如果样本中检测到病毒抗原，则同样说明存在感染；血清学检测的结果则需要根据抗体的类型和滴度来判断感染状态；而分子生物学检测的结果则可以通过 PCR 扩增产物的测序来确认病毒类型。

分析检测结果需要考虑患者的临床表现、疫苗接种史等因素。如果患者具有典型的风疹症状，且实验室检测结果显示病毒感染，则可以确诊为风疹病毒感染。此外，对于孕妇等特殊人群，还需要密切关注感染对胎儿的影响。

六、临床意义与讨论

风疹病毒检验在临床中具有重要意义：①准确的检验结果有助于及时诊断风疹病毒感染，为患者的治疗和管理提供依据。②监测风疹病毒的传播情况，可以评估疾病的流行趋势，为制订防控措施提供依据。③对于孕妇等特殊人群，风疹病毒检验可评估感染对胎儿的潜在风险，为产前诊断和干预提供参考。

讨论风疹病毒检验的临床意义还需要关注其局限性。例如，病毒分离培养虽然准确性高，但操作复杂、耗时较长；抗原检测和血清学检测虽然简便快速，但可能受到交叉反应和非特异性抗体的影响；分子生物学检测虽然具有高灵敏度和高特异性，但对设备和操作技术要求较高。因此，选择检验方法需要综合考虑各种因素，确保检验结果的准确性和可靠性。

七、检验的局限性与挑战

尽管风疹病毒检验在诊断和治疗中发挥着重要作用，但仍存在局限性和挑战。首先，风疹病毒感染的临床症状与其他病毒感染相似，可能导致误诊或漏诊。其次，部分患者在感染初期可能无法检测到病毒抗原或抗体，导致假阴性结果。此外，不同检验方法的敏感性和特异性存在差异，可能影响结果的准确性。

针对这些局限性和挑战，需要采取一系列措施加以应对。首先，加强临床医生的培训和教育，提高其对风疹病毒感染的识别和诊断能力，减少误诊和漏诊的发生。其次，结合多种检验方法进行综合评估，提高检验结果的准确性和可靠性。例如，疑似风疹病毒感染的病例可以同时进行抗原检测和血清学检测，以相互验证和补充。此外，随着技术的不断进步，开发更快速、更准确的检验方法也是解决当前挑战的重要途径。

第三节　轮状病毒检验

一、轮状病毒概述

轮状病毒是一种双链 RNA 病毒，属于呼肠孤病毒科、轮状病毒属。该病毒呈球形，具有双层衣壳，外层为光滑而有柔性的外膜，呈二十面体立体对称，内核含有病毒的基因组。轮状病毒分为 A、B、C、D、E、F、G 七个组群，其中 A 组轮状病毒是引起婴幼儿腹泻的主要病原，也是导致全球 5 岁以下儿童死亡的重要原因之一。

轮状病毒具有高度传染性，主要通过粪—口途径传播。病毒在感染者的肠道内复制，随粪便排出体外，污染水源、食物、玩具等，进而传播给其他人。轮状病毒感染全年均可发生，但在秋冬季节尤为高发，因此也被称为"秋季腹泻"。

二、感染与传播途径

轮状病毒的感染始于病毒通过消化道侵入体内，然后迅速感染小肠黏膜上皮细胞并在其中大量复制，复制过程产生的毒素会破坏细胞结构，导致细胞功能受损，进而引发腹泻等症状。

轮状病毒的传播途径多样，主要包括以下几种。

（一）直接接触传播

通过与感染者直接接触，如握手、拥抱等，若感染者未彻底洗手或手部带有病毒，病毒则可能通过接触者的口、鼻或眼等部位进入体内。

（二）间接接触传播

病毒可附着在玩具、餐具、衣物等物品上，若健康人接触这些被污染的物品后再触摸自己的口、鼻或眼等部位，也可能感染病毒。

三、检验方法介绍

轮状病毒的检验方法主要包括病毒分离培养、抗原检测、核酸检测和血清学检测等。

（一）病毒分离培养

将疑似感染者的粪便样本接种于敏感细胞中进行培养，观察细胞病变并检测病毒生长，以确认是否存在轮状病毒感染。这种方法虽然准确性较高，但操作复杂、耗时较长。

（二）抗原检测

利用免疫学方法检测样本中的病毒抗原，如酶联免疫吸附试验（ELISA）和免疫荧光法等。这些方法操作简便、快速，适用于大规模筛查和早期诊断。

（三）核酸检测

通过 PCR 等技术扩增病毒核酸，检测病毒的存在。核酸检测具有高灵敏度和高特异性的优点，能够快速、准确地检测出轮状病毒感染。

（四）血清学检测

检测血清中针对轮状病毒的特异性抗体，以评估感染状态。这种方法通常用于回顾性诊断或流行病学调查。

四、检验流程及要求

轮状病毒检验的流程包括样本采集、运输、处理及实验室检测等步骤。采集样本时，应注意采集足够量且具有代表性的粪便样本，避免污染和交叉感染。样本采集后应尽快送往实验室进行检测，运输过程中需保持适当的温度条件。在实验室检测前，样本需要进行适当的处理，如离心、稀释等，以便于后续的检测操作。

实验室检测过程中，应严格按照操作规范进行，确保结果的准确性和可靠性。抗原检测和核酸检测等方法，需选择高质量的试剂和引物，并严格控制反应条件和操作步骤。此外，实验室应具备相应的安全防护措施以及制订废物处理流程，防止病毒的扩散和环境污染。

五、检测结果判读与分析

对于轮状病毒检验的结果，应根据具体的检测方法和指标进行判读和分析。对于病毒分离培养的结果，若细胞出现典型的病变且检测到病毒，则可确诊为轮状病毒感染。对于抗原检测和核酸检测的结果，若样本中检测到病毒抗原或核酸，同样说明存在感染。对于血清学检测的结果，则需结合抗体的类型和滴度来判断感染状态。

分析检测结果应考虑患者的临床表现、年龄、疫苗接种史等因素。若患者为婴幼儿且伴有腹泻、呕吐等症状，同时实验室检测结果显示轮状病毒感染，则可确诊为轮状病毒性腹泻。此外，对于部分免疫功能低下的患者或老年人等高危人群，即使症状不典型或检测结果为弱阳性，也应给予足够的重视并进行进一步的评估和治疗。

六、检验的意义与局限性

轮状病毒检验在临床诊断和治疗中具有重要意义：①准确的检验结果有助于及时诊断轮状病毒感染，为患者的治疗和管理提供依据。②监测轮状病毒的流行情况和变化趋势，可以评估疾病的严重程度和影响范围，为制订防控措施提供参考。③可用于疫苗接种效果的评估和疾病预防策略的改进。

然而，轮状病毒检验也存在一定的局限性。例如，部分患者在感染初期可能无法检测到病毒抗原或核酸，导致假阴性结果的出现。此外，不同检测方法的灵敏度和特异性可能存在差异，影响结果的准确性和可靠性。因此，选择和使用检验方法应综合考虑多种因素并进行合理的评估。

七、预防措施与应对

有效的预防措施和及时的应对是降低轮状病毒感染发病率和疾病影响的关键。以下是一些关键的预防措施和应对策略。

（一）疫苗接种

轮状病毒疫苗是预防婴幼儿感染的有效手段。接种轮状病毒疫苗可以显著提高儿童的免疫力，减少感染风险。建议按照国家免疫规划要求，为儿童及时接种疫苗。

（二）个人卫生与清洁

保持良好的个人卫生习惯是预防轮状病毒感染的基础。勤洗手，特别是接触食物前、如厕后，以及接触儿童或患者后，都应当用肥皂和流动水彻底洗手。同时，保持居住环境的清洁和卫生，定期消毒玩具、餐具等物品。

（三）饮食卫生

注意饮食卫生，避免饮用生水或食用未煮熟的食物。婴幼儿应避免喂食过期或变质的食物。

（四）隔离治疗

对确诊的轮状病毒感染患者应进行隔离治疗，防止病毒的进一步传播。患者的粪便和呕吐物应妥善处理，避免污染水源和食物。

（五）早期识别与治疗

通过轮状病毒检验，早期识别感染者，及时进行针对性治疗，可以减轻症状，缩短病程，减少并发症的发生。对于高危人群，如免疫功能低下的患者和老年人，应特别关注并及时就医。

（六）健康教育与宣传

加强健康教育与宣传工作，提高公众对轮状病毒感染的认识和防范意识。通过媒体、社区、学校等渠道，普及轮状病毒的传播途径、预防措施和治疗方法，提高群众的自我保护能力。

第四节　腺病毒检验

一、腺病毒概述与特点

腺病毒是一类常见的双链DNA病毒，属于腺病毒科。它们能够感染人体多种细胞，引起一系列疾病。腺病毒分为多个血清型，不同血清型之间在基因组结构、抗原性和致病性上存在差异。腺病毒感染具有潜伏性、广泛性和多样性等特点，可引起呼吸道、消化道、眼部和泌尿系统等部位的感染。

腺病毒的特点包括以下几个方面。

（一）基因组稳定性

基因组相对稳定，不容易发生突变，这为腺病毒检验提供了可靠的遗传学基础。

（二）潜伏性感染

可以在宿主细胞内潜伏存在，不引起明显症状，但在一定条件下可再次激活导致疾病。

（三）传播方式多样

可通过飞沫、接触、消化道等多种途径传播，容易造成聚集性感染和暴发。

二、检验方法与技术介绍

腺病毒感染的检验方法主要包括病毒分离培养、抗原检测、核酸检测和血清学检测等。这些检验方法各具特点，适用于不同场景和需求。

（一）病毒分离培养

通过将疑似感染者的样本接种于敏感细胞进行培养，观察细胞病变并检测病毒生长。此方法准确性高，但操作复杂、耗时较长。

（二）抗原检测

利用免疫学方法检测样本中的病毒抗原，如免疫荧光法、酶联免疫吸附试验等。抗原检测快速、简便，适用于早期诊断和大规模筛查。

（三）核酸检测

通过 PCR 技术扩增病毒核酸，检测其存在与否。核酸检测具有灵敏度高、特异性强的优点，对于腺病毒感染的诊断具有重要意义。

（四）血清学检测

检测血清中针对腺病毒的特异性抗体，以评估感染状态。此方法适用于回顾性诊断和流行病学调查。

三、样本采集与预处理

腺病毒检验的样本采集与预处理对检验结果的准确性至关重要。不同部位的感染需采集的样本类型不同，如呼吸道感染需采集鼻咽拭子或痰液，消化道感染需采集粪便样本等。采集时应遵循无菌操作原则，避免污染。样本采集后应尽快送往实验室进行检测。

第八章　病毒学检验

样本预处理包括样本的稀释、离心和去除杂质等。不同检验方法对样本预处理的要求可能不同，应根据具体情况进行操作，以提高后续检验的灵敏度和准确性。

四、实验室条件与设备

腺病毒检验需要在具备相应条件的实验室中进行，以确保结果的准确性和可靠性。实验室应具备良好的通风设施和消毒设备，防止病毒传播和交叉感染。此外，还应配备必要的仪器设备，如离心机、PCR仪、显微镜等，以满足不同检验方法的需求。

实验室工作人员应具备专业知识和技能，熟悉腺病毒检验的操作流程和注意事项，并严格遵守实验室规章制度，确保实验室安全和结果的准确性。

五、检验步骤与操作流程

腺病毒检验的具体步骤和操作流程因方法而异。以核酸检测为例，进行简要介绍。

（1）样本处理：对采集的样本进行预处理，包括稀释、离心和去除杂质等。

（2）核酸提取：使用特定的核酸提取试剂或方法，从样本中提取病毒核酸。

（3）PCR扩增：设计特异性引物，通过PCR技术扩增病毒核酸片段。

（4）结果判读：通过凝胶电泳或实时荧光定量PCR等方法，观察扩增产物并判断是否存在腺病毒核酸。

其他检验方法如抗原检测、血清学检测等也有各自的操作流程和注意事项，需要严格按照说明书和操作规程进行操作。

六、结果分析与解读技巧

腺病毒检验结果的准确解读对临床诊断和治疗具有重要意义。结果分析应注意以下几个方面。

（一）阳性结果的确认

核酸检测和抗原检测等方法的阳性结果通常提示样本中存在腺病毒核酸或抗

原。然而，由于可能存在假阳性情况（如非特异性反应、交叉污染等），应结合临床表现和其他检查结果进行综合判断。

（二）阴性结果的解读

阴性结果可能提示样本中未检测到腺病毒，但也可能是由于采样时机不当、样本处理不当或检验方法敏感性不足等原因导致假阴性。因此，阴性结果并不能完全排除腺病毒感染的可能性，应结合其他检查结果和临床表现进行综合评估。

（三）抗体检测结果的解读

血清学检测中抗体的出现和滴度变化有助于判断感染状态和病程。然而，抗体的产生和消失具有一定的时间规律，且不同个体间存在差异，因此需要根据具体情况进行解读。

结果解读还应考虑实验室条件、检验方法的灵敏度和特异性及操作过程中的影响因素等而导致可疑结果或无法确定的情况，建议进行复检或咨询专业医师进行进一步评估。

七、质量控制与误差分析

质量控制是确保腺病毒检验结果准确性和可靠性的重要环节。腺病毒检验应严格控制各个环节的质量，避免误差的产生。

在质量控制方面，可以采用以下措施。

（1）设立阳性对照和阴性对照：通过设立已知的腺病毒阳性样本和阴性样本作为对照，可以监控整个检验过程的准确性，确保结果的有效性。

（2）重复性检验：对同一份样本进行多次检验，以评估结果的稳定性和重复性。如果多次检验结果一致，则可以提高结果的可靠性。

（3）参加外部质量评价：参加国家或地区组织的外部质量评价活动，与其他实验室进行比较和校准，有助于提高实验室的检验水平和准确性。

对于误差分析，需要关注以下几个方面。

（1）假阳性与假阴性：分析可能导致假阳性或假阴性结果的因素，如非特异性反应、试剂污染、操作失误等，并采取相应的措施进行纠正。

（2）交叉污染：确保实验室内不同样本之间的隔离，避免交叉污染的发生。

（3）结果解读错误：加强对检验人员的培训和指导，提高其对结果的解读能力和预判能力。

八、临床应用与意义

腺病毒检验在临床诊断和治疗中具有重要意义：①有助于确定感染病原体，为临床提供有力的诊断依据。②根据检验结果制订针对性的治疗方案，提高治疗效果。③可以用于疫情监测和流行病学调查，为公共卫生决策提供科学依据。

腺病毒检验的临床应用场景包括但不限于以下几个方面。

（1）呼吸道感染的诊断：腺病毒是引起呼吸道感染的常见病原体之一，通过腺病毒检验可以明确感染类型，为治疗提供依据。

（2）消化道感染的筛查：腺病毒也可引起消化道感染，特别是在儿童中较为常见。通过腺病毒检验可以及时发现问题并采取相应的治疗措施。

（3）群体感染的监测：在群体感染事件中，腺病毒检验可以快速确定感染源和传播途径，有助于采取有效的防控措施。

第九章 真菌学检验

第一节 曲霉菌属

一、曲霉菌属概述

曲霉菌属是一类广泛存在于自然环境中的真菌，其形态特点为分生孢子梗的顶端有一膨大的顶囊，顶囊表面长满一层或两层辐射状小梗（初生小梗与次生小梗），最上层小梗呈瓶状，顶端着生成串的分生孢子。曲霉菌属中的某些种类可引起人类和动物的感染，导致一系列疾病的发生。曲霉菌感染通常发生在肺部，也可侵犯皮肤、黏膜、骨骼及中枢神经系统等，还可引起变态反应性疾病，如曲霉菌瘤、变态反应性支气管肺曲霉菌病等。

曲霉菌感染的临床表现因感染部位和个体差异而异，常见症状包括发热、咳嗽、呼吸困难等。对于曲霉菌感染的诊断，除了临床症状和影像学检查外，实验室检查尤其是病原学检测具有重要的诊断价值。因此，准确、可靠的曲霉菌属检验方法对曲霉菌感染的早期诊断和治疗具有重要意义。

二、检验方法与技术

曲霉菌属的检验方法主要包括形态学观察、培养特性鉴定、生化试验和分子生物学方法等。这些方法各具特点，可根据具体情况选择使用。

(1）形态学观察：显微镜下观察样本中的真菌形态特点，如菌丝、分生孢子等，初步判断是否为曲霉菌属。

（2）培养特性鉴定：将样本接种于特定的培养基上，观察其生长速度和菌落形态，进一步确定是否为曲霉菌属。

（3）生化试验：利用曲霉菌属特有的生化反应进行鉴定，如淀粉水解试验、硝酸盐还原试验等。

（4）分子生物学方法：通过PCR扩增曲霉菌属的特异性基因片段，或利用基因测序技术进行鉴定。本方法具有灵敏度高、特异性强的优点。

三、实验室操作流程

实验室进行曲霉菌属检验应遵循以下操作流程。

（一）样本采集

根据感染部位选择合适的样本采集方法，如呼吸道样本、痰液、血液等。采集过程中应注意无菌操作，避免污染。

（二）样本处理

对采集的样本进行预处理，如离心、洗涤等，去除杂质和干扰因素。

（三）检验方法选择

根据样本类型、检验需求和实验室条件选择合适的检验方法。

（四）实验操作

按照所选方法的操作步骤进行实验，确保实验的准确性和可靠性。

（五）结果记录与报告

详细记录实验结果，并根据结果进行报告和解读。

四、检验结果分析

检验结果分析是曲霉菌属检验的重要环节。通过对实验结果的解读，可以判断样本中是否存在曲霉菌属，并进一步确定其种类和数量。分析结果应注意以下几点。

（1）结合临床资料和影像学检查：检验结果应与患者的临床症状、体征和影像学检查结果相结合，进行综合判断。

（2）排除干扰因素：排除样本污染、操作失误等干扰因素对结果的影响。

（3）多种方法验证：对于疑似曲霉菌感染的样本，建议采用多种检验方法进行验证，提高诊断的准确性。

五、病例诊断与处理

现有病例如下：患者，中年男性，因咳嗽、咳痰、发热等症状就诊。影像学检查发现肺部存在异常阴影，初步怀疑为肺部感染。进一步进行实验室检查，包括血常规、生化检查及病原学检测等。在病原学检测中，采用形态学观察、培养特性鉴定及分子生物学方法等多种手段进行曲霉菌属的检验。

经过综合分析，患者被诊断为曲霉菌感染。根据诊断结果，医生制订了针对性的治疗方案，包括抗真菌药物的使用、支持治疗及病情监测等。经过治疗，患者症状逐渐缓解，病情得到控制。

在病例处理过程中，曲霉菌属检验发挥了关键作用。准确的检验结果能够及时确定病原体，为制订有效的治疗方案提供重要依据。同时，检验结果的及时性和准确性也对控制病情、预防并发症具有重要意义。

六、经验总结与反思

通过对本次病例的分析，总结以下经验：①曲霉菌属检验在曲霉菌感染的诊断中具有重要作用，能够为临床医生提供有力的诊断依据。②在进行曲霉菌属检验时，应根据样本类型、检验需求和实验室条件选择合适的检验方法，并遵循规范的操作流程。③检验结果的准确性受到多种因素的影响，如样本采集、处理过程中的污染、操作失误等。因此，实验过程应避免干扰因素，确保结果的可靠性。④实验室人员应具备较高的专业技能和素质，熟悉曲霉菌属检验的原理和方法，能够准确解读实验结果并给出合理的诊断建议。

同时，在曲霉菌属检验和诊断中还存在一些问题需要解决：①部分检验方法的灵敏度和特异性有待提高，尤其是在面对新型或变异曲霉菌株时；②实验室间的检测标准和操作规范尚未完全统一，可能导致结果的不一致性；③患者临床资料的完整性和准确性也对诊断结果产生重要影响。针对这些问题，提出以下反思和建议。

首先，加强曲霉菌属检验技术的研究和创新，提高检验方法的灵敏度和特异性，以更好地满足临床需求。同时，关注变异曲霉菌株的研究，建立相应的检测方法和数据库，为临床诊断和治疗提供有力支持。

其次，加强实验室管理和质量控制，确保检验过程的规范性和准确性。制定统一的检测标准和操作规范，加强实验室间的交流和合作，提高检验结果的一致性和可靠性。

最后，加强临床与实验室的沟通与合作，确保临床资料的完整性和准确性。临床医生在采集样本时应遵循规范操作，提供详细的病史和临床表现信息，以便实验室人员能够准确地进行检验和诊断。同时，实验室人员也应积极与临床医生沟通，提供准确的检验结果和诊断建议，共同为患者提供最佳的治疗方案。

七、预防措施与建议

（1）加强环境卫生和个人卫生管理，减少曲霉菌的滋生和传播。保持室内通风干燥，对居住环境和工作场所定期进行清洁和消毒，减少曲霉菌的暴露机会。

（2）提高公众对曲霉菌感染的认识和重视程度，加强健康教育和宣传。通过普及相关知识，引导公众养成良好的生活习惯和卫生习惯，增强自我防护能力。

（3）对于高风险人群，如免疫功能低下者、慢性病患者等，应加强监测和筛查工作。定期进行体检和实验室检查，及时发现并处理曲霉菌感染的风险因素。

（4）加强医疗机构对曲霉菌感染的防控工作。建立健全的医院感染管理制度和操作规程,加强医护人员的培训和教育,提高其对曲霉菌感染的认识和防控能力。

第二节　皮肤癣菌

一、皮肤癣菌及皮肤癣菌病概述

皮肤癣菌是一类具有角质蛋白酶活性的真菌,能够在人体的皮肤、毛发和指甲等部位寄生并引起感染。皮肤癣菌病是由皮肤癣菌感染引起的一类常见皮肤病,主要表现为皮肤红斑、丘疹、水疱、鳞屑和瘙痒等症状。皮肤癣菌病不仅影响患者的外观和舒适度,还可能引发其他并发症,如感染扩散、继发细菌感染等。因此,准确、快速地诊断皮肤癣菌病,对制订合理的治疗方案、控制病情发展具有重要意义。

二、检验方法与技术

皮肤癣菌感染的检验方法与技术主要包括显微镜检查、真菌培养、分子生物学检测等。这些方法各有特点,可以相互补充,提高诊断的准确性和敏感性。

(1)显微镜检查:通过采集患者皮损部位的鳞屑、毛发或指甲样本,在显微镜下观察真菌的形态特征,如菌丝、孢子等,初步判断是否为皮肤癣菌感染。

(2)真菌培养:将采集的样本接种于特定的培养基上,观察其生长情况和菌落形态,进一步确定感染的真菌种类。真菌培养方法具有较高的特异性和敏感性,但需要一定的时间等待培养结果。

(3)分子生物学检测:利用PCR技术或基因测序技术等分子生物学手段,对样本中的真菌DNA进行检测和分析,快速、准确地鉴定感染的真菌种类。这种方法具有灵敏度高、特异性强的优点,但对实验室设备和技术要求较高。

三、典型病例分析和诊断过程

以下是一例典型的皮肤癣菌病患者,通过对其临床表现、实验室检查和治疗过程的描述,进一步了解皮肤癣菌病的诊断和治疗。

患者,男性,40岁,因右手掌部红斑、丘疹伴瘙痒就诊。查体见右手掌部散在红斑、丘疹,边界清楚,中央有鳞屑。患者自述症状持续数周,曾自行使用抗真菌药膏治疗,但效果不佳。

实验室检查方面,采集患者右手掌部皮损处的鳞屑样本进行显微镜检查和真菌培养。显微镜检查结果显示真菌菌丝和孢子,初步诊断为皮肤癣菌感染。真菌培养结果进一步确认为皮肤癣菌感染,并确定感染的真菌种类。

在诊断过程中,医生首先根据患者的临床表现和体征,初步判断为皮肤癣菌感染。随后,通过采集皮损部位的样本进行实验室检查,进一步确认诊断。显微镜检查和真菌培养结果的相互印证,为诊断提供了可靠的依据。同时,医生还排除了其他可能引起类似症状的疾病,如湿疹、银屑病等,以确保诊断的准确性。

四、治疗与效果

根据诊断结果制订针对性的治疗方案。对于皮肤癣菌感染,主要使用抗真菌药物进行治疗。医生根据患者的具体情况,选择了合适的抗真菌药物,并详细告知患者用药方法和注意事项。经过一段时间的治疗,患者的症状明显改善,皮损逐渐消退,瘙痒感减轻。复查时,显微镜检查和真菌培养均未发现真菌存在,说明治疗有效,病情得到控制。

五、检验结果与诊断关系

在上述案例中,检验结果对于诊断皮肤癣菌病起到了至关重要的作用。显微镜检查和真菌培养结果的阳性发现,为诊断提供了直接证据。同时,分子生物学检测也进一步提高了诊断的准确性和敏感性。这些检验结果的准确性不仅有助于制订正确的治疗方案,还能监测病情变化和评估治疗效果。

六、预防与控制策略

皮肤癣菌病的预防与控制策略主要包括以下方面。

（1）加强个人卫生管理：保持皮肤清洁干燥，避免与他人共用毛巾、衣物等个人物品，减少感染风险。

（2）增强免疫力：保证充足的睡眠、合理的饮食和适当的运动，增强身体免疫力，有助于抵抗真菌感染。

（3）避免接触感染源：尽量避免接触患有皮肤癣菌病的人或动物，减少感染机会。

（4）积极治疗：一旦发现皮肤癣菌感染，应及时就医并遵循医生的治疗建议，避免病情恶化或传染他人。

此外，对于公共场所如游泳池、浴室等，应加强卫生管理和消毒工作，减少真菌滋生和传播的风险。

第三节　接合菌

一、接合菌概述

接合菌是一类广泛存在于自然界中的微生物，它们主要通过接合的方式进行繁殖。接合菌在生物圈中扮演着重要角色，参与物质循环和能量转换。然而，某些接合菌也可能对人类健康和环境造成威胁，因此在食品、医药、环境等领域中，对接合菌的检验与监测显得尤为重要。

接合菌通常具有形态多样、生长迅速、适应性强的特点。它们可以在多种环境条件下生存和繁殖，包括土壤、水体、空气及动植物体内。接合菌的代谢活动广泛，可以分解各种有机物，同时产生多种代谢产物，这些代谢产物对人类和环境的影响需要进一步研究。

二、检验方法与流程

接合菌的检验方法主要包括显微镜观察、培养鉴定、分子生物学检测等。显微镜观察是通过观察接合菌的形态特征来初步判断其种类，但这种方法只能提供有限的信息。培养鉴定则是将样品接种到适宜的培养基上，通过观察菌落特征和进行生理生化试验来确定接合菌的种类。分子生物学检测则是利用分子生物学技术分析接合菌的 DNA 或 RNA，从而更准确地鉴定接合菌的种类和来源。

检验流程一般包括以下步骤：样品采集、预处理、接种培养、观察记录、鉴定分析等。样品采集应避免污染，同时保证样品的代表性。预处理过程中，通常需要对样品进行适当的稀释和过滤，去除杂质和干扰物。接种培养时，需要选择适宜的培养基和培养条件，以促进接合菌的生长和繁殖。观察记录过程中，需要详细记录菌落特征、生长情况等信息。最后，通过鉴定分析确定接合菌的种类和数量。

三、案例背景

本次案例选取了两个典型场景：食品加工和环境检测。在食品加工过程中，接合菌的污染可能导致食品变质、产生毒素，对人类健康造成威胁。因此，接合菌检验在食品加工质量控制中具有重要意义。同时，环境检测中的接合菌检验可以用于评估环境质量、监测污染源及预测环境污染趋势。

四、实验室检测过程

在实验室检测过程中，首先对采集的样品进行预处理和接种培养。通过观察培养皿中的菌落特征，初步判断是否存在接合菌。随后，利用分子生物学技术对菌落进行了进一步的鉴定和分析，确定接合菌的种类和数量。

此外，采用其他辅助手段提高检测的准确性和可靠性。例如，使用高效液相色谱仪对接合菌产生的代谢产物进行分析，进一步了解其生理特性和潜在危害。

五、分析与诊断结果

经过实验室检测和分析得出以下结论：在食品加工样品中，发现了多种接合菌的存在，其中部分接合菌具有潜在的致病性或产毒能力。这些接合菌可能通过原料、水源或加工过程中的污染进入食品中，对食品安全构成威胁。

在环境检测样品中，发现接合菌的种类和数量与环境质量密切相关。在一些污染严重的区域，接合菌的种类更为丰富，数量也更多。这提示接合菌可以作为环境污染的指示生物之一，用于评估环境质量和监测污染源。

六、案例讨论与启示

通过本次案例分析，我们深刻认识到接合菌检验在食品安全和环境监测中的重要性。食品加工企业加强原料检验、优化加工过程、提高卫生条件等是有效预防接合菌污染的措施；环境监测部门利用接合菌检验可以及时发现环境问题并采取相应措施进行治理。

此外，我们还应注意到接合菌的多样性和复杂性。不同种类的接合菌具有不同的生理特性和潜在危害，因此需要针对不同的应用场景选择合适的检验方法和流程。同时，随着科学技术的不断进步，需要不断更新和完善接合菌检验的技术手段和方法体系，以更好地应对各种挑战和问题。

七、预防措施与建议

针对接合菌可能带来的威胁，提出以下预防措施与建议：①加强食品安全监管力度，确保食品加工过程中的卫生条件和原料质量符合标准要求。②提高环境监测水平，及时发现并解决环境污染问题，防止接合菌等微生物对环境造成进一步破坏。③加强科研投入和技术创新，不断完善接合菌检验的技术手段和方法体系，提高检测的准确性和可靠性。④加强公众教育和宣传普及工作，提高公众对食品安全和环境问题的认识和关注，形成全民参与的良好氛围。

第四节　酵母样真菌

一、酵母样真菌概述

酵母样真菌是一类具有单细胞或多细胞结构的真菌，它们通常具有较大的细胞体积和明显的细胞核。酵母样真菌在形态上与细菌相似，但在细胞结构、代谢方式及遗传特性等方面与细菌存在显著差异。酵母样真菌具有广泛的生理特性和代谢能力，可以分解各种有机物，同时产生多种代谢产物。

酵母样真菌广泛存在于自然环境中，包括土壤、水体、空气及动植物体内。它们在生态系统中扮演着重要的角色，参与物质循环和能量转换。然而，某些酵母样真菌可能对人类健康和环境造成威胁，特别是在食品、医药、工业等领域中。因此，对酵母样真菌进行准确、快速的检验显得尤为重要。

近年来，随着科学技术的发展，酵母样真菌的检验方法得到了不断改进和完善。新的检验技术不断涌现，如分子生物学技术、免疫学技术等，为酵母样真菌的检验提供了更加准确、可靠的手段。然而，由于酵母样真菌的种类繁多、形态多样，其检验过程仍然存在一定的挑战和困难。

二、检验方法与步骤

酵母样真菌的检验方法主要包括显微镜观察、培养鉴定、分子生物学检测等。显微镜观察是通过观察酵母样真菌的形态特征来初步判断其种类，但这种方法只能提供有限的信息。培养鉴定则是将样品接种到适宜的培养基上，通过观察菌落特征和进行生理生化试验来确定酵母样真菌的种类。分子生物学检测则是利用分子生物学技术对接种物的 DNA 或 RNA 进行分析，从而更准确地鉴定酵母样真菌的种类和来源。具体检验步骤如下。

（一）样本采集

根据实际需要，从食品、药品、环境等来源采集样本。采集过程中需注意避免污染和保证样本的代表性。

（二）预处理

对样本进行适当的稀释、过滤或离心等处理，去除杂质和干扰物，同时富集目标酵母样真菌。

（三）接种与培养

将处理后的样本接种到适宜的培养基上，在特定的温度和湿度条件下进行培养。培养时间根据菌种和检验需求而定，一般需数天至数周。

（四）观察与记录

在培养过程中定期观察菌落的形态、颜色、大小等特征，并记录其生长情况。通过显微镜观察细胞形态和结构特征，可以进一步确认酵母样真菌的种类。

（五）鉴定分析

结合培养特征和显微镜观察结果，进行生理生化试验或分子生物学检测，确定酵母样真菌的准确种类和特性。

三、样本采集与处理

样本采集是酵母样真菌检验的第一步，其质量和代表性直接影响后续的检验结果。样本采集应注意以下几点。

（1）选择合适的采样工具和容器：确保采样工具和容器清洁、无菌，避免污染样本。

（2）确定采样位置和数量：根据检验目的和样本特性，选择合适的采样位置和数量，确保样本具有代表性。

（3）注意采样环境：避免在恶劣环境下采样，如高温、高湿、污染严重的区域，减少外界因素对样本的影响。

样本处理的目的在于去除杂质、富集目标酵母样真菌，提高检验的准确性和可靠性。常用的样本处理方法包括稀释、过滤、离心等。根据样本的具体情况和检验需求，选择合适的处理方法。

四、培养基选择与制备

培养基的选择对酵母样真菌的生长和繁殖具有重要影响。选择培养基应考虑菌种的营养需求、生长特性及抑制剂的使用等因素，常用的培养基包括麦芽汁琼脂、马铃薯葡萄糖琼脂等。这些培养基营养丰富，适合多种酵母样真菌的生长。

制备培养基应严格按照操作规程进行，确保培养基的成分、pH值、灭菌条件等符合要求。同时，定期对培养基进行质量检查，确保其稳定性和可靠性。

五、接种与培养条件

接种是将处理后的样本接种到培养基上。接种过程中应注意操作规范，避免污染和交叉污染。接种量应根据样本中酵母样真菌的数量和检验需求而定。

培养条件是酵母样真菌生长和繁殖的关键因素。培养过程中应控制温度、湿度、光照等条件，使其适应酵母样真菌的生长需求。同时，定期观察培养物的生长情况，记录相关数据，以便后续分析。

六、观察与结果记录

观察是酵母样真菌检验中的重要环节。通过观察培养物的形态、颜色、大小等特征，可以初步判断酵母样真菌的种类。同时，结合显微镜观察细胞形态和结构特征，可以进一步确认菌种。

观察过程中应注意细节，特征的描述要准确且详细。记录时应采用统一的标准，对菌落的形状、边缘、颜色、透明度、质地及是否有特殊结构（如菌丝、孢子等）进行描述。

此外，对于培养过程中菌落的生长情况，如生长速度、菌落密度变化等也应进行记录。这些观察记录将作为后续分析和鉴定的重要依据。

七、质量控制与评估

质量控制是确保酵母样真菌检验准确性和可靠性的关键。检验过程中应采取一系列措施来确保质量。首先，定期对实验室环境、设备、试剂等进行检查和维护，确保其符合检验要求。其次，对于样本处理、培养基制备、接种操作等关键环节，应进行严格的控制和标准化操作。同时，对于检验人员的培训和考核也是必不可少的，以确保其具备足够的技能和知识。

除了质量控制外，还应对检验过程进行评估。通过对检验结果准确性和可靠性的分析，可以发现检验过程中存在的问题和不足，进而提出改进措施。此外，还可以与其他实验室或方法进行比对和验证，以进一步提高检验的准确性和可靠性。

第五节　暗色真菌

一、暗色真菌概述

暗色真菌是一类在形态、生理特性和生态分布上都具有独特性的真菌。它们通常以暗色或黑色的菌丝和孢子形态存在，广泛分布于土壤、植物残体、木材及水体等自然环境中。暗色真菌在生态系统中发挥着重要作用，参与有机物的分解和循环。

然而，部分暗色真菌具有致病性或产生有害代谢产物的能力，对人类和动物的健康构成潜在威胁。因此，对暗色真菌进行准确的检验和鉴定具有重要意义，不仅有助于预防和控制相关疾病的发生，还能为环境保护和食品安全提供科学依据。

二、检验方法与原理

暗色真菌的检验方法主要包括形态学观察、生物化学分析及分子生物学技术。这些方法基于暗色真菌在形态结构、代谢产物及遗传信息等方面的独特性,通过对比和分析这些特征实现对暗色真菌的准确鉴定。

形态学观察是暗色真菌检验的基础方法,通过观察菌丝形态、孢子特征及菌落颜色等外观特征,可以初步判断暗色真菌的种类。生物化学分析则利用暗色真菌产生的特定代谢产物如色素、酶类等作为鉴定依据。分子生物学技术则通过提取暗色真菌的 DNA 或 RNA,利用 PCR、基因测序等技术,分析其遗传信息,从而实现对暗色真菌的准确鉴定。

三、样本采集与预处理

样本采集是暗色真菌检验的关键步骤,直接影响检验结果的准确性和可靠性。采集样本时应注意选择具有代表性的环境和位点,如受污染的水源、土壤、木材等。同时,避免采集过程中的人为污染和破坏,保持样本的原始状态。

样本预处理是提取暗色真菌的关键步骤,通常包括破碎、筛选、富集等操作。通过破碎处理,可以破坏样本中的组织结构,使暗色真菌更容易释放到溶液中。筛选操作则可以去除杂质,富集目标暗色真菌。预处理过程应注意操作规范,避免交叉污染和样本损失。

四、实验室培养条件

暗色真菌的实验室培养条件对其生长和繁殖具有重要影响。通常,暗色真菌需要在适宜的温度、湿度、光照和营养条件下进行培养。温度是影响暗色真菌生长的主要因素之一,适宜温度为 20~30℃。湿度也是暗色真菌生长的关键因素,通常需要保持培养基的湿润状态。光照条件对暗色真菌的生长也有一定影响,部分暗色真菌需要光照刺激才能产生孢子。此外,培养基的成分和 pH 值也是影响暗色真菌生长的重要因素。

实验室培养过程中应注意保持培养环境的洁净和稳定,避免外界因素的干扰。同时，定期观察培养物的生长情况，记录相关数据，以便后续分析和鉴定。

五、观察与鉴别要点

暗色真菌的观察与鉴别要点主要包括形态学特征和生物化学特性。在形态学观察方面，应注意观察菌丝的粗细、颜色、分枝情况及孢子的形状、大小、颜色等特征。这些特征对于初步判断暗色真菌的种类具有重要意义。

生物化学特性是暗色真菌鉴别的另一重要依据。暗色真菌在代谢过程中产生多种具有特殊性质的代谢产物，如色素、酶类等。通过检测这些代谢产物，可以进一步确认暗色真菌的种类和特性。

六、结果解读与分析

暗色真菌检验结果的解读与分析是检验过程的关键环节。通过对形态学观察、生物化学分析及分子生物学技术所得的结果进行综合分析，可以准确鉴定暗色真菌的种类和特性。同时，根据暗色真菌的生态学特征和生物学特性，可以对其可能对人类和环境的影响进行评估和预测。

分析过程中应注意结果的准确性和可靠性，排除可能的干扰因素和误差。对于无法确定或存在争议的检验结果，应进一步采用其他方法进行验证和确认。

七、质量控制与改进

对暗色真菌的检验应建立严格的质量控制体系，包括样本采集、预处理、实验室培养、观察与鉴别等各个环节的质量控制。同时，定期对实验室设备、试剂、培养基等进行质量检查和更新，确保其符合检验要求。

针对检验过程中存在的问题和不足，应及时进行改进和优化。通过改进检验方法、提高技术水平、加强实验室管理等方式，不断提高暗色真菌检验的准确性和可靠性。

八、实际应用与意义

暗色真菌检验在环境保护、食品安全、医疗卫生等领域应用广泛。在环境保护方面,暗色真菌检验可以用于监测和评估环境污染程度,为环境污染治理提供科学依据。在食品安全方面,暗色真菌检验可以用于检测食品中的污染情况和有害物质的产生情况,保障食品安全和人民健康。在医疗卫生方面,暗色真菌检验可以用于诊断和预防相关疾病,为患者的治疗和康复提供有力支持。

综上所述,暗色真菌检验是一项具有重要意义和实际应用价值的工作。通过深入研究和探索暗色真菌的生物学特性和检验技术,不断提高检验的准确性和可靠性,能够更好地应对暗色真菌带来的挑战和问题,为环境保护、食品安全及医疗卫生等领域提供有力的技术支持和保障。

随着科学技术的不断进步和发展,暗色真菌检验技术也在不断创新和完善。未来,我们可以期待更多的新方法、新技术应用于暗色真菌检验中,进一步提高检验的效率和准确性。例如,高通量测序技术的应用将使我们能够更深入地了解暗色真菌的遗传信息和生物学特性;而人工智能和机器学习等技术的应用,则可以帮助我们更快速地分析和解读检验结果,提高检验的自动化和智能化水平。

此外,随着对暗色真菌的认识不断加深,人们也将更加关注其在生态系统中的作用和影响。未来,暗色真菌检验不仅将用于环境污染和食品安全等领域的监测和评估,还将在生态修复和生物资源利用等方面发挥重要作用。例如,利用暗色真菌进行有机废弃物的生物转化和资源化利用,将为实现可持续发展和循环经济提供新的途径和思路。

第六节 双相真菌

一、双相真菌概述

双相真菌是一类特殊的真菌，其显著特点是在不同环境条件下能够展现出两种不同的生长形态。在温度较低、营养条件受限的情况下，双相真菌主要以菌丝形态存在，具有较强的生存能力；而在温度较高、营养丰富的条件下，它们会转化为酵母形态，进行繁殖和扩散。这种形态转化的特性使得双相真菌在自然界中具有较高的适应性和生存能力。

双相真菌广泛分布于土壤、水体、植物和动物体表等多种环境中，与人类生活密切相关。其中，某些双相真菌是机会致病菌，能够引起人体感染，导致皮肤、黏膜甚至内脏器官的疾病。因此，对双相真菌进行准确的检验和鉴定具有重要的临床意义。

二、检验方法与流程

双相真菌的检验方法主要包括样本采集、处理、培养、形态观察、生化与分子生物学检测等步骤。整个检验流程需要严格遵循无菌操作原则，确保结果的准确性和可靠性。

首先，根据疑似感染部位的不同，选择合适的样本采集方法。例如，皮肤感染可采集皮损部位的鳞屑、脓液或组织；呼吸道感染可通过痰液、咽拭子等方式获取样本。采集过程中需注意避免污染，保持样本的原始状态。

接下来，对采集的样本进行处理，包括去除杂质、破碎组织、离心沉淀等操作，以富集双相真菌并去除干扰因素。处理后的样本可用于后续的培养和形态观察。

培养是双相真菌检验的关键步骤。将处理后的样本接种于适宜的培养基上，在适宜的温度和湿度条件下进行培养，观察培养基上菌落的生长情况，可以初步判断是否存在双相真菌。

形态观察是双相真菌检验的重要手段。通过肉眼和显微镜观察菌落的形态、颜色、大小等特征，以及显微镜下观察菌丝和细胞的形态结构，可以对双相真菌进行初步的分类和鉴别。

生化与分子生物学检测是双相真菌检验的补充手段。通过检测双相真菌的代谢产物、酶活性等生化特性，以及利用PCR、基因测序等分子生物学技术检测其遗传信息，可以进一步确认真菌的种类和特性。

最后，根据检验结果进行综合判断和分析，得出双相真菌的鉴定结果。这一过程需要注意排除假阳性或假阴性结果的干扰，确保结果的准确性。

三、样本采集与处理

样本采集是双相真菌检验的第一步，也是至关重要的一步。采集的样本应具有代表性，能够真实反映感染部位的情况。因此，采集样本时需根据疑似感染部位的特点选择合适的采集方法和器具。

采集样本需经过适当的处理才能用于后续检验。处理过程中需去除杂质和多余组织，使样本中的双相真菌得到富集。同时，需保持样本的原始状态，避免对其造成不必要的破坏或改变。

四、培养条件与要求

双相真菌的培养条件对其生长和形态转化具有重要影响。因此，培养过程中需严格控制温度、湿度、光照等环境因素，提供适宜的生长条件。

双相真菌的培养温度通常在25～30℃，湿度应保持在较高水平，以保证培养基的湿润状态。此外，光照条件对双相真菌的生长和形态转化也有一定影响，需根据具体情况进行调整。

培养基的选择也是培养过程中的重要环节。应根据双相真菌的生长特性和鉴定需求选择适当的培养基，如含有丰富营养物质的酵母浸出粉琼脂培养基等。

培养过程定期观察培养基上菌落的生长情况，记录相关数据，以便后续分析和鉴定，同时注意避免污染和交叉感染的发生。

五、菌落形态观察

菌落形态是双相真菌鉴定的重要依据之一。通过观察培养基上菌落的形态、颜色、大小等特征，可以初步判断是否存在双相真菌及其种类。

不同种类的双相真菌在培养基上形成的菌落形态各异。某些双相真菌的菌落呈圆形或椭圆形，表面光滑、湿润；而有些则可能呈现不规则形状或具有特殊纹理。此外，菌落的颜色也是重要的观察指标之一，不同种类的双相真菌可能呈现不同的颜色变化。

进行菌落形态观察时，需使用适当的观察工具和方法，确保观察的准确性和可靠性。同时，应注意避免主观臆断和误判，需结合其他检验方法进行综合分析和判断。

六、显微镜下鉴定

显微镜下鉴定是双相真菌检验的关键步骤之一。通过显微镜观察双相真菌的菌丝和真菌细胞形态结构，可以进一步确认真菌的种类和特性。

显微镜下，双相真菌的菌丝通常呈现出分枝状结构，细胞壁较厚且具有一定弹性；而真菌细胞则呈圆形或椭圆形，细胞壁较薄且内含丰富的细胞质。此外，观察菌丝和真菌细胞的生长方式、分布情况及与其他微生物的相互作用等特征，可对双相真菌的生理状态和生态角色进行深入了解。

显微镜下进行双相真菌鉴定时，需要使用合适的显微镜和放大倍数，以获得清晰的观察效果。同时，观察者需要具备丰富的经验和专业知识，准确识别不同种类的双相真菌及其特征。为了避免误差和误导，建议采用多种观察方法和角度进行综合分析和判断。

七、生化与分子生物学检测

生化与分子生物学检测是双相真菌检验的重要补充手段。对双相真菌的生化特性和遗传信息进行检测和分析，可以进一步确认真菌的种类和特性，提高检验的准确性和可靠性。

生化检测主要关注双相真菌的代谢产物和酶活性等特性。通过检测样本中是否存在特定代谢产物及其含量变化，可以推断出双相真菌的种类和生长状态。同时，酶活性检测也可以用于评估双相真菌的代谢能力和致病潜力。

分子生物学检测则利用现代分子生物学技术，如 PCR、基因测序等，对双相真菌的遗传信息进行检测和分析。通过比对双相真菌的基因序列与已知数据库的序列信息，可以确定其种类和亲缘关系。这种方法具有高度的特异性和敏感性，能够快速、准确地鉴定双相真菌。

需要注意的是，虽然生化与分子生物学检测具有诸多优点，但也存在局限性和挑战性。例如，某些双相真菌可能具有相似的生化特性或遗传信息，导致鉴定结果出现误差或混淆。因此，进行生化与分子生物学检测时，需要综合考虑多种因素，并结合其他检验方法进行综合分析和判断。

八、结果解读与判定

完成双相真菌检验的各项步骤后，需要对所得结果进行解读和判定。这一过程需要综合考虑样本采集、培养、形态观察、生化与分子生物学检测等多个方面的信息，确保结果的准确性和可靠性。

首先，对培养基上菌落的形态、颜色、大小等特征进行观察和记录，结合显微镜下观察到的菌丝和真菌细胞形态结构特征，初步判断是否存在双相真菌及其种类。

其次，根据生化与分子生物学检测的结果，进一步确认双相真菌的种类和特性。通过比对代谢产物的种类和含量、酶活性的强弱及基因序列的信息等，可以确定双相真菌的种类和可能的致病性。

结果解读与判定应注意排除假阳性或假阴性结果的干扰，并结合临床表现、病史等其他信息进行综合分析和判断。同时，对于疑似感染或难以确定的情况，建议进行复检或转诊至专业机构进行确认。

九、质量控制与改进

对双相真菌的检验应严格遵守操作规程和无菌操作原则，确保样本的完整性和无污染。同时，定期对实验室环境、仪器设备和试剂进行清洁、维护和校准，确保其处于良好的工作状态。

为了提高双相真菌检验的准确性和效率，还需要不断改进检验方法和流程，这包括引入新的技术手段和方法、优化培养基配方和培养条件、提高检查人员的专业水平和经验等。通过不断学习和实践，可以不断完善双相真菌检验的技术和方法，为临床诊断和治疗提供更准确、更可靠的依据。

第十章 感染性疾病的免疫学检查

第一节 感染免疫检测

感染免疫检测是指通过各种技术手段评估机体在感染过程中的免疫反应，以诊断感染性疾病、监测病程进展和评估治疗效果。随着现代医学技术的进步，感染免疫检测方法不断发展和完善，在临床诊断、公共卫生和基础研究中发挥着重要作用。本节将从感染免疫检测的基本原理、常用方法、临床应用及未来发展趋势等方面进行详细介绍。

一、感染免疫检测的基本原理

感染免疫检测的基本原理是通过检测机体在感染过程中产生的特异性免疫反应，包括抗体、细胞因子和特异性T细胞反应等，从而评估感染状况和免疫状态。感染免疫反应主要分为体液免疫和细胞免疫。

（一）体液免疫

主要由B细胞介导，并分泌抗体中和病原体。感染后，机体产生针对特定病原体的特异性抗体，这些抗体可以在血清或其他体液中检测到。

（二）细胞免疫

主要由T细胞介导，通过直接杀伤感染细胞或通过分泌细胞因子调节免疫反应。感染过程中，特异性T细胞会识别并攻击被感染的细胞，同时分泌各种细胞因子来调节免疫反应。

二、感染免疫检测的常用方法

（一）酶联免疫吸附试验

酶联免疫吸附试验，即常说的ELISA，是一种广泛应用于抗体和抗原检测的方法，它通过抗原抗体反应，结合酶标志物来实现信号放大和检测，具有灵敏度高、特异性强、操作简便等优点。

原理：将抗原或抗体固定在微孔板上，加入样品中的目标分子（如抗体或抗原），然后加入酶标记的二抗，最后通过底物反应产生可检测的信号。

应用：用于检测血清中的特异性抗体（如抗HIV抗体、抗HBV抗体）、病毒抗原（如HBsAg）和细胞因子（如IL6、TNFα）等。

（二）免疫印迹

免疫印迹（Western Blot）是一种用于检测特定蛋白质的存在和分子量的方法，常用于确认ELISA结果和鉴定蛋白质。

原理：将样品中的蛋白质通过电泳分离，转移到膜上，与特异性抗体结合，通过酶标记或荧光标记的二抗显色或发光进行检测。

应用：用于检测病毒蛋白（如HIV p24蛋白）、抗体（如抗HIV抗体）和宿主蛋白（如细胞信号通路蛋白）等。

（三）免疫荧光分析

免疫荧光分析（IFA）是一种通过荧光标记的抗体检测抗原或抗体的方法，具有灵敏度高、直观的优点。

原理：使用荧光标记的抗体与样品中的目标分子结合，通过荧光显微镜观察荧光信号。

应用：用于检测组织切片或细胞中的特定抗原（如病毒抗原）、抗体（如抗核抗体）等。

第十章 感染性疾病的免疫学检查

（四）聚合酶链反应

聚合酶链反应（PCR）是一种用于扩增特定 DNA 片段的分子生物学技术，具有灵敏度高、特异性强的优点。

原理：通过特异性引物和 DNA 聚合酶在体外扩增目标 DNA 片段，通过电泳或荧光检测扩增产物。

应用：用于检测病原体 DNA（如 HBV DNA、HIV RNA）、宿主基因表达（如细胞因子基因）等。

（五）流式细胞术

流式细胞术是一种用于分析单个细胞特性的高通量技术，广泛应用于细胞免疫检测。

原理：利用激光束激发荧光标记的抗体，检测细胞表面或内部的特异性抗原，分析细胞的类型、数量和功能。

应用：用于检测 T 细胞亚群（如 $CD4^+$ T 细胞、$CD8^+$ T 细胞）、B 细胞、NK 细胞、细胞活化标志物和细胞因子分泌等。

（六）酶联免疫斑点法

酶联免疫斑点法（ELISPOT）是一种用于检测单个细胞分泌细胞因子的方法，具有灵敏度高、定量精确的优点。

原理：将细胞种植在预先包被特异性抗体的微孔板上，细胞分泌的细胞因子与抗体结合形成斑点，加入检测抗体和酶标二抗，显色后计算斑点数。

应用：用于检测抗原特异性 T 细胞反应（如 IFN-γ 分泌）、B 细胞抗体分泌等。

三、感染免疫检测的临床应用

感染免疫检测在多种临床应用中具有重要意义，包括病毒性疾病、细菌性疾病、寄生虫感染、疫苗评估和免疫治疗等方面。

（一）病毒性疾病

病毒性疾病是感染免疫检测的主要应用领域，通过检测特异性抗体、病毒抗原和病毒核酸，可以实现早期诊断、病程监测和治疗评估。

艾滋病（HIV感染）：通过ELISA检测抗HIV抗体，Western Blot确认阳性结果，PCR检测HIV RNA负荷，流式细胞术检测CD4$^+$ T细胞数量，综合评估病情进展和抗病毒治疗效果。

病毒性肝炎（HBV、HCV）：通过ELISA检测HBsAg、抗HBs、抗HBc、抗HCV抗体，PCR检测HBV DNA、HCV RNA，评估感染状态和治疗效果。

新型冠状病毒感染（COVID-19）：通过ELISA或快速检测卡检测抗SARS-CoV-2抗体，逆转录PCR检测病毒RNA，评估感染和免疫反应。

（二）细菌性疾病

细菌性疾病的诊断和监测离不开感染免疫检测，通过检测特异性抗体和细菌DNA，可以实现快速准确的诊断。

结核病（TB）：通过ELISA或免疫荧光分析检测抗结核抗体，PCR检测结核分枝杆菌DNA，流式细胞术检测结核特异性T细胞反应（如IGRA检测），评估感染状态和治疗效果。

莱姆病（LD）：通过ELISA检测抗伯氏疏螺旋体抗体，Western Blot确认阳性结果，PCR检测病原体DNA，评估感染状态。

（三）寄生虫感染

寄生虫感染的诊断和监测需要结合特异性抗体检测和寄生虫DNA检测。

疟疾：通过ELISA或快速检测卡检测抗疟疾抗体，PCR检测疟原虫DNA，评估感染状态和治疗效果。

血吸虫病：通过ELISA检测抗血吸虫抗体，PCR检测血吸虫DNA，评估感染状态。

（四）疫苗评估

疫苗接种后，通过感染免疫检测可以评估疫苗的免疫原性和保护效果。

抗体水平检测：通过ELISA检测疫苗诱导的特异性抗体水平，如抗HBs抗体、抗SARS-CoV-2抗体，评估疫苗的免疫应答。

细胞免疫检测：通过 ELISPOT 或流式细胞术检测疫苗诱导的特异性 T 细胞反应，评估细胞免疫应答。

（五）免疫治疗

免疫治疗是通过调节机体免疫系统治疗疾病的一种治疗方法，感染免疫检测在评估治疗效果和监测免疫反应中具有重要作用。

CART 细胞治疗：通过流式细胞术检测 CART 细胞在患者体内的增殖和持久性，评估治疗效果和安全性。

免疫检查点抑制剂：通过 ELISA 或流式细胞术检测患者血清中的细胞因子水平，评估治疗反应和不良反应。

第二节　体液免疫试验

体液免疫是机体免疫系统的重要组成部分，主要依赖于体液中的抗体来抵抗病原体。体液免疫试验通过检测血清或其他体液中的抗体和其他免疫分子来评估免疫系统的功能和状态。这类试验在临床诊断、疾病监测和免疫研究中具有重要作用。

一、体液免疫的基本原理

（一）抗原识别

当病原体入侵机体后，B 细胞通过其表面的 B 细胞受体（BCR）识别并结合特定的抗原。

（二）B 细胞激活和分化

在抗原的刺激下，B 细胞活化并分化为浆细胞，后者能够大量分泌抗体。

（三）抗体作用

分泌的抗体通过多种机制对抗病原体，包括中和病原体、激活补体系统以及通过抗体依赖的细胞介导的细胞毒性作用（ADCC）清除感染细胞。

（四）免疫记忆

部分活化的 B 细胞分化为记忆 B 细胞，在再次遇到相同抗原时能够快速应答，提供长期保护。

二、体液免疫试验的临床应用

（一）感染性疾病

体液免疫试验在感染性疾病的诊断和监测中具有重要作用。

HIV 感染：通过 ELISA 检测抗 HIV 抗体，Western Blot 确认阳性结果，监测病情进展。

病毒性肝炎：通过 ELISA 检测抗 HBV 抗体、抗 HCV 抗体，评估感染状态和治疗效果。

新型冠状病毒感染（COVID-19）：通过 ELISA 或快速检测卡检测抗 SARS-CoV-2 抗体，评估感染和免疫反应。

（二）免疫缺陷病

免疫缺陷病是由于免疫系统功能低下或缺陷引起的疾病，体液免疫试验有助于这些疾病的诊断和管理。

原发性免疫缺陷病（PID）：通过检测免疫球蛋白水平和特异性抗体反应，评估免疫功能。

继发性免疫缺陷病（IDD）：如艾滋病，通过检测 $CD4^+$ T 细胞数量和抗体水平，监测病情和治疗效果。

（三）自身免疫性疾病

自身免疫性疾病是由于免疫系统攻击自身组织引起的疾病，体液免疫试验在这些疾病的诊断和监测中具有重要作用。

系统性红斑狼疮（SLE）：通过 ELISA 或 IFA 检测抗核抗体（ANA）、抗 dsDNA 抗体（antidsDNA），评估疾病活动情况。

类风湿性关节炎（RA）：通过 ELISA 检测类风湿因子（RF）、抗环瓜氨酸多肽抗体（抗 CCP），评估疾病活动情况和治疗效果。

干燥综合征（SS）：通过 ELISA 检测抗 SS-A 抗体、抗 SS-B 抗体，帮助诊断。

（四）过敏性疾病

体液免疫试验在过敏性疾病的诊断和管理中也具有重要作用。

特应性皮炎：通过检测血清中的总 IgE 和特异性 IgE，评估变态反应。

食物过敏：通过 ELISA 检测特定食物抗原的特异性 IgE，帮助确定过敏原。

药物过敏：通过体外试验检测特异性 IgE，评估药物过敏风险。

（五）肿瘤免疫

体液免疫试验在肿瘤免疫的研究和临床应用中也有重要的角色。

肿瘤标志物：通过放射免疫分析（RIA）或 ELISA 检测血清中的肿瘤标志物（如 CA 125、AFP），辅助肿瘤的早期筛查和监测治疗效果。

免疫治疗监测：如检测 PDL1 表达水平，评估免疫检查点抑制剂治疗的疗效。

第三节 细胞免疫检测

细胞免疫检测是一项用于评估和分析人体免疫系统功能的重要技术。通过检测和分析免疫细胞的数量、功能和状态，细胞免疫检测在临床诊断、疾病监测及免疫研究中发挥着至关重要的作用。

一、细胞免疫检测的基本原理

细胞免疫是指由 T 细胞和其他免疫细胞介导的免疫反应。免疫系统中的各种细胞通过识别和清除病原体、感染细胞和肿瘤细胞来维持机体的健康。细胞免疫检测的基本原理是通过检测免疫细胞的数量和功能，评估机体的免疫状态。

（一）免疫细胞的类型

T 细胞：包括辅助性 T 细胞（Th 细胞）、细胞毒性 T 细胞（Tc 细胞）和调节性 T 细胞（Treg 细胞）等，它们在免疫应答中发挥关键作用。

B 细胞：主要负责体液免疫反应，通过产生抗体来对抗病原体。

自然杀伤细胞（NK 细胞）：具有直接杀伤病毒感染细胞和肿瘤细胞的能力。

单核－巨噬细胞：在吞噬和清除病原体、死细胞和细胞碎片方面发挥重要作用。

（二）免疫细胞的功能

细胞增殖：免疫细胞在抗原刺激下的增殖能力可反映免疫系统的反应强度。

细胞毒性：细胞毒性 T 细胞和 NK 细胞通过分泌穿孔素和颗粒酶直接杀伤靶细胞。

细胞因子分泌：免疫细胞通过分泌细胞因子调节免疫反应的强度和性质。

二、细胞免疫检测的常用方法

细胞免疫检测的方法多种多样，常用的方法包括流式细胞术、ELISA、ELISPOT 和细胞功能检测等。

（一）流式细胞术

流式细胞术是一种高通量、高精度的细胞分析技术，通过荧光标记和激光检测，分析单个细胞的物理和化学特性。

原理：利用激光束激发荧光标记的抗体，检测细胞表面或内部的特异性抗原，分析细胞的类型、数量和功能。

应用：用于检测 T 细胞亚群、B 细胞、NK 细胞等免疫细胞的比例和数量，以及分析细胞表面标志物的表达。

优点：高通量、高精度，能够同时检测多个参数。

缺点：设备昂贵，操作复杂，需要专业技术人员。

（二）ELISA

ELISA 是一种广泛应用于细胞因子检测的方法，通过抗原抗体反应，检测细胞分泌的细胞因子或其他免疫分子。

原理：将特定抗原或抗体固定在微孔板上，加入样品中的目标分子，通过与酶标记的二抗结合，产生显色反应，测定吸光值。

应用：用于检测血清、细胞培养上清液中的细胞因子，如 IL-2、IFN-γ 等。

优点：操作简单，结果定量化，适合大规模筛查。

缺点：需要高质量的抗体，特异性和灵敏度依赖于抗体的质量。

（三）ELISPOT

ELISPOT 是一种用于检测单个细胞分泌细胞因子的方法，通过检测细胞因子的分泌斑点，评估细胞的功能。

原理：将细胞种植在预先包被特异性抗体的微孔板上，细胞分泌的细胞因子与抗体结合形成斑点，加入检测抗体和酶标二抗，显色后计算斑点数。

应用：用于检测 T 细胞和 B 细胞的功能，如抗原特异性 T 细胞的检测。

优点：灵敏度高，能够检测低频率细胞的功能。

缺点：操作复杂，适合实验室研究，不适合大规模筛查。

（四）细胞功能检测

细胞功能检测包括细胞增殖、细胞毒性和细胞因子分泌等方面的检测，用于评估免疫细胞的活性和功能。

细胞增殖检测：通过检测细胞在抗原或刺激物作用下的增殖能力，评估免疫反应的强度。常用方法包括 3H-TdR 掺入法、MTT 法和 CFSE 染色法。

细胞毒性检测：通过检测细胞毒性 T 细胞和 NK 细胞对靶细胞的杀伤能力，评估细胞的功能。常用方法包括 51Cr 释放法和流式细胞术。

细胞因子分泌检测：通过检测细胞因子的量推算细胞因子分泌细胞的数量。常用方法包括如 ELISA、ELISPOT 和流式细胞术中的细胞内染色法。

三、细胞免疫检测的临床应用

细胞免疫检测在临床应用中具有重要意义，包括自身免疫性疾病、感染性疾病、癌症免疫治疗、移植排斥反应等方面的诊断和监测。

（一）自身免疫性疾病

自身免疫性疾病是由于免疫系统对自身组织进行攻击所致，细胞免疫检测在这些疾病的诊断和监测中具有重要作用。

系统性红斑狼疮：检测抗核抗体、抗dsDNA抗体和特定T细胞亚群的变化，帮助诊断和监测疾病活动情况。

类风湿性关节炎：检测类风湿因子、抗环瓜氨酸多肽抗体和T细胞亚群，评估疾病活动情况和治疗效果。

多发性硬化症（MS）：通过检测髓鞘特异性T细胞和细胞因子，评估免疫反应和疾病进展。

（二）感染性疾病

细胞免疫检测在感染性疾病的诊断和监测中也发挥着重要作用。

HIV感染：通过检测$CD4^+$ T细胞数量和HIV特异性T细胞反应，评估疾病进展和抗病毒治疗效果。

结核病（TB）：通过检测结核分枝杆菌特异性T细胞的IFN-γ分泌（如IGRA检测），帮助诊断潜伏感染和活动性疾病。

病毒性肝炎：检测病毒特异性T细胞反应和细胞因子分泌，评估病毒清除和免疫反应。

（三）癌症免疫治疗

癌症免疫治疗是一种通过激活免疫系统来对抗肿瘤的方法，细胞免疫检测在评估治疗效果和监测免疫反应方面具有重要意义。

CART细胞治疗：通过检测CART细胞在患者体内的增殖和持久性，评估治疗效果和安全性。

免疫检查点抑制剂：通过检测肿瘤特异性 T 细胞反应和免疫微环境变化，评估治疗反应和预后。

疫苗免疫疗法：检测疫苗诱导的特异性 T 细胞和 B 细胞反应，评估疫苗的免疫原性和效果。

（四）移植排斥反应

器官移植后，细胞免疫检测在评估和监测移植排斥反应方面也具有重要应用。

急性排斥反应：通过检测移植物特异性 T 细胞和细胞因子，早期发现和诊断急性排斥反应。

慢性排斥反应：检测长期移植后免疫细胞的变化，评估慢性排斥反应的风险和进展。

免疫抑制治疗监测：通过监测免疫抑制剂对免疫细胞的影响，优化个体化治疗策略。

第四节　自身抗体检测

自身抗体检测是一项重要的医学检测手段，通过检测血液中的自身抗体，可以帮助诊断和管理各种自身免疫性疾病。自身抗体是指机体免疫系统误将自身组织作为外来物质而产生的抗体，通常是由于免疫系统的自我耐受机制出现异常所致。自身抗体检测在临床上广泛应用于多种疾病的诊断和监测，包括系统性红斑狼疮、类风湿性关节炎、自身免疫性肝炎（AIH）等。

一、自身抗体的概述

（一）自身抗体的定义和分类

自身抗体是指针对机体自身成分（如蛋白质、核酸、脂质等）产生的抗体。根据靶抗原的不同，自身抗体可分为多种类型，主要包括以下几类。

（1）抗核抗体（ANA）：主要针对细胞核成分，如 DNA、RNA、核蛋白等。抗核抗体是系统性红斑狼疮等系统性自身免疫性疾病的重要标志。

（2）抗胞浆抗体（ACA）：针对细胞胞浆中的成分，如抗线粒体抗体（AMA），是原发性胆汁性肝硬化的特征性标志。

（3）抗细胞膜抗体：如抗肌萎缩侧索硬化抗体，与特定神经疾病相关。

（4）抗基底膜抗体：如抗肾小球基底膜抗体（抗 GBM 抗体），与肾小球肾炎有关。

（二）自身抗体产生的机制

自身抗体的产生是由于免疫系统的自我耐受机制失调。正常情况下，免疫系统能够识别并耐受自身成分，不会产生针对自身的免疫反应。然而，在某些情况下，免疫系统对自身成分失去耐受性，启动针对自身抗原的免疫反应，产生自身抗体，这一过程涉及多种因素：①遗传因素，某些基因变异可增加个体发生自身免疫反应的风险。②环境因素，感染、药物、紫外线等外部因素可诱发或加重自身免疫反应。③免疫调控异常，免疫系统中调节性 T 细胞、B 细胞功能异常可导致免疫耐受失效。

二、自身抗体检测的技术和方法

（一）间接免疫荧光法

间接免疫荧光法（IIF）是检测抗核抗体最常用的方法。该方法利用荧光标记的二抗，通过荧光显微镜观察荧光信号，判断是否存在自身抗体，以及测量其滴度。

步骤：首先，将患者血清与预先固定在载玻片上的细胞（如 HEp-2 细胞）进行孵育，若血清中含有抗核抗体，则会与细胞核成分结合。随后，加入荧光标记的抗人 IgG 二抗，二抗与患者血清中的抗核抗体结合。最后，通过荧光显微镜观察荧光信号，判断抗体的存在及其滴度情况。

优点：灵敏度高，能检测多种类型的抗核抗体，且能提供抗体的滴度信息。

缺点：需要经验丰富的技术人员进行操作和判读，结果可能存在主观性。

第十章　感染性疾病的免疫学检查

（二）ELISA

ELISA是一种广泛应用于自身抗体检测的方法，通过抗原抗体反应检测特定自身抗体的存在和数量。

步骤：首先，将特定抗原固定在微孔板上，加入患者血清后，若血清中含有相应的自身抗体，则会与固定的抗原结合。然后，加入酶标记的二抗，与患者血清中的自身抗体结合。最后，通过加入酶底物，酶催化底物产生显色反应，利用酶标仪测定吸光值，判断抗体的存在及其滴度情况。

优点：操作简单，结果定量化，适合大规模筛查。

缺点：需根据不同的抗原设计相应的检测系统，检测的特异性依赖于抗原的质量。

（三）Western Blot

Western Blot主要用于确认和分子量分析，常作为ELISA的补充方法。

步骤：首先，将样本中的蛋白质通过电泳分离，然后转移到膜上。随后，将患者的血清进行孵育，若血清中含有相应的抗体，则会与膜上的抗原结合。接着，加入酶标记的二抗，与患者血清中的抗体结合。最后，通过化学发光或显色反应，检测抗原抗体复合物的位置和强度。

优点：分辨率高，能提供抗原分子的详细信息。

缺点：操作复杂，时间较长，不适合大规模筛查。

（四）流式细胞术

流式细胞术通过荧光标记和激光检测，分析细胞表面或内部抗原的表达情况。

步骤：首先，将细胞与荧光标记的抗体进行孵育，若细胞上表达相应的抗原，荧光标记的抗体则会与其结合。随后，通过流式细胞仪的激光激发荧光信号，检测细胞上的荧光强度，判断抗原的表达情况。

优点：高通量，高灵敏度，可同时检测多个参数。

缺点：设备昂贵，需专业操作人员。

三、自身抗体检测在临床上的应用

自身抗体检测在自身免疫性疾病的诊断、治疗和预后评估中具有重要作用。

（一）系统性红斑狼疮

系统性红斑狼疮是一种多系统受累的自身免疫性疾病，其特点是广泛存在自身抗体。ANA 和抗 dsDNA 抗体是 SLE 的重要标志。

ANA：阳性率高，几乎所有该病患者的 ANA 均呈阳性，但特异性不高，也可在其他自身免疫性疾病或健康人群中出现。

抗 dsDNA 抗体：特异性高，尤其在疾病活动期，其滴度与疾病活动度密切相关，可用于监测疾病活动情况和治疗效果。

（二）类风湿性关节炎

类风湿性关节炎是一种慢性炎症性关节病，以关节滑膜炎和关节破坏为主要特点。类风湿因子（RF）和抗环瓜氨酸多肽抗体（抗 CCP）是本病的重要标志。

RF：是一种针对 IgG Fc 片段的自身抗体，阳性率较高，但特异性不高，也可在其他自身免疫性疾病或慢性感染中出现。

抗 CCP：特异性高，尤其在疾病早期，其阳性率高，有助于早期诊断和预测疾病进展。

（三）自身免疫性肝炎

自身免疫性肝炎（AIH）是一种以肝脏炎症为特征的自身免疫性疾病。抗平滑肌抗体（SMA）和 ANA 是 AIH 的重要标志。

SMA：针对平滑肌成分的自身抗体，阳性率高，有助于 AIH 的诊断。

ANA：在部分 AIH 患者中呈阳性，与系统性红斑狼疮等其他自身免疫性疾病的 ANA 相似，但在 AIH 中有其特异性。

（四）原发性胆汁性胆管炎

原发性胆汁性胆管炎（PBC）是一种以胆汁淤积和肝内胆管炎为特征的自身免疫性疾病。AMA 是 PBC 的重要标志。

AMA：针对线粒体内膜成分的自身抗体，特异性高，几乎所有 PBC 患者均呈阳性，是诊断 PBC 的重要指标。

第二篇 临床影像诊断

第十一章 影像诊断学概述与发展

第一节 影像诊断学概述

影像诊断学是利用各种影像设备和技术，使人体内部结构和器官成像，并借助这些图像信息来了解人体内部结构和器官的解剖、生理功能状况及病理改变，从而达到诊断疾病的目的。以下是对影像诊断学的详细概述。

一、定义与目的

影像诊断学，顾名思义，是通过影像学手段进行疾病诊断的学科。它利用X线、CT（计算机断层扫描）、MRI（磁共振成像）、超声等多种成像技术，对人体内部进行无创或微创的检查，以获取详细的图像信息，为临床诊断和治疗提供可靠的依据。

二、主要技术与方法

（一）X线检查

通过高能射线穿透人体组织形成影像，常用于骨折、肺部感染、胸腔积液等疾病的初步筛查。其优点是操作简便、价格便宜、空间分辨率高；缺点是有辐射、对于软组织分辨率有限。

第十一章　影像诊断学概述与发展

（二）CT 检查

利用多个 X 线探测器同时采集数据，并由计算机重建各层面的组织结构。CT 检查常用于颅脑、胸部、腹部及盆腔等部位的精细检查，具有扫描时间快、分辨率高的优点，能清晰地显示细微结构；但缺点是有辐射、价格较高。

（三）MRI 检查

一种无创的影像技术，利用磁场和射频脉冲使人体组织产生信号，再由计算机重建出图像。MRI 对软组织分辨率高，常用于脑部、脊髓、关节及软组织检查；但缺点是价格昂贵、检查时间长，有幽闭恐惧症者不宜进行。

（四）超声检查

利用高频声波显示人体组织结构，具有无创、无辐射的特点。超声检查能够实时显示器官的动态功能，常用于腹部、心脏等器官组织的检查；但缺点是对骨骼及气体较多的部位显示不佳。

三、临床应用与价值

（一）早期发现疾病

影像诊断学其强大的能力在于能够在疾病的早期阶段就发现那些可能不易被察觉的异常病变。这一特性为患者赢得了宝贵的治疗时间，避免疾病进一步恶化。以肺癌为例，这种疾病在初期往往不会表现出显著的临床症状，使得很多患者在发现时已错过最佳治疗时机。然而，借助现代影像技术，如低剂量螺旋 CT 扫描，医生可以在早期就发现肺部微小的结节病变，从而提前介入治疗，极大地提高了治疗效果和患者的生存质量。

（二）精准识别与诊断疾病

影像诊断学依托各种成像技术，如 X 线、超声、MRI、CT 以及核医学等，为医生提供了直观而全面的影像信息。这些图像信息不仅丰富翔实，而且具有高度立体感和动态变化监测能力，使得医生能够深度挖掘疾病在人体内的具体表现，如病灶的大小、位置、边界、内部结构特征及其与周围组织的相互关系等。

每种成像技术都有其独特性和局限性，比如 X 射线能够穿透人体组织，常用于骨折、肺炎等疾病的初步筛查；超声波利用人体组织的声学特性进行实时成像，广泛应用于心脏、腹部脏器及血管疾病的检查；MRI 则通过磁场和射频脉冲形成高清晰度的解剖结构图像，尤其擅长揭示软组织病变；CT 则是通过计算机重建三维图像，有助于揭示病灶的三维空间分布及侵袭范围；而核医学则通过放射性核素显像，反映人体的生理代谢和功能状态。

医生可以根据患者的具体病情、年龄、体质以及检查目的，灵活选择并综合运用这些技术，以获取最适宜的诊断依据，从而提高诊断的准确性和可靠性，为制订针对性治疗方案提供科学有力的支持。

（三）指导治疗方案

影像诊断学不仅为医生提供了一种精确识别疾病的有效手段，而且对疾病治疗方案的制订也很重要。例如，在肿瘤治疗领域，影像检查技术如 CT、MRI、PET-CT 等能够提供高清晰度、三维立体的肿瘤图像信息，这些信息对于制订个性化的治疗方案至关重要。

通过详尽的影像评估，医生可以全面了解肿瘤的大小、形态、边界、内部结构特征以及与周围组织、血管和重要器官的关系，从而精准地评估肿瘤的分期和严重程度。这样，医生就能根据肿瘤的具体情况，确定最适宜的治疗策略。例如，在手术切除肿瘤时，医生可以依据影像结果确定最安全、最彻底的切除范围，避免因切除不足或过度切除而导致并发症或复发风险增加。

在放疗方面，利用影像技术如 CT 定位和剂量计划系统，可以精确地确定肿瘤靶区和周围正常组织的界限，进而精确计算和设定放疗剂量及照射范围，确保治疗效果的同时最大程度地保护正常组织不受损伤。同时，影像监测还可以实时评估治疗效果，帮助医生及时调整治疗方案。

（四）评估治疗效果

在治疗诸多疾病，尤其是对治疗效果的评估，主要依赖于医学影像技术的运

第十一章　影像诊断学概述与发展

用,通过高分辨率的 CT 扫描、MRI、X 线成像、超声检查以及先进的 PET-CT 等现代化影像检查,获取患者体内病灶部位的详细信息。

在治疗开始之前,患者会接受一次全面的影像检查,以建立基础疾病档案,明确病变的范围、性质以及严重程度。随后,在治疗方案实施期间及结束后,定期进行同样的影像检查,帮助医护人员动态观察患者病情的发展趋势和治疗效果。通过对比治疗前后的影像图像,可以观察病变的变化情况,如肿瘤缩小、炎症吸收等,从而判断治疗是否有效。

例如,在癌症治疗中,影像学检查可以帮助医生观察肿瘤大小的变化,以及肿瘤内部血供、密度或强度的改变,从而判断化疗、放疗或手术等治疗手段是否起到了缩小肿瘤、抑制肿瘤生长的作用。同样,在炎症性疾病的治疗过程中,影像诊断也能揭示炎症浸润的范围是否有所缩小,炎症反应是否得到控制,进而评估抗炎治疗的效果。

（五）监测疾病进展

在慢性病及其他复杂疾病的管理中,患者需要定期接受影像学检查,如 CT、MRI、X 线、超声或 PET-CT 等,以便动态监测疾病的演变过程。通过连续的影像观察,医生能够精准捕捉到病灶大小、形态、密度、血流灌注等方面的细微变化,以便及时发现疾病的发展趋势、治疗效果是否有效或出现耐药性等情况。

基于这些变化,医生可以适时调整治疗方案,确保治疗策略始终与疾病进展保持同步,从而避免无效治疗或过度治疗带来的风险;评估患者的预后状况,为其制订更为个性化的康复计划和生活质量改善措施。

监测疾病进展是现代医学中不可或缺的一环,它极大地提高了治疗效果,降低了复发率,并有助于维护患者的身心健康。

第二节 影像诊断学的发展

影像诊断学的发展经历了从初步探索到成熟的历程,其技术革新和医疗进步为疾病的诊断和治疗提供了强有力的支持。

一、起源与初期发展——X射线的发现与应用

1895年,德国物理学家威廉·康拉德·伦琴(Wilhelm Conrad Röntgen)在实验室里成功发现了X射线。这一发现不仅轰动了当时的科学界,更为医学影像学的诞生与发展奠定了坚实的基础。

X射线的发现,无疑是医学领域的一次革命性突破。因其具备强大的穿透力、快速的成像速度以及高对比度等显著优点,迅速在临床医学领域得到了广泛应用。在骨折、肿瘤等疾病的诊断中,X线成像技术(即X线检查)能够提供直观、准确的影像信息,为医生提供精准的诊断依据。

在医学领域,X线检查已经成为不可或缺的重要手段。借助这一技术,医生能够清晰地观察到人体内部的骨骼结构、血管分布、软组织密度等信息,比如医生可以准确地判断骨折的位置和程度,为制订合理的治疗方案提供有力支持。同时,在肿瘤诊断中,X线检查能够帮助医生准确判断肿瘤的大小、位置和扩散情况,为制订个性化的治疗方案提供重要依据。此外,在心血管疾病诊断中,X线检查也能够提供清晰的心脏和大血管影像信息,为医生提供准确的诊断依据。

二、关键技术突破

(一)CT

时间:20世纪60年代,CT技术由美国工程师阿兰·麦克莱德·科马克(Allan MacLeod Cormack)和高弗雷·纽波达·亨斯菲尔德(Godfrey Newbold Hounsfield)发明,他们通过深入研究和实验,成功地将X射线技术提升到了一

个全新的水平。CT技术突破了传统X线检查的限制，为医学诊断带来了革命性的变革。

技术原理：CT技术利用X射线在人体内部不同组织和器官中吸收和散射的差异，通过一系列探测器捕捉这些X射线并通过计算机进行复杂算法处理，最终重建人体内部的三维结构图像。CT扫描通过围绕患者旋转的X射线源和探测器阵列来获取多个投影数据，这些数据通过计算机的复杂数学运算和图像重建算法处理后，形成连续的横截面图像，也就是我们常说的"切片"。这些连续的切片图像可以叠加起来形成三维立体图像，让医生可以从多个角度、多个层面观察和分析患者的病变情况。

意义：CT技术的出现，使得医生能够更加清晰地观察人体内部的细节结构，为疾病的诊断和治疗提供更多信息。它大大提高了医生对疾病的诊断准确性，缩短了诊断时间，减少了不必要的手术风险。随着科技的不断发展，CT成像的分辨率和速度也在不断提高，为医学领域带来了更多的可能性。现在，CT技术已经成为现代医学中不可或缺的部分，广泛应用于全身各个部位的检查，包括头部、胸部、腹部、骨骼系统等。

（二）MRI

时间：20世纪70年代，MRI技术由美国科学家保罗·克里斯琴·劳特伯（Paul Christian Lauterbur）和彼得·曼斯菲尔德（Peter Mansfield）等人发明。

技术原理：MRI技术利用人体内部的原子核在磁场中的行为来生成图像。具体来说，它利用磁场和射频脉冲使人体组织内的氢原子核发生共振，然后通过接收这些共振产生的信号并重建图像。相比于CT技术，MRI技术具有无辐射、高分辨率、多参数成像等优点。这些优点使得MRI技术在医学领域应用广泛。

应用：MRI技术非常适合对软组织进行诊断，如脑部、胸部、腹部等部位的病变。在神经科、心血管科、肿瘤科等领域都有广泛的应用。此外，MRI技术还可以与其他影像技术结合，如 PET-CT 和 SPECT-CT，为神经系统疾病的诊断和研究提供了有力支持。随着超导技术和磁共振仪的不断发展，MRI 技术在医学领域的应用越来越广泛。

三、医学影像技术的多元化与智能化发展

（一）多种成像技术的融合

随着医学影像技术的飞速发展和进步，多模态影像技术的融合已成为当今医学领域的重要研究和发展方向。多模态影像技术是指结合多种不同类型和原理的医学影像技术，如 X 线、CT、MRI、PET（正电子发射断层扫描）等，通过多种成像手段的有机结合与互补，形成更为全面、细致的解剖结构与生理功能信息，以实现对病灶精准定位和定性诊断的目标。

例如，在肿瘤诊断和治疗过程中，将 CT 和 MRI 两种技术进行深度融合，可以充分发挥各自优势。CT 影像具有较高的空间分辨率，能够清晰地显示肿瘤组织与周围正常组织的解剖结构关系及其内部密度变化；而 MRI 影像则具有出色的软组织对比度，尤其对于软组织肿瘤及富含血管结构的病灶有着无可比拟的优势。通过图像融合技术，医生可以直观地看到肿瘤在三维空间中的具体位置、大小及其内部结构特征，进一步了解肿瘤与周围血管、神经等关键结构的毗邻关系，从而做出更为精准的诊断决策。

（二）数字化与智能化

数字化技术在医学影像领域的应用标志着医疗技术的一大飞跃，它极大地提升了图像质量和传输效率。通过运用高分辨率的 CT、MRI、X 线等设备，获取的影像信息以数字形式呈现，不仅提高了图像的细腻程度和层次感，还增强了病灶部位的显示效果，使得医生能够更准确地洞察患者体内的细微变化。此外，医学数字成像和通信（DICOM）等标准化格式的应用，极大地简化了医学影像数据的存储、传输和处理流程，使得医疗专业人员可以随时随地便捷地访问和分析患者的影像资料，为临床决策提供强有力的支持。

智能化科技在此基础之上更进一步,借助人工智能算法和深度学习技术,对海量的医学影像数据进行深度挖掘和智能解析。这种自动化识别和分析病变特征的能力,极大地减轻了医生的工作负担,提高了诊断的精准度和一致性。目前,人工智能已经在肺癌、乳腺癌、脑卒中等多种重大疾病的早期筛查和诊断中发挥了关键作用,通过早期发现病灶,有效提升了疾病的治愈率和患者的生活质量。

第十二章　影像技术及设备的临床应用

第一节　X线成像

一、X线成像技术概述

自1895年德国物理学家威廉·康拉德·伦琴发现X射线这一划时代的成就以来，医学诊断领域经历了前所未有的技术革新，X线成像成为现代医学成像技术的基石。X线成像的基本原理是依赖于X射线的特殊性质，包括其强大的穿透能力和与物质相互作用时产生的荧光效应。

X射线是一种电磁波，其波长短、能量高，能够穿透物质。当X射线穿透物质时，会与物质发生相互作用，产生荧光效应。这种荧光效应在医学诊断中得到了广泛应用。在人体内部，不同组织结构和密度对X射线的吸收和散射程度各异。当X射线穿过人体时，会携带关于人体内部结构的信息。这些信息包括人体内部的解剖结构、病变组织、血管等。

在医学诊断中，医生需要设计精密的接收设备来捕捉穿透人体后的X射线。这些设备包括胶片、增感屏或数字化探测器等。这些设备能够将穿透人体后的X射线转化为可见的光学图像。这种图像能够直观地呈现人体内部的解剖结构，如骨骼、肌肉、脂肪以及各器官的位置和形态。这对于骨折定位、异物定位、肿瘤筛查等方面具有巨大作用。

二、临床应用领域概览

X 线成像技术在临床医学中的应用渗透到各个医学专业领域，其适用范围极其广泛，几乎涵盖了医学科学的所有分支。这一技术以其独特的成像原理，为临床医生提供了直观且准确的诊断依据，在医疗实践中发挥着不可替代的作用。最常见的应用领域如下。

（一）骨骼系统疾病

在骨骼系统疾病诊断中，无论是骨折、关节脱位、骨质疏松等常见问题，还是骨肿瘤、关节病变等复杂疾病，X 线检查都能够提供关键性的影像信息。通过 X 线摄影设备产生的 X 射线穿透人体组织，到达骨骼部位后，由于不同组织对 X 射线的吸收和散射程度不同，使得图像接收器能够捕捉并记录下这些差异，最终转化为可见的影像学图像。

（二）呼吸系统疾病

X 线检查对于肺部、气管和胸膜等关键部位的病变观察具有重要价值。这一技术通过使用 X 射线穿透人体组织，并在底片或数字成像设备上形成图像，使得医生能够直观地查看患者胸腔内的具体情况。

在肺炎的诊断中，X 线检查发挥着不可或缺的作用。当发生肺炎时，X 线影像能够揭示肺部组织因炎症而导致的实变、浸润阴影等异常表现。这些特征性的影像学变化能够辅助医生进行准确诊断，并帮助确定病变的范围和程度，从而为制订针对性的治疗方案提供科学依据。

对于肺结核这一慢性传染病，X 线检查同样具有诊断价值。通过 X 线影像，医生能够清晰地揭示病灶部位、范围以及是否存在钙化等情况。这些信息对于判断患者的病情进展、疗效以及预后具有重要意义，有助于医生调整治疗方案并评估患者的康复情况。

此外，X线检查在肺癌等恶性疾病的诊断中也发挥着关键作用。X线检查有助于识别肿块、结节以及胸腔积液等征象。这些征象的出现可能提示恶性肿瘤的存在，为早期发现和及时干预提供可能。因此，X线检查在呼吸系统疾病诊治过程中起到了关键作用，为临床医生提供了有力的诊断依据。

（三）消化系统疾病

当患者表现出胃肠道溃疡或肿瘤等疾病的疑似症状时，医生为了准确诊断和治疗，通常会对患者进行一系列医学影像学检查。X线检查是其中应用最为广泛的一种手段，它通过捕捉人体内部结构在X射线穿透下的影像信息，为医生提供洞察胃肠道生理和病理状态的重要窗口。

在进行X线检查前，医生可能会要求患者口服一种称为"造影剂"的特殊物质。这种造影剂通常是无毒、无害且易于排出的，它可以在胃肠道内均匀分布，并增强胃肠道黏膜和腔室的对比度。当造影剂进入胃肠道后，它会附着在胃肠道黏膜上，使得原本不易与周围软组织区别开来的结构显影更清晰。这样，在X线影像上，正常的胃肠道黏膜与潜在病变区域之间就会形成鲜明对比，有利于医生细致观察和分析。

此外，对于某些复杂或特殊类型的病例，医生可能会选择让患者注射造影剂。注射用的造影剂多为含碘化合物，能够快速通过血液循环系统抵达胃肠道动脉，进而在X线影像下突出显示胃肠道的血管结构和充盈情况，对于检测出血、炎症、狭窄以及早期肿瘤等病变具有显著效果。

通过仔细研究和分析这些经过造影剂增强后的X线影像，医生能够精确识别胃肠道内的异常变化，如溃疡病灶的大小、位置及其与周围组织的关联；或者是肿瘤的大小、形态、位置以及是否存在浸润转移等情况。基于这些详尽的影像学资料，医生能够更加精准地制订个性化的治疗方案，从而提高整体疗效，降低并发症风险，并为患者的康复提供有力支持。因此，在对胃肠道进行X线检查时利用造影剂，已成为现代医学中不可或缺的一种手段，它在消化系统疾病诊断中发挥着无可替代的作用。

第十二章　影像技术及设备的临床应用

（四）乳腺疾病

乳腺 X 线摄影，作为一种医学影像诊断技术，它利用了先进的数字化成像设备和技术，能够实现对乳腺组织内部细微结构变化的精准捕捉和可视化显示。在早期乳腺癌筛查中，乳腺 X 线摄影发挥了至关重要的作用，其通过对乳房组织的立体定位及多层影像采集，可以精确发现并显示直径数毫米甚至更小的病灶区域，大大提高了对早期乳腺癌的检出率，从而为患者赢得了最佳治疗时机。

除了在早期筛查中的应用，乳腺 X 线摄影在疾病进展评估及疗效监测方面同样表现出显著优势。在治疗过程中，通过定期进行乳腺 X 线摄影检查，可以直观地观察肿瘤大小的变化、评估病情进展程度，并据此调整治疗方案。同时，它还可以帮助医生准确判断治疗后病灶的残留情况及复发，以便及时采取干预措施，有效控制病情发展，提高患者的生活质量和预后效果。因此，乳腺 X 线摄影是现代医学中不可或缺的重要诊断手段，对于守护女性乳房健康意义重大。

（五）其他

在心血管系统的医疗诊断中，通过使用先进的 X 光机和计算机辅助成像系统，医生能够获取患者心脏和大血管系统的详细影像信息。例如，在冠心病这一全球性健康问题中，冠状动脉狭窄和阻塞是导致心肌缺血和心肌梗死的主要原因。借助 X 线成像技术，如冠状动脉造影，医生能直接观察到冠状动脉的内部结构，准确地识别出狭窄或阻塞的部位及程度，进而根据这些具体信息制订针对性的治疗方案，如药物治疗、支架植入术或冠状动脉搭桥手术等。

在泌尿生殖系统领域，X 线检查可以帮助医生详细了解肾脏、输尿管、膀胱和尿道等各个组成部分的结构和功能状态。比如，在诊断肾结石时，X 射线可以穿透结石部位的组织，显示结石的大小、位置以及是否存在梗阻，为制订碎石、取石等手术方案提供精确依据。而在生殖系统方面，X 线检查能够提供睾丸、卵巢等部位的细微结构信息，可以帮助医生判断生殖器的功能状态以及是否存在占位性病变或发育异常等问题，对于不孕不育症的诊疗具有重要指导意义。

三、诊断疾病的精准性

X 线成像技术的原理基于 X 射线的特殊穿透性和物体对射线的吸收差异。当 X 射线穿过人体组织时，不同密度的物质会对 X 射线产生不同程度的吸收和散射，利用这一现象，可以在胶片或数字成像设备上得到对比鲜明的图像。这种成像方式能够精确揭示人体内部结构，对于骨骼、钙化病灶以及其他硬组织病变的显示尤为清晰。

在骨折诊断中，X 线检查展现出卓越的精准性。无论是闭合性骨折还是开放性骨折，无论是线性骨折还是粉碎性骨折，它都能够精确捕捉到骨折的部位、类型以及移位情况。这为医生制订手术方案提供了重要依据，使医生能够根据具体情况选择最合适的治疗方法，从而大大提高了治疗的成功率。

除了骨折诊断外，它在关节脱位等解剖结构异常的诊断中也发挥着重要作用。在关节脱位的情况下，X 线检查能够准确反映脱位的关节骨端位置和脱位程度，有助于医生判断脱位的类型和复位难度，从而为患者提供及时、有效的复位治疗。

然而，尽管 X 线检查在医学诊断中优势显著、应用广泛，但也存在一定的局限性。例如，对于某些软组织病变，尤其是早期或轻微病变阶段，X 线检查可能无法提供足够的信息。这是因为软组织与周围组织的密度差异较小，因此难以在 X 线影像上形成明显的对比。这可能导致医生难以准确判断病变的范围、程度和位置，从而影响诊断的准确性。

此外，由于 X 射线的特性，长时间或高频次的暴露可能对患者造成一定的辐射损伤。虽然在现代医学中，辐射损伤的风险得到了很好的控制，但仍然存在一定风险。特别是对于孕妇、儿童等特殊人群，辐射损伤的风险更高。

第十二章 影像技术及设备的临床应用

因此，在使用X线成像技术时，应根据患者的具体情况和需求进行合理选择。同时，医生应充分评估患者的病情和检查需求，确保检查的必要性和合理性。在检查过程中，还应采取有效的防护措施，减少患者和医务人员的辐射暴露风险。

四、病例选择与分析

在医疗诊断过程中，特别是当患者需要进行X线检查时，病例的选择和分析尤为重要。首先，对于每一位患者，初步的病例筛选是基于其详细的病史采集、当前的症状表现以及全面的体格检查。医生需要综合运用临床知识和实践经验，精准判断患者是否真正有必要接受X线检查。这一步不仅避免了过度医疗带来的不必要的辐射暴露和经济负担，更能确保患者能在最适宜的时间窗口接受有效的诊疗手段。

当决定实施X线检查后，如何选择最适合患者个体情况的检查方法便成为关键环节。这涉及对病变部位、病灶性质以及病变范围的深入理解，不同的检查方式如普通平片、CT、MRI等各有优劣和适用范围，医生需根据患者的具体病情，选择最能揭示病灶本质且安全高效的检查方式。这样既能确保检查的准确性和有效性，又能最大程度地减少患者的不适感及医疗资源的浪费。

对于分析X线影像这一环节，医生不仅需要具备扎实的影像学专业知识，还需积累丰富的临床经验与技能。这包括对正常人体解剖结构及其变异情况的熟悉掌握，对各种可能病变特征如炎症、肿瘤、骨折等在X线影像的表现形式有敏锐的识别能力，同时还要能对图像质量进行客观评估，比如清晰度、对比度是否达标，是否存在伪影干扰等因素。

通过仔细观察和分析X线影像，医生可以判断出病变的具体性质、严重程度以及累及范围，进而为制订个性化的治疗方案提供科学依据，确保患者能够得到精准诊断和规范治疗。

五、典型疾病案例分析

以下是一例典型的通过 X 线检查诊断疾病的案例。

患者，男性，50 岁，因长期从事重体力劳动且伴有慢性关节疼痛前来就诊。主诉右膝关节持续疼痛，尤其在活动后疼痛加剧，休息时有所缓解。在临床查体环节，医生观察到患者的右膝关节表面明显肿胀，局部皮肤温度稍高，提示可能存在炎症反应。医生对患者右侧膝关节进行了详细的物理检查，发现不仅关节活动范围受限，而且在活动过程中伴有明显的摩擦感和疼痛，进一步支持了关节内病变的可能性。

为了准确判断关节内部的详细情况，医生建议患者接受右膝关节的 X 线检查。在 X 线成像技术的辅助下，医生能够深入观察患者膝关节的内部结构及生理功能变化。检查结果显示，患者的右膝关节腔内存在明显的游离体，这通常是关节软骨退化、脱落后的产物；关节间隙变得狭窄，表明关节软骨磨损严重，失去了原有的润滑作用；骨质增生明显，特别是在关节边缘形成骨赘生物，这是骨关节炎的典型病理改变。

结合患者的年龄、职业史、症状表现以及 X 线检查结果，医生最终确诊该患者为右膝关节退行性骨关节病。此病多发生于中老年人群，尤其是长期从事重体力劳动或久坐久站者，因关节长期过度使用和磨损所致。

在这个案例中，X 线成像技术发挥了至关重要的作用。通过非侵入性的 X 线检查，医生能够直观地掌握患者膝关节内部的病理变化，极大地提高了诊断的准确性和可靠性。这不仅为患者赢得了宝贵的治疗时机，使医生能够制订针对性的治疗方案，也极大地提升了医疗工作的整体效率。同时，这一案例充分展示了 X 线成像技术在骨关节疾病诊断中的独特优势和重要价值。

六、辐射安全与风险控制

X 线成像技术为疾病的诊断提供了直观且准确的影像信息。然而，与此同时，这些技术所涉及的辐射安全问题也不容忽视。X 射线对人体细胞具有一定的辐射

第十二章 影像技术及设备的临床应用

损伤作用，长期或过量的暴露可能会对人体健康产生潜在不良影响，尤其是对人体免疫系统和遗传物质，有可能增加患癌风险。因此，在进行X线检查时，必须严格遵守辐射防护原则，确保患者和医务人员的安全。

为了实现辐射安全与风险控制的目标，医疗机构和相关部门需要采取一系列措施。

首先，对医务人员进行系统的辐射安全培训和教育是必不可少的。这不仅可以提高其辐射防护意识，还能使他们掌握正确的操作方法和防护技能，从而在实际操作中减少不必要的辐射暴露。通过对医务人员进行辐射安全培训和教育，可以让他们深入了解辐射防护知识和技能，提高其安全意识和责任心。同时，还可以加强医务人员对辐射设备和技术的操作能力，减少误操作和不必要的辐射暴露。

其次，优化检查流程和设备参数也是降低辐射剂量的有效途径。例如，可以采用低剂量X线成像技术，通过调整设备参数，降低图像的辐射剂量；同时减少不必要的重复检查，避免因多次照射而增加辐射风险。在优化检查流程方面，医疗机构可以采取一系列措施来减少不必要的辐射暴露。例如，通过改进检查流程，减少患者等待时间，从而降低辐射剂量；通过合理选择检查部位和范围，避免过度照射；通过使用低剂量成像技术，降低辐射剂量。在设备参数优化方面，医疗机构可以采取一系列措施来降低辐射剂量并提高图像质量。例如，调整X线管电流、电压和时间等参数，降低辐射剂量；使用能谱成像技术，提高图像质量和对比度；通过自动曝光控制功能，自动调整辐射剂量以满足成像要求。

最后，建立健全的辐射安全管理制度和监管机制是保障辐射安全的关键环节。这包括制定和完善相关的操作规程和规章制度，明确各方的责任和义务；同时加强对设备使用和操作的监管，确保其符合国家和行业的辐射安全标准。只有建立完善的管理制度和监管机制，才能确保辐射安全与风险控制的有效实施。

为了实现 X 线成像技术的安全、有效应用，医疗机构和相关部门需要采取一系列措施。这些措施包括对医务人员进行系统的辐射安全培训和教育、优化检查流程和设备参数、建立健全的辐射安全管理制度和监管机制等。只有这样，才能保障患者的健康和安全。

第二节　CT 检查

一、CT 技术概述

CT（Computed Tomography），即计算机断层扫描，作为一种先进的影像检查技术，在全球范围内被广泛应用于临床医学领域。它是一种非侵入性的检查方法，常用于诊断和评估各种疾病、损伤以及身体内异常情况，如癌症、心血管疾病、肺部疾病、骨骼病变等。相比于传统的 X 线检查，CT 能够提供更为精确、细致的可视化解剖结构，极大地提升了医生的诊断准确度，从而有助于制订更为科学合理的治疗方案。

CT 检查的基本工作原理是利用 X 射线旋转扫描患者的身体部位，并配合高灵敏度探测器捕捉穿透组织后的 X 射线信号。通过多角度、多层次的 X 射线扫描，获取患者体内不同组织器官的结构信息。接着，利用计算机断层成像技术将这些二维扫描数据整合起来，形成三维重建图像。这些三维图像不仅包含了丰富的解剖细节，而且能够清晰区分正常组织与异常病变，为医生提供立体、全面的观察视角。

此外，CT 扫描不仅可以对病变部位进行横断面扫描成像，还可以根据需要实施冠状面、矢状面或其他任意角度的重建，使得医生可以从多个方向和层次深入剖析病灶特征，进一步提高了诊断的精确度。

第十二章　影像技术及设备的临床应用

二、临床应用

（一）中枢神经系统疾病诊断

中枢神经系统 CT 检查在诊断各类中枢神经系统疾病方面表现出极高的价值。该技术能够通过高分辨率的横断面扫描，详细揭示颅脑内部的结构变化，对于因各种原因导致的外伤性血肿以及脑挫裂伤等急性脑损伤具有极高的敏感性和准确性。

脑出血患者在进行 CT 检查时，往往能够清晰显示病灶部位的血肿大小、形态及其与周围脑组织的关系，这对于判断出血严重程度、制订紧急救治方案以及评估预后至关重要。与此同时，对于脑梗死而言，CT 能够在发病早期发现梗死灶，识别缺血半暗带，从而助力医生尽快确定治疗方案，如溶栓或介入取栓等。

在肿瘤诊断方面，CT 检查可以发现颅内各种类型的肿瘤，包括但不限于胶质瘤、脑膜瘤、垂体瘤等，并能显示肿瘤的大小、位置、侵犯范围以及血供情况，为手术方案的设计提供有力的数据支持。此外，CT 还能准确识别颅内感染病灶，如脑脓肿、病毒性脑炎等，以及各种罕见的中枢神经系统变性疾病，如多发性硬化症、阿尔茨海默病等。

除了常见的颅内疾病外，CT 检查同样适用于脊椎及椎管内疾病的诊断。通过多层面重建技术，CT 能够精确呈现脊柱的骨质破坏、椎间盘退行性变、椎间盘突出、椎管狭窄等病理改变，为脊柱外科手术提供详细的解剖学信息。

（二）头颈部疾病诊断

头颈部疾病诊断是 CT 检查的一个重要应用领域，CT 检查在头颈部疾病的诊断中发挥着至关重要的作用。它能够生成三维图像，对于眼眶、鼻窦、鼻咽部、喉部、中耳和内耳等部位的病变情况，CT 可以清晰地显示病变的范围、程度和细节，为医生提供准确的诊断依据。这对于诊断这些区域的肿瘤、炎症、外伤和畸形等具有重要意义。通过 CT 检查，有助于判断肿瘤的大小、位置以及是否侵犯周围结构；能够显示鼻窦炎患者鼻窦腔内的脓液积聚情况；可以清晰地显示鼻咽部的肿瘤或炎症病变，有助于区分肿瘤的类型和程度；还能显示喉部的肿瘤、炎症或外伤引起的病变，以及软骨和肌肉的损伤情况；有助于观察中耳和内耳的病变情况，如中耳炎、内耳畸形等。

（三）胸部疾病诊断

在胸部疾病的诊断与评估中，CT检查是一种非侵入性的医学影像学检查方法，能够提供关于胸腔内部结构如肺组织、纵隔、胸膜、膈肌以及胸壁等部位的详细信息。CT检查对于肺癌的诊断具有高度敏感性，通过高分辨率的横断面扫描，能够准确识别肺结节的大小、位置、形态以及与周围血管、支气管的关系，有助于医生判断肿瘤的分期和制订治疗方案。

低剂量螺旋CT在肺癌筛查和早期检测中表现出显著优势，可以有效降低肺癌的死亡率，对于高危人群如长期吸烟者、有家族病史的人群等具有重要意义。同时，CT还能精确诊断纵隔内的各种病变，包括淋巴结肿大、囊肿、肿瘤等，对于纵隔疾病的定位和定性具有决定性作用。

对于胸膜、膈肌和胸壁的病变，CT的显示效果尤为突出，它能够清晰揭示这些部位的炎症、积液、肿瘤侵犯等情况，对于平片检查难以显示或容易发生重叠的病变具有更好的显示效果。这些优势使得CT成为胸部疾病诊断不可或缺的重要工具，极大地提高了临床诊断的准确性和治疗的有效性。

（四）心脏大血管疾病诊断

CT血管成像（CTA），也称CT血管造影，是一种无创的影像学检查方法，通过使用高分辨率CT扫描仪和特殊的计算机算法，可以清晰地显示心脏和血管的解剖结构以及病变情况。

在非动脉栓塞的诊断中，CTA可以准确地显示栓塞的部位、大小和范围，有助于医生制订合理的治疗方案。对于主动脉夹层等紧急疾病，CTA能够快速、准确地诊断病情，为抢救生命争取宝贵时间。

此外，冠状动脉 CTA 在冠状动脉疾病诊断中具有重要价值。冠状动脉疾病是一种常见的心血管疾病，常常导致心绞痛、心肌梗死等严重后果。通过冠状动脉 CTA 检查，可以在早期预测和诊断冠状动脉疾病，为患者提供及时的治疗方案，降低疾病对健康的威胁。

CTA 作为一种安全无创的检查方法，为心脏大血管疾病的诊断提供了有力支持。在医生的指导下，患者可以进行相应的 CTA 检查，以便更好地了解自己的健康状况。

（五）腹部和盆腔疾病诊断

CT 检查可用于诊断肝胆脾、胰腺、腹膜腔、肾上腺、肠道以及泌尿生殖系统等几乎所有腹部和盆腔器官的各类疾病。CT 检查具有强大的三维重建能力和高分辨率，能全方位、多角度地展示腹腔内脏器的结构，即便是细微的病变也难逃其"法眼"。

对于肝脏，CT 可以精准发现肝硬化、肝癌、肝血管瘤、肝囊肿等各种占位性病变的位置、大小、形态特征，以及与周围组织的毗邻关系；对于胆囊，CT 则可帮助识别胆囊结石、胆囊炎、胆囊癌等疾病，并评估胆道系统的通畅程度；对于胰腺，CT 能准确诊断急性胰腺炎、慢性胰腺炎、胰腺囊肿及胰腺癌等病症，对胰管扩张、胰周渗出等也有高度敏感性。

对于肾脏，CT 可查出肾结石、肾积水、肾囊肿、肾肿瘤等各种病变，并能精确测量肾脏大小，评估肾功能；对于膀胱和输尿管，CT 则可揭示膀胱结石、膀胱癌、输尿管结石及肿瘤等疾病，同时可用于术前评估，指导制订手术方案。

对于生殖系统，CT 同样具有重要价值。例如，在子宫和卵巢疾病诊断中，CT 能清晰显示子宫肌瘤、子宫内膜癌、卵巢囊肿、卵巢癌等病灶的大小、位置及其与周围组织的浸润情况，有助于判断肿瘤的分期和预后。此外，CT 还可辅助诊断输卵管积液、盆腔淋巴结转移等情况。

不仅如此，CT对于腹膜腔的病变也有诊断意义，如结核性腹膜炎、腹膜转移癌等引起的腹膜增厚、腹腔积液等问题。而且，CT还可以评估肠道壁的厚度、血供情况以及是否存在梗阻或穿孔等急腹症表现，为临床医生提供精确的诊断依据。

（六）骨骼肌肉系统疾病诊断

对于骨骼肌肉系统疾病，CT检查应用价值极高。它通过非侵入性的方式，对骨骼系统的解剖结构进行深度剖析，揭示细微的病变情况。在复杂部位的病变诊断中，例如骨盆、面骨、脊柱以及髋关节等关键区域，CT检查凭借其高精度和多层螺旋扫描技术，能够精准捕捉病变部位的具体特征和程度，为临床医生提供翔实且全面的诊断依据。

更值得一提的是，CT检查的三维重建技术能够将复杂的骨骼结构以立体、直观的形式呈现出来。这意味着医生可以通过计算机算法重建患者的骨骼模型，从多个角度审视病变部位与周围组织的关联，从而为制订针对性的治疗方案提供有力支持。这种可视化技术极大地提高了医患沟通的效率，也确保了治疗决策的科学性和有效性。

（七）其他应用

除了在上述重要领域发挥关键作用外，CT检查在医疗实践中的应用范围其实极为广泛且多元化。在甲状腺疾病诊断方面，CT技术可以清晰显示甲状腺的大小、形态结构以及内部密度变化，对于甲状腺功能亢进症（简称"甲亢"）、甲状腺炎、甲状腺结节、甲状腺癌等疾病的筛查和病情监测具有重要价值。通过高分辨率CT扫描，不仅能准确鉴别良恶性结节，还能评估病变对周围组织的侵犯程度，为制订个性化的治疗方案提供依据。

在眼科肿瘤诊断上，CT能精确描绘眼眶内结构异常、肿块占位、血管病变等情况，对于诊断和治疗诸如睑腺炎、睑板腺囊肿、眼眶海绵状血管瘤、泪腺病变等各种眼表和眼内疾病具有重要意义。同时，在评估外伤患者眼部损伤程度时，

CT能够揭示眼眶骨折、眼球内异物、视网膜脱离等复杂问题,有助于医生及时准确地采取手术或其他干预措施。

在副鼻窦炎、鼻息肉、肿瘤及囊肿等疾病诊断中,CT检查同样扮演着不可或缺的角色。它能精确描绘鼻腔和鼻窦内的炎症浸润、息肉生长、肿瘤占位及囊肿大小等情况,为不同类型的鼻部疾病提供精准的定位和定性诊断依据。此外,在术前准备阶段,CT数据可以帮助医生精确评估病灶范围及周围组织关系,为制订合适的手术方案提供有力支持;在术中导航方面,CT成像可以实时指导手术器械精准到达病灶部位,降低手术风险;而在术后随访阶段,CT复查能够监测病情变化,评估治疗效果,及时发现并处理复发或转移等问题。

三、典型案例分析

（一）颅脑损伤案例分析

1.案例一：颅骨骨折及硬膜外血肿

患者情况：男性,35岁,因从4米高处跌落导致头部受伤,并伴有头晕症状。患者受伤后出现头晕症状,这可能是由于脑部震动或者出血所致。

CT表现：在CT影像上,观察到左额顶区存在硬膜外血肿,具体表现为颅骨内板下方呈现局限性的梭形或半月形高密度影,边缘清晰且锐利。此外,还出现了脑室缩小、脑肿胀的现象,并且伴有蛛网膜下腔出血。CT结果显示患者颅内存在严重的出血和损伤。

诊断：通过对患者的症状和CT检查结果的综合分析,可以明确诊断为左额顶区硬膜外血肿、脑肿胀以及蛛网膜下腔出血。

治疗与预后：针对患者的病情,可能需要手术来清除血肿。具体的手术方式需要根据患者的具体情况来确定。手术后,患者需要密切观察病情变化,及时处理并发症。预后效果取决于损伤的严重程度以及治疗的时机和准确性。对于这类严重的颅脑损伤,及时的诊断和治疗对于提高患者预后效果至关重要。

2. 案例二：硬膜下血肿

患者情况：男性，74岁，在发生脑外伤后的第一天便出现了昏迷，说明其伤势严重，可能影响到意识水平。

CT表现：在进行CT扫描后，发现患者的左顶叶区域有明显的硬膜下血肿形成，且该血肿不仅局限在左顶部位，还沿矢状窦和天幕区域扩展，导致左顶皮下血肿的形成。随着病情的发展，后期复查结果显示血肿进一步蔓延至枕部，特别是在小脑幕区域的出血尤为显著，这使得颅内压显著升高，并对脑组织产生严重压迫，这也是患者昏迷的原因。中线结构明显右移，表明左侧脑组织受损严重，右侧脑组织代偿性移位。

诊断：结合患者的临床表现和CT影像特征，诊断为左顶硬膜下血肿合并脑挫裂伤。

治疗：为了缓解颅内压增高和改善患者病情，医生决定对其进行硬膜下血肿清除术。术后复查结果显示血肿得到有效清除，但值得注意的是，血肿腔内出现了气体填充的现象，这可能是手术操作过程中带入的气体或者血液分解产生的气体。尽管如此，术后颅内压显著减低，表明手术对降低颅内压、改善脑组织供血供氧起到了作用。

（二）胸部疾病案例分析

1. 案例一：肺癌

患者情况：男性，70岁，有长期吸烟史，咳嗽、咳痰症状持续存在，并伴有胸痛。

CT表现：经过精细的CT扫描，发现患者的肺部存在一个显著的肿块病变，其边缘呈现出明显的不规则形态，类似毛刺的征象，这是肺癌的一种典型表现。在增强扫描后，肿块强化明显，周围血管集束征。这些现象进一步提示病灶的恶性可能性。

第十二章　影像技术及设备的临床应用

诊断：经过对 CT 影像的仔细研判和综合分析，诊断为肺癌。需要指出的是，CT 扫描结果仅提供影像学依据，最终诊断需结合病理组织学检查进行确认。

治疗：针对肺癌的治疗方案的选择需要根据患者的具体分期来定。通常早期肺癌可以通过手术治疗，对于中晚期肺癌则可能需要采用化疗、放疗或靶向治疗等多种方式来控制病情。在治疗过程中，还必须充分考虑患者的身体状况、年龄、合并症以及肿瘤的病理类型和分子生物学特征等因素，以制订个性化的治疗方案。

2. 案例二：肺结核

患者情况：女性，35 岁，出现持续低热、夜间盗汗、咳嗽且伴有痰液。

CT 表现：肺部 CT 扫描可以清晰地看到斑片状和条索状阴影分布，这些阴影主要存在于患者的肺部组织中，部分病灶区域内还出现了空洞。增强扫描并未发现病灶区域有明显的强化现象，这一特征为后续的诊断提供了重要线索。

诊断：综合患者的具体症状表现以及 CT 检查所呈现的影像特征，诊断为肺结核。这一诊断结果对于制订治疗方案至关重要，确保了治疗方向的正确性和有效性。

治疗：针对肺结核这一诊断结果，需要采取相应的抗结核药物治疗。通常，抗结核治疗需要较长的时间周期，并且要求患者严格遵循医嘱，确保全程、规律地使用药物，以避免产生耐药性。

（三）头颈部动脉 CTA 案例分析

患者情况：男性，50 岁，因近期出现反复发作的头晕症状以及单侧肢体无力感前来就诊。这些症状可能是多种疾病的表现，其中包括但不限于脑血管疾病、颈椎病等。为了明确病因，医生决定进行头颈部动脉 CTA 检查。

CTA 表现：CTA 检查结果清晰展示了患者的头颈部动脉情况。在左侧颈内动脉起始段，可以明显观察到一段较长的重度狭窄病灶，这一狭窄显著减少了远端血流的灌注量，提示该区域可能存在缺血风险。

诊断：基于 CTA 的明确显示，诊断为左侧颈内动脉重度狭窄。

治疗：面对这样的诊断结果，治疗上可以根据患者的具体病情和身体状况制订个体化方案。一方面，对于左侧颈内动脉重度狭窄的治疗，可以采用血管内介入疗法，例如，通过微创手术植入支架，以扩大狭窄部位的管腔直径，恢复或改善血流动力学环境，降低脑卒中风险；另一方面，药物治疗也是重要的辅助手段，如使用抗血小板药物、降脂药物以及针对高血压、糖尿病等基础疾病的相应药物治疗，以达到稳定斑块、防止血栓形成以及改善微循环的目的。

四、优缺点

（一）优点

1. 检查方便且快速

CT 检查通常非常迅速，能够在几分钟内获得高质量的图像，大大提高了诊断效率，尤其适合急诊患者。因为 CT 检查可以在短时间内完成，所以患者可以快速得到诊断结果，为后续的治疗提供方便。

2. 高密度分辨率

CT 具有出色的密度分辨率，能够区分密度差异较小的组织结构。这种特性使得 CT 在区分脑灰质和脑白质等精细组织时具有独特优势，对神经系统疾病的诊断尤为重要。CT 检查可以更准确地显示组织的结构和病变情况，有助于医生做出准确的诊断。

3. 图像清晰

CT 具有高清晰度和优秀的空间分辨率，医生可以通过调整窗宽和窗位来优化图像的灰度对比，使病变更容易显示，从而提高诊断的准确性。CT 成像还可以进行三维重建，可以更全面地显示病变情况和周围组织的结构。

4. 多方位成像

CT 的横断面图像不仅局限于身体的一个平面切片，通过先进的计算机后处理技术，还可以实现冠状面和矢状面的重建。这意味着医生可以从头部到脚部、

第十二章 影像技术及设备的临床应用

从正面到背面以及从一侧到另一侧任意调整观察角度，获取三维立体结构下的病灶图像。这种多方位、多角度的成像能力极大地丰富了医生的诊断视野，使其能够更全面、更细致地评估患者的病情，提高诊断的准确性和精细度。

5.定性诊断能力

在 CT 扫描过程中，通过注入或口服含有碘元素的造影剂，可以使血液和组织器官在 CT 影像上显示得更清晰。增强 CT 扫描能够强化病变部位与周围正常组织的对比度，即使是较小的病灶也难以遁形，从而显著提高发现病变的概率。此外，根据病变部位强化程度、形态变化等特点，医生可以进一步判断病灶的性质，如是否为恶性肿瘤、血栓形成还是炎症反应等，进而做出定性诊断。这种精准的定性能力为医生制订治疗方案提供了重要依据，使患者能够得到有效且针对性强的医疗干预。

6.提高 X 射线利用率

螺旋 CT 通过采用先进的多层扫描技术，可以在一次 X 射线曝光过程中获取多个层面的图像信息。传统的 CT 扫描一次曝光只能获取一个层面的图像，而螺旋 CT 则能够实现连续、高速的多个层面扫描，这显著提高了 X 射线的利用率，减少不必要的重复照射，从而降低患者接受辐射损伤的风险。

7.增大扫描覆盖面

螺旋 CT 的另一个显著优势是其扫描覆盖面的大幅提升。传统的 CT 扫描需要逐层移动患者或旋转患者，这使得扫描范围受到限制。而螺旋 CT 通过连续、高速的 X 射线旋转和图像采集，可以在一次扫描中覆盖更广泛的解剖区域，无论是对头部、胸部还是腹部等部位的扫描，都能提供更为全面、详尽的解剖学信息，有利于医生进行准确诊断。

8.高端技术辅助

高端 CT 仪器其先进的后处理技术极大地提升了医疗影像的精确度和诊断价值。这些后处理技术包括但不限于高分辨率扫描、螺旋 CT 扫描、CT 血管成像、CT 灌注成像（CTP）等。

高分辨率扫描技术通过细微的像素分辨率和出色的空间分辨率，能够揭示几乎每个细微组织结构的特点，这对于早期发现和诊断疾病至关重要。

螺旋 CT 扫描则以其连续、快速的扫描方式，极大地提高了图像获取的速度，同时减少了运动伪影对图像质量的影响，使得动态观察病变发展过程成为可能。

CT 血管成像利用高分辨率的三维重建算法，从血管造影图像中构建出详尽的血管树结构，有助于医生精确评估血管病变情况。

CT 灌注成像则是一种定量分析组织器官血流灌注状态的技术，通过一系列动态增强扫描，获取病灶组织的血流灌注信息，从而对多种疾病如脑卒中、心肌梗死等进行早期风险评估和疗效监测。

（二）缺点

1. 电离辐射

CT 检查利用 X 射线的穿透性和人体组织对 X 射线吸收差异的特性进行成像，这一技术不可避免地涉及电离辐射。X 射线具有足够的能量，能够穿透人体软组织并在另一侧被探测器接收，通过计算机算法重建人体内部结构的三维图像。尽管现代 CT 设备已经尽可能将单次检查的辐射剂量控制在安全范围内，但对于特定人群如孕妇、备孕女性以及儿童而言，由于他们的身体组织较为敏感，多次或频繁接受 CT 检查可能会增加电离辐射暴露量，这在一定程度上限制了这类群体接受此类检查。

2. 难以发现微小病变

CT 检查在揭示人体内部大块结构异常方面具有显著优势，但在检测微小病变时，尤其是在早期阶段的细胞水平变化上，其能力有限。由于不同组织器官在密度上的差异需要达到一定阈值才能被有效分辨，因此对于那些病变范围小、密度变化不明显或尚未形成显著结构改变的微小病灶，CT 可能难以精准识别。

第十二章　影像技术及设备的临床应用

3. 软组织分辨率不高

CT检查在显示软组织结构时，相比于其他影像检查技术，其清晰度和分辨率表现较差。这是因为软组织与周围结构之间的密度差异较小，而CT扫描是通过测量不同组织间的密度差异来进行成像的，因此，软组织在CT影像上往往表现为灰度相近，难以清晰区分。此外，由于CT扫描的层厚一般较大，可能无法捕捉到软组织细微结构和微小变化，进一步影响了诊断的准确性。

另外，软组织中的血管、神经等结构在CT影像上往往表现为高密度影，与周围正常组织之间的对比度较低，使得这些细微结构难以辨认。

4. 造影剂使用问题

在增强扫描中，造影剂的使用是为了增强肿瘤组织与周围正常组织之间的对比度，帮助医生更准确地判断病灶的性质和范围。然而，在实际应用中，造影剂在间质内弥散相对较低，这意味着造影剂在注射后不能迅速、均匀地分布在间质组织中，这在一定程度上降低了肿瘤和周围正常组织之间的对比度。此外，部分患者可能会对使用的造影剂产生过敏反应或毒性反应。这些反应可能表现为皮肤瘙痒、恶心呕吐、荨麻疹等轻度症状，严重时可导致过敏性休克甚至危及生命。因此，在使用造影剂进行增强扫描时，医生需要充分评估患者的病情和过敏史，选择合适的造影剂种类和剂量，并在扫描过程中密切观察患者的反应情况。同时，患者也应提前了解相关风险，做好充分的知情同意准备。

5. 空间分辨率不足

即使在医学影像学检查中采用了薄层连续扫描技术，甚至重叠扫描的方法，但在某些情况下，冠状面或矢状面的成像空间分辨率仍然无法满足临床诊断的所有细致要求。这是因为人体内部结构复杂多变，尤其是当需要观察的病灶较小或者位置深藏时，现有的扫描技术可能难以精确捕捉这些细微的结构变化，进而影响图像重建的质量，包括细节的显示清晰度、病灶定位的准确性等关键诊断信息。

6.轻微呼吸运动干扰的问题

在医学影像学检查过程中，被检者不可避免地会出现生理性的呼吸运动。即使这种运动较为轻微，但在相邻两次扫描之间，由于呼吸导致的身体内部结构移动也可能造成扫描层面之间的不连续性。这种不连续性在影像上表现为潜在的病变区域被遗漏，特别是在关注小病灶或需要高度一致性的解剖结构时，这种遗漏可能会带来严重的诊断误差。同时，由于呼吸运动引起的图像偏差还会降低二维或三维重建图像的整体质量，使得三维模型重建的准确性和二维结构解析的可靠性受到影响，从而影响医生对病情的准确评估和诊断。

第三节 磁共振成像

一、磁共振成像技术概述

磁共振成像（Magnetic Resonance Imaging，MRI）是一种先进且无创的医学影像技术，它利用了物理学和生物学原理，尤其是磁场和射频脉冲，对人体内部结构进行高精度、多参数的成像。

基本原理：MRI技术首先通过建立一个强大的静磁场，使得人体内的氢原子核（主要是质子）磁矩在空间上趋于一致排列。接着，在这个磁场基础上，施加特定频率的射频脉冲，这些高频电磁波会与体内的氢原子核发生相互作用，使原子核吸收射频脉冲的能量并产生共振现象。当射频脉冲被切断后，这些处于激发状态的氢原子核会按照特定的频率释放出射电信号，这一过程称为弛豫，并且在这个过程中将吸收的能量以电磁波的形式释放出来。体外的接收器负责捕捉这些微弱的射电信号，并经过计算机的精密处理与算法重建，最终转化为人体内部结构的详细图像。

第十二章　影像技术及设备的临床应用

技术优势：①无辐射，因为其工作原理是基于磁场和射频脉冲，不涉及电离辐射，对人体没有放射性损害；②高分辨率，能够提供极其精细的图像细节，特别是对于软组织、血管和神经等结构的显示尤为出色；③多参数成像，不仅可以提供形态学信息，还能获取关于组织化学组成、生理功能等多方面的参数，从而有助于更全面地评估疾病。

临床应用：随着科学技术的进步和研究的深入，MRI技术在临床医学中的应用日益广泛，涵盖神经科、心血管科、骨科、肿瘤科等多个专业领域。它对于多种疾病的诊断具有极高的价值，如脑部疾病、脊柱病变、关节损伤、内脏肿瘤等，极大地提高了医疗诊断的准确性和治疗效果。

二、临床应用

（一）神经系统疾病

在神经系统疾病的诊断和评估中，MRI被认为是临床实践中的首选影像学检查方法。其原理是基于磁共振，能够提供详尽的解剖和病理信息。

MRI对于脑部疾病的诊断具有无可比拟的优势。由于脑组织结构复杂且功能多样，传统的X线检查和CT扫描往往难以揭示其内部细微结构变化，而MRI可以通过多参数、多序列扫描，生成高对比度的图像，医生可以清晰地看到脑实质、脑室、脑池以及脑血管等结构，从而准确诊断脑肿瘤、脑血管疾病（如脑卒中、脑动脉瘤、脑血管畸形等）、多发性硬化症、脑积水、脑萎缩、癫痫病灶定位等各种病变。

MRI在脊髓疾病诊断中也具有关键作用。脊髓作为重要的神经传导通路，其病变可能导致肢体无力、感觉异常、大小便功能障碍等一系列症状。通过MRI检查，可以准确显示脊髓的结构变化，如脊髓空洞症、脊髓炎、脊髓肿瘤、脊柱裂等，为制订治疗方案提供更准确的信息。

此外，MRI还能用于评估神经系统相关疾病的严重程度和预后情况，例如重症肌无力、运动神经元病等。同时，在神经外科手术前评估、手术计划制订以及术后疗效监测等方面，MRI也发挥了至关重要的作用。随着技术的不断进步，高场强MRI和功能MRI的应用将进一步拓宽其在神经系统疾病诊断和治疗领域的应用。

（二）骨关节疾病

骨关节疾病是医学领域中一类常见疾病，其涵盖由多种原因引起的关节结构与功能异常，包括但不限于关节炎、骨折以及各种类型的软组织损伤等。这类疾病不仅影响患者的关节功能，还可能引发剧烈疼痛，严重影响患者的生活质量。为了有效预防和治疗骨关节疾病，准确诊断显得尤为重要。

MRI是一种先进的医学影像技术，它基于磁共振原理，利用强大的磁场和射频脉冲使人体组织内的氢原子发生共振，从而产生详细的图像。相比于传统的X线检查和CT检查手段，MRI能够提供更为精细且三维立体的解剖结构信息。在骨关节疾病的诊断中，MRI具有显著优势。

它能够清晰准确地展示出骨关节的细微结构变化，这是其他影像学检查方法难以比拟的。例如，在关节炎的诊断中，MRI可以揭示关节软骨的磨损程度，帮助医生判断病情的进展；对于骨折的诊断，MRI能够发现难以通过其他方式察觉的隐匿性骨折；而在软组织损伤的诊断中，MRI能够清晰显示肌肉、韧带和半月板等组织的损伤情况，为医生制订治疗方案提供有力支持。MRI对于早期发现和轻度病变的识别具有独特价值。在疾病早期，病变组织可能尚未产生明显的形态学改变，但MRI可以通过检测组织内的水分分布和代谢变化提示潜在的病理过程，为医生提供早期干预的机会。

（三）腹部疾病

腹部疾病是医学领域中一个广泛而重要的范畴，涵盖从消化道到泌尿系统等多个器官组织的多种病症。在这些疾病的诊断过程中，MRI技术通过强大的磁场和磁共振原理，能够提供身体内部结构的高精度、高清晰度图像，为医生揭示腹部脏器的详细情况。

第十二章　影像技术及设备的临床应用

在肝脏疾病方面，MRI能够精准描绘出正常肝实质与病变组织之间的细微差异，如慢性肝炎导致的肝实质变性、脂肪肝中的脂肪浸润程度、肝硬化时的肝形态变化以及肝癌等占位性病变的大小和分布情况。通过对肝脏血管系统的三维重建，MRI还能发现早期肝硬化导致的血流动力学改变，以及肝硬化结节或肝癌的供血情况，为临床分期和制订治疗方案提供重要依据。

对于胰腺炎的诊断，MRI同样具有显著优势。它能够清晰显示胰腺肿胀、渗出、坏死等急性胰腺炎的特征性表现，同时也能评估慢性胰腺炎导致的胰管扩张、胰腺萎缩及钙化等情况，准确判断胰腺的炎症程度和范围，有利于指导临床治疗策略的选择。

在肾脏疾病领域，MRI是发现肾脏肿瘤不可或缺的手段。它能精确界定肿瘤的大小、位置、侵犯层次以及与周围组织的解剖关系，帮助医生判断肿瘤的恶性程度和是否发生转移，对于制订个性化的手术方案及预测预后具有重要意义。此外，MRI还能有效评估肾炎、肾病综合征等肾脏炎症性疾病的严重程度和活动性，监测治疗效果及病情进展。

（四）心血管系统疾病

MRI技术通过采用特殊的设计和解读序列，实现了对心脏和血管系统的无创、详细且精准的评估。

在心功能评估领域，MRI技术凭借其卓越的无创性、高分辨率和动态观察能力，为心脏提供了全面而深入的评估手段。通过采用电影磁共振成像（cine-MRI）等动态成像技术，MRI能够连续捕捉心脏在每个收缩和舒张周期中的三维运动状态，并以可视化形式展现出来，使得医生可以量化分析心腔的大小、心室壁厚度、心室容积变化等关键参数。

对于心肌病变的诊断，MRI具有显著优势。无论是早期心肌损伤导致的细微结构改变，如心肌水肿、纤维化、脂肪浸润等病理变化，还是其他如心肌炎、缺血性心脏病、遗传性心肌病等各类心脏疾病，MRI都能精准地检测出来。这种精准的检测能力对于疾病的早期发现和病程监测至关重要，有助于医生准确判断病情进展，制订针对性的治疗方案。

在血管狭窄检测方面，MRI 同样展现出了强大的能力。通过高分辨率的磁共振血管成像（MRA）技术，MRI 能够清晰地显示冠状动脉、主动脉、外周动脉等各级血管腔内的狭窄程度、斑块性质以及血流动力学特点。这些详细的信息为冠心病、主动脉疾病、外周血管疾病等各类血管疾病的诊断和治疗方案制订提供了依据，使医生能够更加准确、有效地为患者制订个性化的治疗方案。

三、典型案例分析

1. 案例一：脑肿瘤诊断

患者，男性，60 岁，因持续性头痛、频繁呕吐等症状前往医院就诊。在就诊过程中，医生对其进行了详细的神经系统检查，发现存在一系列阳性体征，如肌力减退、感觉障碍、共济失调等，这些初步判断可能由颅内病变导致。

为了准确查明病因，医生建议患者进行 MRI 检查。在 MRI 扫描过程中，医生发现患者颅内存在一个占位性病变，该病变形态不规则，边界模糊不清，并且周围脑组织水肿显著。结合患者的主诉、体征以及影像学表现，医生高度怀疑为脑肿瘤，并进一步确定了诊断结果。

在此案例中，MRI 技术对疾病诊断起到了至关重要的作用。其高分辨率成像能力能够清晰揭示颅内细微结构的变化，对于脑部占位性病变的显示尤为准确，为医生提供了翔实的诊断依据，有助于制订针对性的治疗方案，同时也为患者的预后及康复提供了有力支持。

2. 案例二：膝关节损伤诊断

患者，女性，45 岁，因膝关节扭伤就诊。在就诊时，患者自述在扭伤后出现膝关节的剧烈疼痛、肿胀和活动受限，且无法自行缓解。剧烈疼痛意味着膝

第十二章　影像技术及设备的临床应用

关节内部可能存在严重损伤，疼痛程度通常与损伤的严重性相关。肿胀可能是由于关节内出血、炎症反应或者周围软组织受损所致。活动受限表明关节功能受到严重影响，如果不及时治疗，可能导致长期的功能障碍。

医生进行了详细的查体，发现患者的膝关节明显肿胀，局部皮肤温度升高，压痛明显，尤其是在内侧半月板区域。此外，医生还观察到关节腔内有积液。局部皮肤温度升高通常意味着局部炎症反应或者血液循环障碍。压痛是膝关节损伤的常见体征之一，其位置和程度有助于医生判断损伤的具体部位和程度。关节腔内积液可能是由于关节内出血、炎症反应或者关节内感染所致。

为了明确诊断，医生建议患者进行 MRI 检查。MRI 作为一种无创、高分辨率的影像学检查方法，在膝关节损伤诊断中具有显著优势。它能够提供多参数、多方位的成像，有助于医生全面了解膝关节内部结构及其损伤情况。多参数成像可以提供关于膝关节内部结构的多方面信息，包括软组织、骨骼、关节液等；多方位成像有助于医生从不同角度观察膝关节的损伤情况，更准确地判断损伤的范围和程度。

检查结果显示，患者的膝关节内侧半月板确实存在撕裂损伤，并且关节腔内存在大量积液。结合患者的症状和体征，以及 MRI 检查结果，医生最终诊断为膝关节损伤。

在这个案例中，MRI 技术的应用发挥了关键作用。通过多参数成像，医生能够准确地判断患者膝关节损伤的类型和程度，为制订合适的治疗方案提供了重要依据。

四、效果评估与对比

对 MRI 技术在上述两个案例中的应用效果进行评估与对比，具体如下。

在脑肿瘤诊断案例中，MRI 技术展现出卓越的应用效果，相比于 CT 等传统影像学方法，其具有显著优势。MRI 通过强大的磁场和磁共振，对脑部肿瘤进行高清晰度成像，能够精确地勾勒出肿瘤在脑内的具体位置、形态特征以及边界轮廓，尤其是对于病灶细节的显示尤为突出。同时，MRI 技术还能提供丰富的多参数成像信息，如 T1 加权像、T2 加权像和 FLAIR（液体衰减反转恢复）序列等，这些独特的成像技术有助于揭示肿瘤与周围正常脑组织的细微变化，包括水肿程度、占位效应以及可能涉及的血管结构改变。

通过这些详尽的影像资料，医生能够全面评估肿瘤的大小、侵袭范围以及与周围重要结构的毗邻关系，为制订手术计划、评估预后及监测治疗效果提供了宝贵的参考依据。更重要的是，MRI 的高分辨率和高对比度使其在识别脑部微小病变方面具有无可比拟的优势，从而极大地提高了脑肿瘤诊断的准确性和精细化水平。

而在膝关节损伤诊断案例中，MRI 技术同样表现出极高的应用价值。在半月板撕裂和关节腔内积液等常见运动损伤的检测上，MRI 技术以其精准性著称。相比传统的 X 线检查，MRI 技术能够在无创的前提下实现对关节内细微结构的可视化展示，无论是半月板撕裂的定位还是关节腔内少量或大量积液的判断，都显得更为精确和便捷。

此外，MRI 技术对于软组织的分辨率极高，这使得它在揭示软组织损伤程度、炎症反应范围以及潜在的交叉韧带损伤等方面具有独特优势。这些详尽的影像资料有助于医生更精准地分析病情，制订出针对性强、科学合理的治疗方案。同时，也极大地提升了术后康复训练的科学性和有效性，有助于促进患者的快速康复和回归社会生活。

五、优缺点与改进方向

MRI 技术作为一种先进的医学影像学检查手段，在临床诊断和疾病监测中发挥着至关重要的作用。它优势显著，但也存在一些局限性，以下是其优缺点的详细阐述及改进方向的探讨。

第十二章 影像技术及设备的临床应用

（一）优点

1. 无辐射损伤

相比于CT扫描、X线检查等放射性检查技术，MRI完全消除了电离辐射带来的潜在风险。这种非侵入性的检测方式对所有年龄段的患者特别是儿童及孕妇更为安全，避免了不必要的辐射暴露。

2. 高分辨率与多参数成像

MRI能够提供极其细致的三维立体图像，对软组织、血管和神经等细微结构具有卓越的显示能力。除此之外，通过改变磁场强度、梯度切换速率以及射频脉冲序列设计，还可以获取质子密度、T1弛豫时间、T2弛豫时间等多种组织特性参数的图像，为医生提供了全面而丰富的诊断信息。

3. 广泛适用性

MRI技术的适应证非常广泛，涵盖人体各个部位的检查需求。从神经系统（如脑部、脊髓）的病变检测，到骨关节系统的骨折、退行性变评估；从腹部实质器官如肝、肾、胰等的疾病诊断，到心血管系统的冠状动脉疾病、心肌梗死识别，甚至肺、肠道等空腔脏器的病变筛查，都可以借助MRI技术来实现。

（二）缺点

1. 检查时间较长

完成一次全面的MRI扫描往往需要花费较长时间，通常在0.5～1h，甚至更长。这种长时间的检查过程对于患者来说可能带来一定的不适感，特别是当需要多次重复扫描或者进行复杂序列操作时。

2. 对运动敏感

由于MRI依靠强大的磁场将人体内的氢质子磁化并检测其共振信号，任何微小的身体移动都可能导致图像质量严重下降，出现伪影而干扰真实解剖结构显示。因此，受检者在检查过程中必须严格保持静止不动，这对配合度不高的患者（如儿童、意识障碍者）来说是一个挑战。

3. 费用较高

MRI 设备是高科技含量的医疗仪器，其购置和维护成本相当昂贵。高端的设备投入、复杂的操作流程以及耗时的检查时间共同推高了 MRI 服务的经济成本，这也限制了其在基层医疗机构中的普及程度，通常这类检查多集中在大型三甲医院。

（三）改进方向

1. 优化检查流程

为了减少患者等待时间和提升整体检查效率，可以通过精简操作步骤、标准化检查流程来实现。同时，持续的技术创新如提升设备性能、开发更高效的成像算法也有助于缩短扫描时间。

2. 提高图像质量

运用先进的信号处理技术来减少运动伪影和其他干扰因素对图像的影响；改善磁场均匀性以获得更高信噪比的图像；引入人工智能辅助的图像后处理技术来增强细节和对比度。

3. 降低检查费用

通过合理配置资源、提高设备利用率来摊薄固定成本；研发性价比更高的替代材料和组件；推动医保政策的支持力度。以上措施有助于使这项高端医疗服务能够逐渐走向普及化、大众化。

第四节　超声成像

一、超声成像技术概述

超声成像技术作为医学影像学的重要组成部分，是利用超声波在不同组织之间传播的速度和特性差异，通过探头对组织进行扫描并接收回波信号，再经过信

第十二章　影像技术及设备的临床应用

号处理和图像重建等技术,最终得到一个可视化的影像。这项技术结合了声学、医学、光学及电子学等多个学科,具有很大的应用价值。

（一）基本原理

超声成像技术是一种基于超声波在人体组织中传播和反射特性的重要医学影像学检查方法。超声波是声波的一种,其频率高于20kHz,已经超过人类能够听到的范围。超声波具有良好的束射性、反射、折射、散射、衍射等特性。

在超声成像过程中,超声波通过探头发射,并以连续或脉冲形式进入人体组织。当超声波遇到不同声阻抗的界面时,如组织、器官、病变等,会发生反射和散射。这些声波在遇到不同声阻抗界面时产生的反射和散射现象是形成超声图像的基础。反射回来的声波被探头接收并转换为电信号。这些电信号经过处理,如放大、滤波、数字化等过程,最终在屏幕上形成图像。

（二）技术类型

超声成像技术主要包括以下几种类型。

1.A型超声（A-scan）

A型超声也被称为幅度调制型超声,是一种早期且基础的超声成像技术。其工作原理主要是利用超声波的脉冲回波原理,通过波形的高低变化来反映物体内部结构或性质的不同。在A型超声仪器上,操作人员可以看到屏幕上的"回声图",这是由于超声波在穿过被测物体时,遇到不同介质或声阻抗差异较大的界面时产生反射,形成不同的回声信号。

在实际应用中,A型超声主要被用于测量材料的厚度,如金属、塑料、陶瓷等固体材料的无损检测。它也可以用来探测和识别材料内部可能存在的各种缺陷,如裂纹、夹杂、气孔等。此外,在医疗领域,A型超声起初主要用于探测人体内部结构,如肝、肾等器官的组织学特征,对于病变组织的定位和定性有一定的辅助作用。然而,由于其成像分辨率较低,且需要与B型超声等其他技术结合使用才能提供更为直观的三维空间定位信息,因此在医疗诊断中的应用较为有限。

2.B 型超声（B-scan）

B 型超声通常被称为 B 超，是一种非常重要的医学诊断工具，它利用高频声波与人体组织相互作用产生的回声进行成像。其基本工作原理是：超声波探头发出一定频率的声波，这些声波遇到不同密度的组织界面时会发生反射，反射回来的声波被探头接收并转换为电信号，经过处理后以亮度的形式显示在屏幕上。

在产科中，B 超能够清晰地显示胎儿的发育情况，包括胎儿的大小、形状、位置以及内脏器官的发育状态。此外，在眼科领域，B 超同样发挥了重要作用，能够揭示眼球内部结构如视网膜、晶状体、玻璃体等细微变化，对于眼疾的诊断具有极高的价值。因此，B 型超声在医学诊断中的应用非常广泛，是现代医疗不可或缺的一部分。

3.C 型超声（C-scan）

C 型超声是一种先进的成像技术，它通过采用近似电视扫描方式的原理，在屏幕上垂直于声束的方向上显示出横切面的声像图。这种技术主要用于对大型结构完整性的检测，例如航空航天部件等。其优势在于能够提供直观、清晰的图像，便于技术人员对大型结构进行全面、细致的检测和分析。

4.D 型超声（Doppler-based Imaging）

D 型超声是利用多普勒原理来工作的，它通过测量声波与移动物体之间的频率变化关系，从而揭示物体运动的速度信息。这种技术常用于医学诊断、工业检测以及安全监控等领域，尤其是在需要观察血流速度、脏器运动或者物体表面微小振动等方面具有显著优势。

5.M 型超声（Motion-based Imaging）

M 型超声又称为光点扫描型超声，其核心技术是通过电子线阵探头连续快速地发送和接收超声波脉冲，并对回波信号进行处理以生成灰度图像。相比于 D 型超声，M 型超声更多地关注静态或缓变结构的空间形态与内部构造，特别适用于对心脏、血管壁以及其他组织结构进行精细的形态分析和病变检测。

第十二章 影像技术及设备的临床应用

这些不同的超声成像技术各有千秋，适用于不同的应用场景。

二、临床应用

超声成像技术在临床应用中具有广泛的应用领域，包括腹部脏器、妇产科、心脏血管、乳腺及甲状腺等多个方面。以下将分别介绍这些领域的应用情况。

（一）腹部脏器超声诊断

腹部脏器超声诊断是利用高频声波对人体内部结构进行无创、无痛、无辐射的实时扫描，尤其对于肝脏、胆囊、胰腺和脾等腹部重要脏器的可视化检查具有显著优势。

在腹部脏器超声诊断过程中，超声仪器发射一系列高频声波脉冲，这些声波遇到不同组织和病变部位时会产生不同的回声，然后这些回声被超声探头接收并转化为可见的图像信号，使得医生能够在屏幕上直观地观察到脏器的形态、大小、位置以及内部结构的变化。例如，在肝脏超声检查中，医生能详细评估肝脏表面是否光滑，实质回声是否均匀，血管走向是否清晰，这有助于发现如肝囊肿等良性病变，能准确显示囊肿的大小、位置以及与周围组织的关联；在胆囊超声检查中，对于胆囊炎、胆囊结石等常见疾病的诊断准确性高，还能动态观察胆囊收缩功能；对于胰腺炎、胰腺癌等胰腺疾病的筛查和分期也有重要价值；脾超声检查则可及时发现脾肿大、脾破裂、血液病引起的脾形态改变等问题。

不仅如此，肝脏超声检查还可以引导医生进行穿刺活检等操作。通过超声定位，医生能够精确地将穿刺针插入病灶内部，获取病变组织样本进行病理学分析，从而确定疾病的性质和程度，为制订个性化的治疗方案提供科学依据。同时，超声检查还能在实时监测下进行各种介入治疗，如经皮穿刺引流肝囊肿、胆囊置管引流脓肿等，极大地提高了诊疗效率和安全性。

（二）妇产科超声诊断

在妇产科领域，超声成像技术为女性健康提供了强有力的保障。通过超声检查,医生可以清晰地观察胎儿在子宫内的生长发育状况,包括胎儿的形态、结构、器官原基分化等各个方面。

在胎儿超声检查中,医生会利用高分辨率的探头,对胎儿的头部、四肢、内脏等关键部位进行细致的观察。通过监测胎儿的各项生长指标,如双顶径、股骨长、腹围等,医生可以评估胎儿的生长发育速度是否正常,判断胎儿是否有可能出现畸形或发育异常的情况,发生如先天性心脏病、肢体发育不全等严重疾病。

同时,超声检查对于胎盘的功能和位置评估也具有很大价值。医生可以通过超声图像,了解胎盘的成熟度、厚度、血流情况以及与子宫壁的连接状态,判断胎盘是否能够为胎儿提供充足的营养和氧气供应,以及是否存在胎盘前置、胎盘早剥等可能影响妊娠安全的问题。

在早期妊娠并发症的诊断方面,超声检查同样发挥着关键作用。例如,通过超声检查可以及时发现宫外孕、葡萄胎、妊娠期高血压等疾病的潜在风险,为早期干预和治疗提供依据。

在妇科疾病的诊断方面,超声检查同样表现出极高的价值。例如,通过超声检查可以清晰地显示妇科肿瘤的大小、位置、边界以及内部结构特征,有助于鉴别肿瘤的性质和类型;同时,超声检查还可以用于诊断子宫内膜异位症等疾病,为女性健康提供有力保障。

除了上述应用外,超声检查在妇产科领域还有许多其他应用。例如,在产科方面,超声检查可以用于监测羊水情况、评估宫颈成熟度等;在妇科方面,超声检查可以用于诊断妇科炎症、宫颈疾病、子宫肌瘤等疾病。随着技术的不断发展,相信未来超声成像技术在妇产科领域的应用将更加广泛和深入。

(三)心脏血管超声诊断

心脏血管超声诊断是医学超声技术在心血管疾病诊疗中的一项革命性突破,它利用高频声波产生实时、动态的图像,对心血管系统的各个层面进行详尽的诊断分析。这一技术在全球范围内被广泛应用，并且随着科技进步，其分辨率和精准度不断提升，为心血管疾病的早期发现、病情评估以及疗效监测提供了强有力的支持。

在心脏疾病的诊断上，心脏血管超声即经胸超声心动图，可以生成心脏解剖结构的高质量图像，包括心室、心房、瓣膜、心室壁等各个组成部分的大小、形态、结构和运动状态。通过对这些参数的精确评估，医生能够判断出心脏的整体功能，比如心室收缩和舒张功能是否正常，心腔内压力负荷是否过高或过低，同时还能发现隐藏在心脏内部的器质性病变，如心肌梗死导致的局部室壁运动异常、肥厚型心肌病中的心室不对称肥厚、瓣膜退行性病变导致的狭窄或关闭不全等问题。

在血管疾病诊断方面，超声检查同样具有不可替代的作用。通过血管超声，医生能够探测并分析血管壁的结构变化，如动脉硬化导致的血管弹性降低、管壁增厚以及斑块形成，还可以检测血管腔内的血流动力学特征，比如血流速度、血流量、血流阻力指数等参数，从而判断血管通畅程度，识别诸如动脉粥样硬化引起的血管狭窄、血栓性疾病造成的血管闭塞等各种血管病变。

例如，在冠心病诊断中，超声心动图可以揭示心腔内部结构变化及心功能状况，为评估心肌缺血损伤程度提供了直观依据；而血管超声则可以对冠状动脉开口及近端血管进行详细探测，筛查出潜在的血运障碍问题，如冠状动脉粥样硬化导致的狭窄病灶。

（四）乳腺及甲状腺超声检查

乳腺及甲状腺超声检查对于早期疾病筛查具有重要意义。超声成像技术利用高频声波对人体组织进行无创、无痛、无辐射的扫描，能够实时生成高分辨率的二维图像，详细展示乳腺和甲状腺的解剖结构以及生理功能状态。

在乳腺检查方面，超声能够精确检测出乳腺组织内的肿块、结节、钙化灶以及其他异常病变，如囊肿、纤维瘤、脂肪瘤等良性疾病，同时也能对恶性病变如乳腺癌进行早期发现和特征分析。通过观察病灶的形态、大小、边界清晰度以及内部血流状况，超声可以有效地协助医生进行良恶性病变的鉴别诊断，从而为患者制订精准合适的治疗方案争取宝贵时间。

针对甲状腺疾病，超声同样发挥了举足轻重的作用。它可以清晰地勾勒出甲状腺的轮廓，检测甲状腺肿大、萎缩、结节生成等情况，并且能够对甲状腺结节进行细致分类，对于区分结节的良恶性具有较高价值。此外，超声还能评估甲状腺周围组织结构是否受累，以及颈部淋巴结的状态，这对于判断病情进展及预后有着不可替代的作用。

同时，超声技术还可以对病变部位的血流动力学特征进行量化分析，比如测量血流阻力指数、搏动指数等参数，这些数据有助于揭示病变的性质及肿块生长速度，为疾病诊断提供更为丰富的信息支持。

三、典型案例分析

下面将通过典型病例分析，进一步阐述超声成像技术在临床诊断中的应用。

（一）妇产科领域——产前超声检查

产前超声检查能够动态观察并评估胎儿在子宫内的生长发育情况，为孕妇提供关键的产前信息和咨询依据。

应用背景：产前超声检查是孕妇孕期的重要检查手段之一，能够观察胎儿的发育情况，确定胎儿的位置、体重等信息，并提前发现可能存在的畸形和异常。随着超声技术的不断发展，产前超声检查已成为孕期不可或缺的一部分，有助于及时发现并干预可能存在的问题。

检查内容：产前超声检查通常包括对胎儿主要结构的评估，如头部、四肢（包括股骨长）、脊柱等关键部位。医生会仔细查看胎儿的结构是否完整，有无异常或畸形现象，以及评估胎儿的生长速度是否与孕周相符。此外，还会观察羊水、胎盘等附属物的情况，评估其是否正常。

技术优势：超声检查具有实时成像、无痛苦、无电离辐射等优点，使得它成为一种安全、有效的检查手段。孕妇无须担心辐射对自身和胎儿造成不良影响，而医生则能通过清晰的图像更准确地判断胎儿的情况。此外，超声检查还可以重复进行，以便定期监测胎儿的生长发育情况。

（二）心脏病学领域——心脏结构检查

应用背景：心脏结构检查在心脏病学领域中扮演着至关重要的角色。通过运用先进的超声成像技术，医生能够精确地评估和诊断各类心脏疾病，为患者提供个性化的治疗方案。

检查内容：在超声检查中，医生会使用高频声波来观察心脏的形态和结构。这些声波可以穿透皮肤和肌肉，到达心脏组织，并反弹回来形成图像。通过分析这些图像，医生可以测量心房、心室的大小，评估室壁的厚度，以及观察心脏瓣膜的运动情况。这些信息对于诊断先天性心脏病、心脏瓣膜病等疾病具有重要意义。

技术优势：超声检查具有多项独特的优势。首先，它能够实时显示心脏的动态变化，为医生提供直观的诊断依据。这意味着医生可以观察心脏在跳动过程中的形态和功能变化，从而更好地了解心脏的工作情况。其次，超声检查还可以评估心脏的收缩和舒张功能。通过测量心脏的收缩功能，医生可以了解心脏泵血的能力；而通过测量心脏的舒张功能，医生可以了解心脏在休息时的状态。这些信息对于评估心功能、制订治疗方案以及预测患者预后都至关重要。

（三）肿瘤检查领域——肝脏肿瘤检查

应用背景：肝脏肿瘤作为全球高发的恶性肿瘤之一，其早期发现和准确诊断对于提高治疗效果及改善患者预后至关重要。超声检查技术在肝脏肿瘤的筛查、诊断和监测中扮演着关键角色。

检查内容：在肝脏肿瘤检查中，超声检查可以提供详尽、实时的影像信息。通过超声设备，医生能直观地观察肝脏的大小、形态，以及内部血管纹理和实质回声情况。对于肝脏肿瘤，超声能够准确地显示肿瘤的具体位置，如位于肝脏的左叶还是右叶，是否侵犯重要血管结构；还能精确测量肿瘤的大小，评估其生长阶段；

并通过观察肿瘤的形态特征，如边界是否清晰、内部回声是否均匀、有无钙化或坏死等，帮助医生初步判断肿瘤的性质，如良性还是恶性，以及恶性程度的高低。这些详细的超声检查结果对于临床医生制订针对性的治疗方案具有决定性意义。

技术优势：超声检查具有多项技术优势，使得它在肝脏肿瘤检查中得到广泛应用。其操作简便易行，无须特殊准备，可在门诊或急诊快速实施；价格相对低廉，适合大规模筛查和常规随访；可重复性强，多次检查不会对身体造成额外负担，且随着技术进步，超声分辨率和准确性不断提升，使得其对肝脏肿瘤的检测更加精准有效。

（四）肌骨超声领域——颈椎病检查

应用背景：肌骨超声是近年来快速发展并广泛应用于临床的一种新型医学影像技术，它结合了传统超声诊断技术与现代数字化成像技术的特点，通过高频探头（通常频率在 10 MHz 以上）对人体的肌肉、骨骼、关节以及神经系统等组织结构进行细致观察和精确评估。这一技术特别适用于那些深层组织病变或难以通过常规方法检测到的细微结构异常。

检查内容：在颈椎病检查中，肌骨超声能详细展现颈椎椎体及椎间盘的形态学特征，包括但不限于骨质增生、椎间盘突出类型以及椎间盘退行性变程度。通过对椎间盘的观察，医生可以评估其是否出现变形、移位或对周围神经结构产生压迫，尤其是对脊髓或神经根的潜在影响。此外，该技术还能有效探测颈部肌肉的状态，如肌肉紧张度是否正常，是否存在局部肌肉痉挛引起的反射性肌肉增厚，或者由于疲劳性损伤导致的肌肉水肿、纤维化等病理改变。

技术优势：肌骨超声在颈椎病诊断中展现出显著的优势，包括：高分辨率的图像质量，使得医生能够清晰辨识细微结构变化；操作简便且无辐射伤害，降低了医护人员的工作强度，同时也保障了患者的安全；实时动态监测，使得医生能够在一次检查过程中获取连续、立体的组织结构信息，以便更全面地评估病情发展；精准定位病变区域，有助于指导临床制订精确的治疗方案；对于

第十二章 影像技术及设备的临床应用

颈椎病的疗效评估及术后随访也具有重大意义,能够客观量化治疗效果,预测病情发展趋势。

(五)新技术应用——三维超声成像技术

技术特点:三维超声成像技术是20世纪80年代后期医学领域的一项革命性突破,它通过将多幅连续的二维超声图像按照一定的空间坐标进行叠加和融合,形成连续、立体的三维图像。这种技术不仅提供了更直观、更全面的解剖结构信息,还使得医生能够从多个角度、多个层面观察和分析病灶。三维超声成像技术主要包含三种成像模式:表面成像、透明成像和多平面成像(切面成像)。表面成像模式主要用于显示器官或病灶的表面形态;透明成像模式则用于观察器官内部的结构和血流情况;多平面成像模式则可以根据医生的需求,在任意平面进行切面扫描,以获取更详细的信息。

临床应用:在临床实践中,三维超声成像技术的应用广泛且深入。在颅脑检查中,三维超声成像技术可以清晰地显示颅内血管的三维空间结构,有助于医生精确定位病变部位及病变大小。这种技术在眼科检查中同样发挥了重要作用,通过三维超声成像,医生可以更加准确地鉴别视网膜脱离、眼底出血等病变,提高诊断的准确性。此外,在乳腺检查中,三维超声成像技术对于鉴别乳腺肿块的良恶性具有重要价值。它可以通过多平面成像模式,全面观察肿块的形态、边界和内部结构,为医生提供更为可靠的诊断依据。

技术优势:相比于传统的二维超声成像技术,三维超声成像技术的优势主要体现在其直观性和全面性上。它能够将复杂的解剖结构和病灶信息以三维立体的形式展现出来,使医生能够更准确地判断疾病的性质和程度。此外,三维超声成像技术还具有较高的分辨率和清晰度,能够提供更加细致的图像信息。随着科技发展,三维超声成像技术也在不断进步和完善。目前,已经出现了多种新型三维超声成像技术,如三维血流成像、弹性成像等,这些新技术进一步提高了诊断的准确性和可靠性。

第十三章 医学影像与中医学

第一节 中西医结合影像学的产生与发展

一、学科背景与起源

随着现代医学的不断发展,影像学已经成为医学领域中不可或缺的重要分支。而中西医结合影像学则是将传统中医理论与现代医学影像技术相结合,旨在形成一套更加全面、精准的医学诊断体系。这一学科的兴起,既源于中医理论的深厚底蕴,也得益于现代医学影像技术的飞速发展。

中医理论源远流长,强调整体观念和辨证论治,注重对人体内在环境的把握。而现代医学影像技术则能够直观地显示人体内部的解剖结构和病理变化,为医生提供客观、准确的诊断依据。因此,将中医理论与现代医学影像技术相结合,不仅可以丰富诊断手段,还可以提高诊断的准确性和可靠性。

二、早期探索与实践

中西医结合影像学的产生并非一蹴而就,而是经历了长期的探索与实践。早期阶段,医学界开始尝试将中医理论与医学影像技术相结合,以寻找更加有效的诊断方法。一些学者开始研究如何将中医理论中的望、闻、问、切等诊断方法与现代医学影像技术相结合,通过对比分析中医理论与现代医学影像技术的特点,

第十三章　医学影像与中医学

尝试将中医理论中的整体观念和辨证论治思想融入医学影像诊断当中，同时也积极探索如何利用现代医学影像技术来验证和补充中医理论中的诊断方法。

这些早期探索虽然取得了一定的成果，但也面临着诸多挑战和困难。一方面，中医理论与现代医学影像技术在理论体系和诊断方法上存在差异，需要找到一种合适的结合方式；另一方面，当时医学影像技术的发展还不够成熟，难以充分满足中西医结合的需求。

三、影像技术革新与推动

随着医学影像技术的不断革新和发展，中西医结合影像学也得到了极大的推动。

首先，现代医学影像技术的不断创新为中西医结合提供了更多的可能性。例如，高分辨率的CT、MRI等成像技术能够更清晰地显示人体内部的解剖结构和病理变化，为医生提供更加准确的诊断信息。这些技术的应用不仅提高了诊断的准确性，也为中医理论与现代医学影像技术的结合提供了更多的可能性。

其次，影像技术的智能化和自动化发展也为中西医结合影像学带来了新的机遇。通过人工智能和机器学习等技术，医学影像设备能够自动分析图像特征、识别病变区域，并辅助医生进行诊断。这种智能化诊断方式不仅可以提高诊断效率，还可以减少人为因素的影响，提高诊断的准确性。

此外，医学影像技术还在不断发展中，未来可能会有更多的新技术和新方法涌现出来，为中西医结合影像学的发展提供更多的支持和保障。

四、临床应用与研究

中西医结合影像学在临床应用和研究范畴方面也有着广泛的内容。

临床应用方面，中西医结合影像学不仅可以用于疾病的诊断和定位，还可以用于评估疾病的进展和治疗效果。通过对比分析中医理论与现代医学影像技术的诊断结果，可以更加全面地了解患者的病情，制订更加合理的治疗方案。同时，中西医结合影像学还可以为中医治疗和康复提供客观依据，帮助患者更好地恢复健康。

研究范畴方面，中西医结合影像学涉及多个领域和学科的交叉融合。例如，中医理论与现代医学影像技术的结合需要深入了解二者的理论体系和诊断方法；影像技术的智能化和自动化发展则涉及计算机科学、人工智能等领域的知识和技术；而临床应用和效果评估则需要结合临床实践和统计学方法进行深入研究。

五、学科发展与挑战

尽管中西医结合影像学已经取得了一定的成果，但在其发展过程中仍然面临诸多挑战。

首先，中西医结合需要找到一个合适的结合点，使中医理论与现代医学影像技术能够相互补充、相互促进。这需要深入研究二者的理论体系和诊断方法，探索出一种既符合中医整体观念又能够充分利用现代医学影像技术的诊断方法。

其次，医学影像技术的不断更新换代也给中西医结合带来了挑战。医生和技术人员需要不断学习和掌握新技术和新方法，以适应临床工作的需要，同时要关注技术的安全性和可靠性，确保患者能够得到安全、有效的诊断服务。

此外，中西医结合影像学的发展还将面对临床实践和科研工作的挑战。如何将这一学科的理论知识转化为实际应用，并在临床工作中取得实效，是当前需要解决的问题。同时，还应加强科研工作，深入探索中西医结合影像学的诊断原理和方法，推动学科的发展和创新。

六、国内外研究现状

中西医结合影像学在国内外研究方面也取得了一定的进展。

国内方面，越来越多的学者开始关注中西医结合影像学的研究和应用，通过临床实践、病例分析和实验研究等方式不断探索中医理论与现代医学影像技术的结合点和应用方法。同时，也有一些学者致力于推动中西医结合影像学的学科建设和人才培养工作，为这一领域的发展提供了有力支持。

国际方面，虽然中西医结合影像学的研究相对较少，但也有一些学者开始关注这一领域的发展。他们通过跨国合作、学术交流等方式，推动中西医结合影像学的国际传播和应用。同时，一些国际医学组织也开始关注中医理论在现代医学中的应用价值，为中西医结合影像学的发展提供了更广阔的空间。

七、未来发展趋势与展望

未来，中西医结合影像学有着广阔的发展前景。

首先，随着医学影像技术的不断进步和创新，中西医结合影像学将能够利用更加先进、精准的技术手段进行诊断。例如，随着深度学习、人工智能等技术的不断发展，医学影像诊断将更加智能化和自动化，为中西医结合提供更多可能性。

其次，随着中西医结合的理念逐渐被接受和认可，越来越多的医生和患者将关注和支持中西医结合影像学的发展。这一学科的独特优势将逐渐凸显，成为医学领域中的重要力量。

此外，未来中西医结合影像学还将面临更多的机遇和挑战。一方面，随着医疗需求的不断增长和医疗模式的转变，中西医结合影像学将在临床实践中发挥更加重要的作用。另一方面，随着科技的快速发展和医学模式的不断创新，中西医结合影像学也需要不断适应新的形势和需求，推动学科的创新和发展。

展望未来，可以预见中西医结合影像学将在以下方面取得重要进展。

（1）技术的融合创新。随着医学影像技术的不断发展，中西医结合影像学将不断探索新技术、新方法的应用，形成更加精准、高效的诊断体系。同时，也将注重中医理论与现代医学影像技术的深度融合，探索出更多符合中医特色的诊断方法。

（2）临床应用的拓展。中西医结合影像学将更加注重在临床实践中的应用和验证，不断扩大其应用范围。通过临床研究和案例分析，总结出一套适用于中西医结合影像学的诊疗规范和标准，为临床医生提供更加可靠的诊断依据。

（3）人才培养与学科建设。为了推动中西医结合影像学的持续发展，需要加强人才培养和学科建设。通过培养具备中医和现代医学知识的复合型人才，以及加强学科交流和合作，推动中西医结合影像学的学科建设和创新发展。

总之，中西医结合影像学作为一门新兴的交叉学科，具有广阔的发展前景和重要的应用价值。未来，我们将继续关注和支持这一领域的发展，推动其不断创新和进步，为人类的健康事业做出更大的贡献。

八、结论与总结

中西医结合影像学作为现代医学与传统中医理论的融合产物，经过不断的探索与实践，已经取得了一些成果。这一学科不仅丰富了医学诊断手段，也提高了诊断的准确性和可靠性，为患者的治疗和康复提供了有力支持。

通过对中西医结合影像学的产生与发展进行深入剖析，可以看到其在学科背景、早期探索、技术革新、临床应用、发展与挑战及国内外研究现状等方面都有着丰富的内涵和独特的价值。同时也应看到中西医结合影像学在未来发展中的无限可能性。

然而，我们也必须清醒地认识到，中西医结合影像学仍然面临着诸多挑战和问题。这包括如何进一步推动中医理论与现代医学影像技术的深度融合，如何加强人才培养和学科建设，以及如何更好地将中西医结合影像学的理论知识转化为实际应用等。

因此，需要持续关注和研究中西医结合影像学的最新进展和动态，积极探索和创新诊断方法和技术手段，加强国际交流与合作，以便推动这一学科的不断发展和完善。

总之，中西医结合影像学是一门充满挑战和机遇的学科。通过对其产生与发展的深入了解和分析，可以更好地把握其发展趋势和未来方向，为推动医学领域的进步和发展做出更大的贡献。

第十三章 医学影像与中医学

第二节 中西医结合影像学的研究内容

一、中西医影像学概述

中西医影像学，顾名思义，是将中医理论与现代医学影像技术相结合的一门交叉学科。这一学科的兴起，既体现了医学科技的不断进步，也反映了人们对于健康需求的不断提高。

中医学主要依赖于望、闻、问、切等传统的诊断方法，通过对患者外在表现的观察和分析，推断其内在的病理变化。这种诊断方式虽然具有独特优势，但往往受限于医生的经验和主观判断。

现代医学影像技术，则通过 X 线、超声、CT、MRI 等多种成像方式直观、准确地显示人体内部的解剖结构和病理变化。这种技术为医生提供了客观、科学的诊断依据，极大地提高了诊断的准确性和可靠性。

中西医影像学的结合，旨在将二者的优势相融合，形成一套更加完善、更加科学的诊断体系。这一体系不仅能够充分发挥中医理论的独特优势，还能够借助现代医学影像技术的精确性，为医生提供更加全面、更加深入的诊断信息。

二、中医理论与影像结合

中医理论的核心在于整体观念和辨证论治。整体观念强调人体内部各部分之间的相互联系和相互影响，认为疾病的产生和发展是人体内部环境失衡的结果。辨证论治则强调根据患者的具体病情和体质状况制订个性化的治疗方案。

将中医理论与现代医学影像技术相结合，可以从多个层面进行。首先，在影像诊断方面，可以借助中医的整体观念，对人体内部的解剖结构和病理变化进行综合分析，从而更准确地判断病变的性质和程度。其次，在治疗方案的制订方面，可以根据中医的辨证论治原则，结合影像资料，为患者制订个性化的治疗方案。此外，中医中的一些特色疗法，如针灸、推拿等，也可以与现代医学影像技术相结合，形成独具特色的中西医结合疗法。这些疗法既可以作为辅助手段，提高治疗效果；也可以作为独立的治疗方法，对某些疾病发挥独特的疗效。

三、西医技术在中医中的应用

现代医学影像技术在中医领域的应用，主要体现在以下方面。

（1）在诊断方面，现代医学影像技术可以为中医提供更加客观、准确的诊断依据。例如，在望诊中，医生可以借助超声、CT等成像技术，更清晰地观察患者的舌苔、面色等外在表现；在切诊中，医生可以通过影像资料，更准确地判断患者的脉象变化。

（2）在治疗方面，现代医学影像技术可以为中医提供更加精准的治疗手段。例如，在针灸治疗中，医生可以借助影像技术，确定针灸的准确位置和深度；在推拿治疗中，医生可以根据影像资料，判断患者的肌肉、关节等组织的病变情况，制订更加合适的治疗方案。

（3）现代医学影像技术还可以为中医提供新的治疗思路和方法。例如，通过研究不同成像技术对人体内部环境的影响，探索一些新的治疗方法或手段，改善患者的体质状况，提高治疗效果。

四、辨证施治与影像分析

辨证施治是中医治疗的核心原则之一。它强调根据患者的具体病情和体质状况制订个性化的治疗方案。在现代医学影像技术的支持下可以更加深入地理解和实践这一原则。

通过现代医学影像技术，可以清晰地观察病变的位置、大小、形态等特征，为辨证施治提供客观依据。同时，结合中医对于疾病的分类和辨证方法，可以对病变进行更加深入的分析和理解。

影像分析中可以运用中医的望、闻、问、切等诊断方法，结合影像资料进行综合判断。例如，通过观察舌苔、面色等外在表现，结合影像显示的病变情况判断患者的气血状况、脏腑功能等内在情况，为辨证施治提供重要参考。

五、多模态影像技术运用

多模态影像技术是指利用多种不同的成像方式和技术，对同一病变进行多角度、多层次的观察和分析。这种技术能够更全面地揭示病变的特征和性质，为医生提供更加丰富的诊断信息。

在中西医结合影像学中，多模态影像技术的运用具有重要意义。通过结合不同的成像技术和方法，可以更加深入地了解病变的微观结构和病理机制，为辨证施治提供更加准确的依据。

同时，多模态影像技术还可评估治疗效果和预后情况。通过对比不同时间点的影像资料，可以观察病变的变化趋势和治疗效果，为调整治疗方案和制订后续的康复计划提供依据。

六、脉诊、舌诊与影像对照

脉诊和舌诊是中医诊断中的重要方法，通过观察和分析患者的脉象和舌苔变化，可以推断其内在的病理变化。在现代医学影像技术的支持下，可以将脉诊、舌诊与影像资料进行对照分析，验证中医诊断的准确性和可靠性。

对比脉诊、舌诊的结果和影像显示的病变情况可以发现二者之间存在一定的关联性和一致性。例如，某些疾病的脉象变化往往与影像显示的病变情况相符合；舌苔的颜色、形态等特征也可以与影像显示的病变部位、性质等相互印证。

这种对照分析不仅可以验证中医诊断的准确性，还可以为中医理论的发展和完善提供新的思路和方向。通过深入研究脉诊、舌诊与影像资料之间的关系，可以更深入地理解中医理论的内涵和实质，以及进行个体化诊疗实践探索。

在中西医结合影像学的实践中，个体化诊疗是一个重要的探索方向。由于每个患者的体质、病情、生活环境等都有所不同，制订个性化的治疗方案对于提高治疗效果和患者的生活质量具有重要意义。

现代医学影像技术为个体化诊疗提供了有力支持。通过精确、详细的影像资料，有助于全面了解患者的病变情况，从而制订更符合患者实际的治疗方案。

例如，肿瘤治疗可以根据影像显示的肿瘤大小、位置、浸润范围等信息，选择最合适的手术方案或放疗、化疗方案。

同时，中医理论中的辨证施治原则也为个体化诊疗提供了重要指导。通过综合考虑患者的体质、病情、年龄、性别等因素，中医可以制订针对性的治疗方案，旨在调节患者身体的整体环境，促进其康复。

在中西医结合影像学的实践中，医生需要充分发挥中医和西医各自的优势，结合患者的实际情况，制订既科学又个性化的诊疗方案。这不仅需要医生具备丰富的临床经验和深厚的理论知识，还需要具备创新思维和跨学科合作的能力。

七、疗效评估与生活质量评估

疗效评估是医学实践中不可或缺的一环。科学、客观的评估方法可以了解治疗方案的有效性，为患者后续的治疗和康复提供指导。同时，患者的生活质量也是评估治疗效果的重要指标之一，它反映了患者在治疗过程中的整体感受和生活状态。

在中西医结合影像学的实践中，疗效评估可以通过多种方式进行。首先，对比治疗前后的影像资料，观察病变的变化情况，从而评估治疗效果。其次，结合中医的望、闻、问、切等诊断方法，观察患者的症状改善情况和生活质量提升情况。此外，利用一些现代医学的客观指标，如生化指标、免疫学指标等，对治疗效果进行综合评价。

生活质量评估则可以通过问卷调查、访谈等方式进行。了解患者在治疗过程中的身体状况、心理状态、社会功能等方面的情况，可以全面评估患者的生活质量。这有助于医生了解患者的真实需求，为患者提供更加人性化的医疗服务。

第十四章 影像诊断学

第一节 影像诊断方法概述

临床常用的影像学检查方法主要包括 X 线检查、CT、MRI、超声、核医学成像等,每种影像学检查方法都有其独特的优势和适用范围,临床应根据具体情况和临床需求选择合适的检查方法,并结合患者症状、体格检查、实验室检查等进行综合考虑。

一、X 线检查

X 线检查是医学影像学领域最早且应用最广泛的技术之一,其发展史不仅见证了医学影像技术的进步,也深刻地改变了疾病的诊断和治疗方式。

(一) X 线检查的基本原理

X 射线亦称伦琴射线,是一种高能量电磁波,其波长短于紫外线,具有很强的穿透能力。X 线检查的基本原理是基于不同物质对 X 射线的吸收程度不同。当 X 射线束穿过人体组织时,密度高的组织(如骨骼)对其吸收较强,透过量较少;密度低的组织(如软组织)对其吸收较弱,透过量较多。透过组织的 X 射线被探测器接收,并转换成图像,从而显示人体内部结构的密度差异。高密度组织在图像上表现为明亮区域,低密度组织则表现为暗淡区域。

X线扫描仪的核心部件包括X线管和探测器。X线管通过高压电场加速电子，使其撞击金属靶材，产生X射线。探测器则负责接收透过人体的X射线，并将其转化为可视化图像。现代X线扫描仪已经发展出多种探测器类型，例如影像增强器、数字平板探测器等，极大地提高了图像质量和诊断效率。

（二）X线检查的发展历史

1895年，德国物理学家威廉·康拉德·伦琴偶然发现了X射线，并因此获得了首届诺贝尔物理学奖。这一发现迅速引起了医学界的广泛关注，X线检查技术随即诞生并迅速发展。

早期X线检查技术主要依靠感光胶片记录图像，图像质量较低，曝光时间较长，对患者和操作人员的辐射剂量较大。随着技术进步，影像增强器、数字平板探测器等技术的应用，使得图像的质量显著提高，曝光时间缩短，辐射剂量降低，极大地提高了诊断效率和安全性。

计算机辅助诊断技术的引入，进一步提升了X线检查的诊断准确性。计算机辅助诊断系统可以自动识别图像中的病灶特征，辅助医生进行诊断，提高诊断效率并降低漏诊率。

（三）X线检查在医学领域的应用现状

X线检查是医疗领域中最早的和最常用的成像技术之一。自从X射线被发现，就在医疗领域中扮演着非常重要的角色。X线检查可以提供诊断和治疗的重要信息，对于医疗工作具有非常高的价值。X线检查的应用场景非常广泛，主要包括以下方面。

（1）骨骼系统疾病：X线检查是骨骼系统疾病诊断的首选方法，它可以清晰地显示骨折、脱位、骨肿瘤等疾病的征象。

（2）胸部疾病：胸部X线检查（即胸片）是诊断肺部感染、肺癌、气胸等疾病的重要手段。

（3）腹部疾病：X线腹部平片可以诊断肠梗阻、腹腔积液等疾病。

（4）牙科：X线检查是牙科诊断的重要工具，可以用于诊断龋齿、牙周炎等疾病。

（5）其他：X线检查可以应用于心血管疾病、泌尿系统疾病等多种疾病的诊断。

此外，随着技术的不断发展，X线检查技术也在不断创新。例如，数字减影血管造影（DSA）技术可以清晰地显示血管的形态和血流情况，为心血管疾病的诊断和治疗提供了重要手段；CT技术则可以获得人体断层图像，为疾病诊断提供了更全面的信息。

尽管X线影像的分辨率欠佳，在某些疾病的诊断中其检查精密度不足以满足临床需要，但其仍有很多优点：①非侵入性。X线检查对人体的损害很小，基本不会对人体造成损害。②方便快捷。X线检查应用方便，适应多种场景检查，且价格低廉，多用于体检及对疾病的初步检查。③准确性高：X线检查可以提供较为准确的诊断结果。④应用广泛：X线检查可以应用于多种疾病的诊断和治疗。

二、CT

CT是医学影像学领域一项革命性的技术，它突破了传统X线摄影的局限，为疾病诊断和治疗提供了前所未有的精准度。

（一）CT的基本原理

CT的核心原理与X线检查相同——基于X射线衰减的差异成像。X射线穿过人体组织时，其强度会根据组织密度的不同而发生衰减。不同组织对X射线的吸收程度不同，密度高的组织（如骨骼）对X射线的衰减程度大，密度低的组织（如肺部）对X射线的衰减程度小。CT扫描仪通过旋转的X线管和环形排列的探测器，对人体进行多角度的照射，并获取一系列投影数据。这些数据经过计算机处理，利用滤波反投影算法或迭代重建算法等重建人体内部组织的横断面图像。

CT影像的灰度值反映了组织的X射线衰减系数，不同的组织具有不同的灰度值，从而能够区分不同的组织结构。例如，骨骼显示为高密度，呈白色；空气显示为低密度，呈黑色；软组织则呈现不同的灰度等级。通过对CT影像的分析，医生可以识别出病变组织，例如肿瘤、出血、骨折等，并对其进行定性及定量分析。

CT扫描技术不断发展，现已出现多种扫描模式。

（1）螺旋CT。X线管和探测器围绕人体旋转的同时，扫描床连续移动，从而实现连续扫描，提高扫描速度和图像质量，减少伪影。

（2）多层螺旋CT（MSCT）。采用多个探测器阵列，显著提高扫描速度和图像分辨率，能够进行容积扫描，获取大量数据，用于三维重建和血管成像。

（3）锥形束CT。采用锥形X射线束，提高扫描效率，应用于介入手术导航等领域。

（4）迭代重建技术。通过迭代算法优化图像重建过程，降低辐射剂量，提高图像质量，减少噪声。

（二）CT的发展史

CT技术的发展并非一蹴而就，而是经历了漫长的探索和创新。

X射线被发现后，人们逐渐认识到利用X射线进行人体内部成像的可能性。然而，传统X线摄影只能获得二维平面图像，无法清晰地区分重叠的组织结构。因此人们开始考虑从不同角度进行X线扫描，并尝试将这些扫描图像进行组合判读。然而，由于当时计算机技术和探测器技术等方面的限制，这一设想未能在短期内实现。

20世纪60年代，阿兰·麦克莱德·科马克制造了历史上第一台CT原理机，并从理论方面奠定了CT技术研究的基础。随后，CT技术得到了快速发展，科马克和高弗雷·纽波达·亨斯菲尔德因开发计算机断层成像技术而共同获得了诺贝尔生理学或医学奖。1972年，亨斯菲尔德和助手完成了世界上首次临床CT扫描，标志着CT技术正式进入临床应用。

CT技术在20世纪80年代经历了重要的技术飞跃。螺旋CT的出现是一个关键里程碑，它利用滑环杆设计，使X线管和探测器能够不停旋转，从而产生螺旋状的"容积"图像数据。这种容积采集使得离轴评估、多平面重建和三维重建成为可能，显著提高了扫描速度和图像质量。

进入20世纪90年代，多探测器CT技术开始兴起。四探测器CT扫描仪一次旋转即可采集4张图像数据，全身扫描时间缩短至30 s以下。这一技术进步不仅提高了扫描速度，还增强了空间分辨率和时序分辨率，使得动态成像和多平面重建更加精确。

近年来，CT技术继续朝着更高分辨率、更快扫描速度和更智能图像处理的方向发展。例如，高分辨显微CT技术在药物开发、肿瘤探测和基因研究等领域发挥了重要作用。此外，光子计数探测器的开发进一步提升了CT影像的质量和诊断能力。

（三）CT检查在医学领域的应用现状

CT技术作为医学影像学领域的一项革命性进步，凭借其高分辨率、多平面成像和快速扫描等优势，已广泛应用于各医学分支，极大地提高了疾病的诊断准确率和治疗效率。CT技术在医学领域的应用主要有以下几个方面。

（1）神经系统疾病：CT扫描在脑出血、脑梗死、脑肿瘤、颅脑外伤等神经系统疾病的诊断中扮演着至关重要的角色。其能够清晰地显示脑组织结构、血管病变以及颅骨骨折等，为医生提供快速、准确的诊断依据，从而指导后续治疗方案的选择。例如，在急性脑卒中的早期诊断中，CT扫描可以快速识别出血性脑卒中或缺血性脑卒中，为患者的及时治疗争取宝贵时间。

（2）心血管疾病：冠状动脉CTA是近年来发展迅速的一项技术，它能够无创地显示冠状动脉的解剖结构和血流情况，帮助诊断冠心病、评估冠状动脉狭窄程度，为介入治疗或外科手术提供重要的参考信息。此外，CT还可用于评估主动脉瘤、主动脉夹层等疾病。

（3）胸部疾病：CT扫描在肺癌、肺结核、肺炎等胸部疾病的诊断中具有显著优势。它能够清晰地显示肺部病灶的大小、位置、形态以及与周围组织的关系，并能有效地鉴别良性和恶性病变。此外，CT还可用于评估胸腔积液、纵隔肿瘤等疾病。

（4）腹部疾病：CT扫描在肝脏、胆囊、胰腺、肾脏、脾等腹部器官疾病的诊断中发挥着重要作用。它能够清晰地显示这些器官的形态、大小、密度以及病变的特征，有助于诊断肝癌、胆结石、胰腺炎、肾结石等疾病。此外，CT还可用于评估腹腔内出血、腹腔肿瘤等。

（5）骨骼肌肉系统疾病：CT扫描可以清晰地显示骨骼的结构、密度以及骨折、肿瘤等病变，为骨科疾病的诊断和治疗提供重要的影像学依据。此外，CT还可以用于评估软组织损伤，例如肌肉撕裂、韧带损伤等。

（6）其他：除了上述应用，CT扫描还在其他医学领域得到广泛应用，例如泌尿系统疾病、盆腔疾病、妇科疾病等。

CT扫描作为一种高效、精确的医学影像学技术，在医学领域得到了广泛应用，极大地提高了疾病的诊断水平和治疗效果。CT技术仍在不断发展，未来的发展趋势主要包括：①更高分辨率和更低辐射剂量。开发更高分辨率的探测器和更先进的图像重建算法，在提高图像质量的同时降低辐射剂量。②更快的扫描速度。开发更快速的扫描技术，缩短扫描时间，提高效率。③更广泛的临床应用。拓展CT技术的临床应用范围，例如在早期疾病筛查、精准医疗等方面的应用。④人工智能技术的应用。利用人工智能技术辅助CT成像的分析和诊断，提高诊断效率和准确性。⑤多模态影像融合。将CT与其他影像模式（如PET、MRI）融合，提高诊断的准确性和全面性。

随着技术的不断发展，CT扫描的应用范围将会进一步扩大，为医学进步做出更大贡献。然而需要注意的是，CT扫描会产生电离辐射，因此需要根据患者的具体情况谨慎使用，并采取必要的辐射防护措施。

三、MRI

MRI 是现代医学影像学中的一项重要技术，广泛应用于各种疾病的诊断和研究。MRI 通过利用磁场和射频脉冲来产生高分辨率的图像，能够提供人体内部结构的详细信息。

（一）MRI 的基本原理

人体内部存在大量氢原子核，即质子。它虽然结构简单，但是具有较强的磁性。它是构成水、脂肪及糖类等有机物的基本成分，在人体内各个器官组织中广泛存在。氢原子核带有一个单位的正电荷，不停地绕着自身的磁轴旋转，在自然状态下，其磁矩指向不同方向，且互相抵消，使得人体整体没有磁性。

当人体处于强磁场当中时，氢原子核会在自身转动的同时也围绕外部磁场的磁矩转动，同时原本无序排列的氢原子磁矩也发生偏转，人体形成一个沿着外部磁场磁矩方向的整体磁矩，此时人体产生了一定的磁性。

在与外部磁场垂直的方向加入射频脉冲，当脉冲的频率与氢原子核转动的频率相同时，即可发生共振。氢原子核吸收了射频脉冲的能量，整个系统的平衡被打破。当射频脉冲被去除后，系统会自发地恢复到原来的平衡状态，在这个过程中，它们会将吸收的脉冲能量再释放出去。线圈将接收这些被释放的能量，再通过计算及处理重建成图像。组织器官内氢原子核数量越多，其发出的 MRI 信号也就越强，反之则越弱。人体不同组织器官的氢原子核数量不同，这些差异就可以在 MRI 图像中显示出来。

（二）MRI 的发展史

MRI 技术的发展经历了几个重要阶段，以下是其发展史的简要回顾。

早期研究：磁共振现象最早由物理学家费利克斯·布洛赫（Felix Bloch）和爱德华·珀塞尔（Edward Purcell）于 1946 年发现。他们的研究主要集中在化学和物理领域，但为后来的医学应用奠定了基础。

医学应用的初步探索：20 世纪 70 年代，雷蒙德·达马迪安（Raymond

Damadian）发现了不同组织的磁共振信号不同，这为 MRI 在医学领域的应用提供了理论基础。随后，保罗·克里斯琴·劳特伯和彼得·曼斯菲尔德分别独立发展了 MRI 的基本技术，使得成像成为可能。

商业化和临床应用：20 世纪 80 年代，MRI 设备开始商业化，并逐渐在临床中得到应用。随着技术的不断进步，MRI 设备的分辨率和成像速度得到了显著提高。

现代发展：自 20 世纪 90 年代以来，MRI 技术取得了巨大进展。高场强 MRI（如 3T 和 7T）的引入，使得图像的分辨率和质量大大提高。此外，新的成像技术如弥散加权成像、功能性磁共振成像（fMRI）和磁共振血管成像（MRA）等也得到了广泛应用。

（三）MRI 在医学领域的应用现状

MRI 在医学领域的应用非常广泛，以下是其主要应用领域。

（1）神经系统疾病：MRI 是诊断脑部和脊髓疾病的重要工具。它可以显示脑部的详细结构，包括白质和灰质，有助于诊断脑肿瘤、脑卒中、多发性硬化症和其他神经系统疾病。fMRI 是一种特殊的 MRI 技术，可以显示大脑活动的实时图像。它广泛应用于神经科学研究，有助于理解大脑的功能和结构。

（2）心血管系统疾病：心脏 MRI 可以提供心脏结构和功能的详细信息。它可以用于评估心肌的健康状况、心功能和血流动力学，有助于诊断冠心病、心肌病和心脏瓣膜疾病。

（3）肌肉骨骼系统疾病：MRI 在诊断肌肉、骨骼和关节疾病方面具有独特优势。它可以显示软组织的详细结构，如肌腱、韧带和软骨，有助于诊断关节炎、骨折和肌肉损伤。

（4）腹部疾病：MRI 在腹部成像中也有广泛应用。它可以显示肝脏、胰腺、肾脏和脾的详细结构，有助于诊断肝病、胰腺炎、肾脏疾病和其他腹部疾病。

（5）肿瘤：MRI 在癌症诊断中具有重要作用。它可以显示肿瘤的详细结构和扩散范围,有助于制订治疗方案。此外,MRI还可以用于监测疾病治疗效果和评估预后。

MRI技术自发明以来,经历了从基础研究到临床应用的不断发展。它在医学领域的应用非常广泛,涵盖神经系统、心血管系统、肌肉骨骼系统、腹部探查和癌症诊断等多个方面。随着技术的不断进步,MRI在未来将继续发挥重要作用,为医学诊断和研究提供更多的可能性。

四、超声

超声技术是一种利用声波在物质中传播的特性,通过发射和接收声波来获取物体内部特征的检测技术。超声成像因其无创性、实时性、经济性及高分辨率等优点,广泛应用于医学领域,是现代医学诊断的重要手段。

(一)超声技术的基本原理

超声波是指频率高于20 kHz的声波,人耳无法听到。超声检查需要将探头贴在人体表面或置入人体内,设备中的换能器可将电能转化为超声波,并向目标组织发射。被发射出的超声波在组织中传播,遇到不同密度的组织界面时会发生反射和折射。当超声波遇到组织界面(如肌肉与脂肪、组织与液体)时,部分声波会被反射回来,形成回声信号。不同的组织对超声的反射程度不同,这些回声信号就提供了组织结构的信息。

超声设备接收这些回声信号,并通过计算机处理,即可形成可视化的图像,人体组织的特性和结构即通过回声强度的高低和分布情况,在图像上以亮度和对比度反映出来。

超声技术具有良好的实时成像能力,可以在扫描过程中即时观察人体活动的动态变化,如心脏跳动和血流状态。

(二)超声技术的发展史

超声技术的应用历史可以追溯到20世纪初。以下是超声技术发展的几个重要里程碑。

早期研究：超声技术的基础研究始于20世纪20年代，在"二战"期间，超声被用于水下探测和测距。工程师发现超声技术也可以应用于医学领域，并对其进行初步探讨。

医疗应用的起源：20世纪40年代，瑞典医生英格·埃德勒（Inge Edler）首次将超声波应用于心脏病的诊断，利用超声成像技术观察心脏结构，开拓了超声在医学领域的应用。

超声技术的进步：20世纪60至70年代，随着换能器技术和电子技术的发展，超声设备逐渐实现了高频率、高分辨率成像，超声检查的范围扩大到腹部、妇产科等多个领域。

多普勒超声的出现：20世纪70年代，多普勒超声技术的应用使得血流动力学的评估成为可能，为心血管疾病的诊断提供了新手段。

现代技术：20世纪80年代至今，计算机技术的发展带来了数字超声和三维超声成像技术，超声能够以更高的精度和更丰富的信息量进行各种诊断。

（三）超声技术在医学领域的应用现状

超声检查已成为医学诊断的重要组成部分，广泛应用于多个领域。

（1）心血管系统检查：超声心动图用于检查心脏结构、功能及血流动力学，帮助诊断心脏病、瓣膜病及先天性心脏病。

（2）腹部检查：腹部超声常用于评估肝、胆、胰、脾及肾等脏器的病变，能够有效检测肝硬化、胆结石及肾结石等。

（3）妇产科检查：用于早期妊娠的监测、胎儿发育评估及产前检查，能够检测胎儿结构异常、胎位及胎盘位置等问题。

（4）泌尿系统检查：超声可用于评估肾脏及膀胱病变，如肾肿瘤、肾积水及膀胱结石等。

（5）软组织及颈部检查：超声在甲状腺、淋巴结和乳腺病变的评估中具有重要意义。

（6）介入治疗：超声引导下的穿刺、活检及治疗手术在临床中逐渐普及，提高了介入操作的安全性和准确性。

超声技术因其安全、便捷、无创及实时成像的特性，已成为现代医学中不可或缺的诊断工具。随着技术的持续进步，超声正在向高分辨率、三维成像及功能成像等方向发展，有望在更广泛的医学应用中发挥重要作用。未来，超声技术结合人工智能和大数据分析有望进一步提升临床诊断的准确性和效率，为患者提供更好的医疗服务。

五、核医学成像

核医学成像技术是利用放射性核素作为示踪剂，通过探测其在体内的分布和代谢情况，从而获得人体器官功能和代谢信息的医学影像技术。它与传统的解剖影像学技术（如X线、CT、MRI）不同，核医学成像更侧重于反映人体组织器官的功能和代谢状态，而非单纯的解剖结构。其发展历程波澜壮阔，深刻地改变了疾病的诊断、治疗和预后评估方式，在现代医学中占据着重要地位。

（一）核医学成像的基本原理

核医学成像技术的核心在于放射性核素。这些核素具有不稳定的原子核，会自发衰变并释放出γ射线或β粒子。通过化学方法将这些放射性核素标记到特定的药物分子上，形成放射性示踪剂。当示踪剂被注射或摄入人体后，它会根据药物分子的特性在体内特定器官或组织中富集。通过体外探测器，如γ相机、正电子发射断层扫描（Positron Emission Tomography，PET）仪检测这些放射性核素释放的射线，并将其转换为图像，从而实现对人体内部器官功能和代谢的成像。

不同的核医学成像技术利用不同的放射性核素和探测原理。例如，单光子发射计算机断层成像术（SPECT）主要利用γ射线发射核素，通过旋转探测器采集多个角度的投影数据，然后利用计算机重建三维图像。而PET则利用正电子发射核素，当正电子与体内电子湮灭时会产生一对方向相反的γ射线，通过探测器同时探测这两个 γ 射线，并利用计算机算法重建图像。PET-CT 是将 PET 与 CT 技术结合，将功能信息与解剖信息相结合，提高了诊断的准确性和特异性。

（二）核医学成像的发展史

核医学成像技术的发展与核物理学和医学的进步紧密相连。其发展历程大致可以分为以下阶段。

早期探索阶段：在 19 世纪末至 20 世纪初这一阶段主要集中在放射性物质的发现和初步应用。1896 年安东尼·亨利·贝克勒尔（Antoine Henri Becquerel）发现铀的天然放射性，拉开了放射性研究的序幕。随后居里夫妇发现了钋和镭等放射性元素，为核医学的发展奠定了基础。早期核医学主要依靠简单的计数器检测放射性物质在体内的分布，缺乏成像能力。

显像技术发展阶段：20 世纪中期，随着 γ 相机技术的出现，核医学成像技术取得了突破性进展。γ 相机能够实时采集和显示放射性核素在体内的分布，为疾病的诊断提供了更直观的影像学依据。此后，技术不断改进，图像分辨率和灵敏度不断提高。

断层扫描技术兴起阶段：20 世纪 70 年代至 20 世纪末，SPECT 和 PET 技术的出现标志着核医学成像技术进入了一个新的发展阶段。断层扫描技术能够重建人体内部器官的三维图像，大大提高了图像的清晰度和诊断的准确性。特别是 PET 技术，由于其高灵敏度和特异性，在肿瘤学、神经学等领域获得了广泛应用。

分子影像时代：21 世纪至今，随着分子生物学和纳米技术的快速发展，核医学成像技术也朝着分子影像方向发展。通过设计特异性靶向的放射性示踪剂，可以对疾病相关的分子机制物质进行成像，为疾病的早期诊断和个体化治疗提供新的手段。例如，针对肿瘤特异性受体的靶向显像剂，可以更精准地检测肿瘤及其转移灶。

（三）核医学成像技术在医学领域的应用现状

核医学成像技术目前已广泛应用于临床医学的各个领域，其应用主要体现在以下方面。

（1）肿瘤检查：这是核医学成像技术应用最广泛的领域之一。PET-CT扫描能够检测肿瘤的早期病灶，评估肿瘤的分期和分级，监测治疗效果，以及预测预后。例如，氟脱氧葡萄糖PET-CT是目前最常用的肿瘤显像技术之一，能够检测多种恶性肿瘤，如肺癌、乳腺癌、淋巴瘤等。

（2）心血管系统检查：核医学成像技术可以评估心肌的灌注情况、心肌活力和心肌代谢，为冠心病、心肌梗死等疾病的诊断和治疗提供重要的影像信息。例如，心肌灌注显像可以检测冠状动脉狭窄情况，评估心肌缺血的程度。

（3）神经系统检查：核医学成像技术可以评估脑血流、脑代谢和神经递质的释放，为阿尔茨海默病、帕金森病、癫痫等神经系统疾病的诊断和治疗提供重要的影像信息。例如，多巴胺转运体SPECT扫描可以用于帕金森病诊断。

（4）内分泌系统检查：核医学成像技术可以评估甲状腺、肾上腺等内分泌器官的功能，为甲状腺功能亢进、甲状腺癌等疾病的诊断和治疗提供重要的影像信息。例如，甲状腺摄碘率测定可以评估甲状腺的功能。

（5）骨骼疾病检查：核医学骨扫描可以检测骨骼的代谢情况，为骨肿瘤、骨转移、骨关节炎等疾病的诊断和治疗提供重要的影像信息。

（6）感染性疾病检查：核医学成像技术可以检测感染灶，为感染性疾病的诊断和治疗提供重要的影像信息。例如，白细胞显像可以检测感染灶。

（四）核医学成像技术的发展趋势

核医学成像技术正朝着更加精准、高效和个性化的方向发展，拥有广阔的发展前景，其未来发展趋势主要体现在以下方面。

（1）新型放射性示踪剂的研发：开发具有更高特异性、更高灵敏度和更低毒性的新型放射性示踪剂，是核医学成像技术未来发展的重要方向。

（2）新型成像技术的研发：例如，将 PET 与 MRI、光学成像等技术相结合，可以获得更全面、更精细的影像信息。

（3）人工智能技术的应用：利用人工智能技术对核医学图像进行分析和处理，可以提高诊断的效率和准确性。

（4）个体化治疗的指导：根据患者的个体差异，选择合适的放射性示踪剂和治疗方案，实现个体化治疗。

总而言之，核医学成像技术作为一门重要的医学影像技术，在疾病的诊断、治疗和预后评估方面发挥着越来越重要的作用。随着技术的不断发展和创新，核医学成像技术将为精准医学的发展提供强有力的支撑，造福更多患者。然而，核医学成像技术也面临着一些挑战，例如放射性核素的安全性、成本以及专业人员培训等。未来，需要进一步加强技术研发，提高技术安全性，降低成本，并加强专业人才的培养，才能更好地推动核医学成像技术的发展和应用。

第二节 呼吸系统与纵隔影像诊断学

一、呼吸系统与纵隔影像诊断技术

（一）呼吸系统影像诊断技术

呼吸系统影像基础是理解和诊断呼吸系统疾病的重要依据，它不仅是医生理解和诊断各类呼吸系统疾病的核心工具，更是揭示肺部生理和病理状态的关键手段。随着医疗技术的不断发展，X 线、CT、MRI 等影像技术为呼吸系统疾病的诊断提供了强大支持。

1. X 线检查

胸片检查作为一种基础且普及的影像检查方法，在临床实践中展现出无可替代的优势和较大的应用价值。这一技术以其简便、快捷、经济的特点成为呼

第十四章 影像诊断学

吸系统疾病的首选检查方法，尤其对于早期发现肺部病变、评估疾病进展以及辅助诊断各类肺部疾病具有重要意义。

胸片检查的简便性体现在其操作流程上，只需患者保持特定体位（一般在站立位或仰卧位），进行胸部 X 线检查即可。这种检查方法快捷，从曝光到获取图像通常仅需数秒至数十秒的时间，大大提高了诊疗效率。同时，其经济性也使得它在各类医疗机构中得到广泛应用，尤其是在基层医疗单位和急诊筛查中。胸片检查是呼吸系统疾病的首选影像学评估手段。

在影像解读上，正常肺组织在胸片上呈现出一种均匀分布的透亮区域，这是因为空气在 X 射线下的穿透性较好，显示出明亮的影像。而肺纹理，即肺部血管和支气管结构，在胸片上也表现得清晰可见，这是由于这些结构相对密集，因此在 X 线影像上形成对比度较高的线条状显现。此外，通过观察胸片，医生还可以及时发现肺部是否存在异常阴影，这是判断肺部是否存在病变的重要依据。

当肺部发生病变时，胸片的影像特征会随之发生显著变化。这些变化是肺部疾病在外部表现上的直接反映，对于医生来说，通过仔细分析这些变化，能够得到关于呼吸系统疾病的重要信息，进而精准诊断并制订针对性的治疗方案。

在胸片上，肺部病变的常见异常影像包括但不限于：肺部阴影的增多或减少，这一现象可能预示着肺部炎症、肿瘤占位、胸腔积液等多种疾病状态。其中，肺部炎症通常表现为实变或磨玻璃密度影的增多，而肿瘤占位则可能出现局限性阴影的增大或增多。

肺纹理的增粗或减少也是胸片上常见的变化之一。肺纹理的增粗可能反映肺间质炎症、纤维化或者充血等情况，如慢性阻塞性肺疾病（COPD）中的小气道病变；肺纹理减少则可能提示肺气肿、肺水肿等病变导致的肺泡结构破坏或充盈不足。

肺野透亮度的改变同样是诊断肺部疾病的重要依据。正常情况下，肺部含气量适中，透亮度稳定。但在病理状态下，如肺水肿时，由于肺泡内积聚大量液体，使得肺组织密度增大，X线透过率降低，表现为肺野透亮度明显降低；而在肺气肿时，由于肺泡扩张、破裂并融合，形成较大的气腔，导致肺组织含气量增加，X线透过率提高，表现为肺野透亮度显著增加。

通过细致解读这些胸片上的变化，医生可以深入了解患者的呼吸系统疾病特征，并结合临床其他检查数据，做出更为精确的诊断，并据此制订更为合理、有效的治疗方案。

2. CT

尽管X线检查对呼吸系统疾病的初步检查有重要意义，但其分辨率有限，目前，分辨率更高的CT检查已广泛应用于临床。

CT的成像原理与X线检查相同，通过多个扫描线圈从多个角度同步扫描，再将图像组合，形成多维度、高分辨率的影像。CT扫描通常需要肺窗与纵隔窗2个视窗方能观察到胸腔的全部解剖结构。CT扫描目前通常作为胸部疾病的首选检查方法，其影像可通过多个层面反映相关结构的具体情况，肺窗横断面主要包括气管隆嵴层面、右主支气管层、中间支气管层面、右中叶支气管层面及右下叶基底段支气管层面；纵隔窗横断面主要包括胸骨切迹层面、主动脉弓层面、主－肺动脉窗层面、隆凸和左肺动脉层面、右肺动脉层面及主动脉根部层面。

呼吸系统常见的CT征象有树芽征、轨道征与印戒征、磨玻璃密度影、肺实变影、结节与肿块、晕轮征、空洞与空腔、马赛克征、碎石路征、空气新月征、肺间质征与蜂窝肺。

树芽征是由终末细支气管和肺泡腔内病变形成的小结节影与树枝状的高密度影，通常表明有小气道病变，如细支气管炎症等。

轨道征与印戒征皆为支气管扩张的征象，当扩张的支气管走行与CT扫描平面平行时即显示为轨道征，垂直则显示为印戒征。

磨玻璃密度影表现为肺野低密度背景上的略高密度影，边界清晰或不清晰，其中可显示出肺纹理影,有时可见空气支气管征。磨玻璃密度影既可发生在肺间质,也可发生在肺实质病变,提示可能为病变早期。

肺实变影为形态与大小不一的高密度影,边界多不清晰,透过其中不能见到肺纹理影,有时可见空气支气管征。肺实变影提示肺实变,即肺泡腔内的气体被病理性液体或细胞替代,可见于肺炎性疾病、肺不张、肺结核及肺肿瘤等。

结节与肿块均是肺实质内的不伴有肺门或纵隔淋巴结肿大、肺不张或肺炎的圆形或卵圆形致密影,有一定锐利度的边缘,其内可有钙化或空洞,直径 ≤ 2.0 cm 为结节,直径 > 2.0 cm 为肿块。肺结节的大小对判断结节的良恶性有重要意义,一般而言,小结节为良性的可能性较大,而较大结节为恶性的可能性更高。

晕轮征是指结节周围环形磨玻璃密度影,通常代表肺出血或肺水肿。这一般是侵袭性真菌病的早期征象,也可见于炎症、结核及肿瘤等疾病。

空洞是肺内病变坏死液化,经引流支气管排出,以及气体进入而形成的透亮区。而空腔是肺内正常生理腔隙的病理性扩大。

马赛克征常见于一些可造成局部气体滞留或肺实质通气不良的疾病中,是气道或肺血管疾病引起相邻肺区的血液灌注出现差异而产生的肺密度不均匀征象。

碎石路征表现为呈地图状分布的、重叠有网状的光滑细线影的磨玻璃密度影,常见于肺泡蛋白沉积症。

空气新月征是指肺内空洞或空腔内的球形病灶与洞壁之间形成的新月形透亮影。它被认为是曲霉菌感染的特异性征象,特点是随着体位变动,空洞或空腔内的霉菌球可移动,但始终位于近地位;也可见于肺结核等其他疾病,这些疾病产生的空气新月征多不随体位而变动,且常伴有钙化。

肺间质征主要表现为在胸膜下 1 cm 内,与胸膜走行平行的弧形细线影,细线长数厘米、宽数毫米。此种征象多见于肺间质纤维化等病变中,一般是在病变早中期,而病变晚期则可显示为蜂窝肺。蜂窝肺则表现为肺内多发呈蜂窝状的壁菲薄的透亮影,大小从几毫米到几厘米不等。

3. MRI

尽管 CT 扫描通常作为呼吸系统疾病首选的检查方法,但 MRI 在某些特定情况下具有独特优势。

MRI 能够提供高分辨率的图像,有助于观察纵隔、胸壁病变及其毗邻关系。此外,MRI 可以用于评估肺血管性疾病、纵隔及胸膜疾病、肺癌等疾病,并在诊断累及肺动脉的血管炎中可提供可靠信息。

MRI 在检测肺通气缺陷方面也显示出较高的灵敏度。与传统的通气闪烁扫描、CT 或标准肺功能检查相比,MRI 在慢性阻塞性肺疾病、肺气肿、囊性纤维化、哮喘和闭塞性细支气管炎患者中检测通气缺陷时可能更具优势。

此外,MRI 技术的进步,如并行成像、超快速序列以及心电门控技术的应用,使得 MRI 在临床实践中常规用于评估肺实质异常。这些技术的发展不仅提高了图像质量,还缩短了扫描时间,使得 MRI 在呼吸系统疾病的诊断中更加实用。

然而,MRI 在肺部检查中也存在局限性。由于肺实质的信号强度较低,MRI 难以显示肺的细微结构。因此,在某些情况下,MRI 可能需要与其他影像学检查方法结合使用以提高诊断准确性。

MRI 在呼吸系统检查中主要用于评估肺部结构和功能异常,尤其在检测肺通气缺陷和血管性疾病方面具有独特优势。尽管存在一定的局限性,但随着技术的不断进步,MRI 在呼吸系统疾病诊断中的应用前景广阔。

(二)纵隔影像诊断技术

纵隔是人体胸腔内的一个重要区域,其位置在胸骨之后、胸椎之前,紧邻两侧的胸膜腔,如同一座桥梁连接着左右两侧的胸腔。该区域包含心脏、大血管、食管、气管、胸腺、神经和淋巴组织等关键结构,是维持胸腔内器官正常功能的重要通道。

纵隔的解剖结构非常复杂，其中包括多种不同类型的组织和器官。心脏是纵隔中最重要的器官之一，它位于纵隔的中央，通过大血管与全身的血管系统相连。大血管包括主动脉、肺动脉、上腔静脉和下腔静脉等，它们在纵隔内延伸并分支到全身各个部位。主动脉负责将氧气和营养物质输送到全身各组织器官，肺动脉则将血液输送到肺部进行氧合作用，上腔静脉和下腔静脉则负责将血液收集回心脏。

食管是一根长管状器官，位于纵隔中部，连接喉部和胃部，是食物进入胃部的通道。气管是一根连接喉部和左右支气管的管道，用于输送空气进入肺部进行呼吸作用。胸腺是位于纵隔前部的一个免疫器官，在青少年时期发挥重要作用，但在成年后会逐渐萎缩。神经组织在纵隔内形成复杂的交感神经和副交感神经系统，调节人体的生理功能。淋巴组织遍布于纵隔的各个角落，包括淋巴结和淋巴管，它们参与免疫反应和体液循环。

纵隔内的这些组织结构各自发挥着重要的生理功能，它们之间的相互联系和协调作用对于维持人体正常生命活动至关重要。通过对纵隔解剖结构的细致观察和分析，医生可以更好地理解胸腔内的生理和病理过程。在临床实践中，这对于诊断和治疗各种胸腔疾病具有重要意义。例如，在诊断胸腔积液、气胸、心脏疾病等问题时，医生需要详细了解纵隔的结构和功能；在治疗肺癌、食管癌等胸部肿瘤时，医生也需要对纵隔的结构进行深入分析，以便制订合适的治疗方案。

纵隔的影像学检查主要包括 X 线、CT 和 MRI。纵隔作为人体胸腔和腹腔之间的关键区域，包含着心脏、大血管、气管、食管以及各种淋巴组织等重要结构。

X 线检查作为影像学检查的基石。在纵隔检查中，X 线检查常用于初步评估纵隔的大小和形态，以及是否存在显著的占位性病变。然而，X 线的分辨率有限，对于细微结构的显示能力相对较弱。

CT 在纵隔病变诊断中发挥着举足轻重的作用。CT 利用 X 射线旋转扫描并结合计算机算法重建出连续的横断面图像,能够清晰展示纵隔内各组织结构的形态、位置和相互关系。CT 的高分辨率使得医生可以细致观察纵隔内各种结构的变化,如肿块的大小、密度、边界等特征,以及是否存在侵犯周围组织的情况。此外,CT 的多平面重建能力使得医生可以从多个角度观察和分析病变,显著提高了诊断的准确性和全面性。

MRI 同样是纵隔影像学检查中的常用方法。MRI 利用强大的磁场和射频脉冲使人体组织产生共振现象,从而生成图像。相比于 CT,MRI 在显示软组织结构方面更具优势,能够更好地观察纵隔内的淋巴组织、血管和神经等结构。然而,MRI 检查时间较长,且成本较高,因此在某些情况下可能不如 CT 应用普及和广泛。

在纵隔病变的诊断中,影像学检查扮演着举足轻重的角色。X 线作为基础检查方法,能够迅速提供纵隔的大小和形态的初步评估;CT 则通过高分辨率的横断面图像,将纵隔内各组织结构的细节变化展现得淋漓尽致;而 MRI 则能在软组织结构方面提供更优越的显示效果。医生需根据患者的具体情况和病变特点,精心选择合适的影像学检查方法,以最大限度地提高诊断的准确性和全面性。

除了上述影像学检查方法外,其他辅助检查手段也可以用于纵隔病变的诊断。例如,超声检查可以用于精确评估纵隔内肿块或淋巴结的大小和位置;核医学检查可以利用放射性同位素标记的化合物来精准检测纵隔内的病变组织;光学相干断层扫描(Optical Coherence Tomography,OCT)则可以用于深入观察纵隔内的血管和神经等关键结构。这些检查手段各有其优缺点和适用范围,医生需根据具体情况选择合适的检查方法。

影像学检查在纵隔病变诊断中并非唯一的诊断手段。医生需结合患者的病史、体格检查、实验室检查等多方面的信息进行综合分析,以做出更为准确的诊断。同时,医生还需根据患者的具体情况和病变特点,精心选择合适的影像学检查方法,以提高诊断的准确性和全面性。

二、呼吸系统与纵隔疾病的影像学检查

（一）呼吸系统疾病的影像学检查

呼吸系统疾病是一类涉及多种疾病的复杂领域，涵盖肺炎、肺结核、肺癌以及COPD等多种类型。这类疾病在影像学表现上各具特色，而后者则为呼吸系统疾病的诊断提供了关键线索和依据。同时，还需要结合患者的病史，体格检查，实验室检查，如血液检查、痰液检查，以及支气管镜检等进行综合分析，才能做出更为准确和可靠的诊断。

1. 肺炎

肺炎的影像学诊断方法主要包括胸部X线检查和CT检查，其中CT尤其是高分辨率CT（HRCT）是目前最常用的影像学检查手段。此外，MRI在某些情况下也被用于肺炎的诊断。

肺炎的胸片表现有：①充血期显示为肺纹理增粗，透过度略低，可能无明显阳性发现。②实变期可见大片状炎症浸润致密影，内见空气支气管征（充气支气管影），边缘模糊。③消散期炎性灶的密度减低，出现小斑片状影，分布不均，吸收不全者可残留纤维索条瘢痕状。

肺炎的CT表现有：①磨玻璃密度影。常见于病毒性肺炎，如流感病毒和新冠病毒感染，表现为弥漫的密度不均的磨玻璃密度影，上面有很多细小网格。②碎石路征。表现为肺内网格状改变。③空气支气管征。在实变区域内可见充气支气管影。④血管束增粗。在磨玻璃密度影基础上，伴有血管束增粗。⑤肺实变影。进展期可表现为肺实变，密度均匀或不均匀。

HRCT可见胸膜下及肺外带分布磨玻璃密度影，伴血管束增粗及间质性改变。一些病毒感染造成的肺炎还可见碎石路征和网格影。

MRI对肺炎的诊断效能优于CT。MRI可见病灶呈中等偏高信号，边缘不清楚，呈斑片状。MRI还能在冠状位和失状位直接显示肺段或肺叶的形态，病灶内的血管及支气管呈无信号。

2. 肺结核

肺结核的影像学诊断方法主要包括胸部 X 线检查和 CT 检查，其中 CT 常用于筛查及初步检查，而 CT 可作为确诊性检查手段。

胸部 X 线检查是诊断肺结核的首选筛查方法，具有费用低、辐射剂量低、操作便捷等优点。通过后前位摄片、前弓位摄片、肺尖部摄片等操作，可以从胸片上观察到肺部病变的部位、范围和发病性质。然而，胸片的密度分辨率较低，体积较小的病灶或位于肺尖区、肺底部的病灶不易发现，且对病灶细微结构显示较差。

胸部 CT 检查具有良好的密度分辨率，能够发现肺部细微病变，并且可有效避免影像重叠的问题，因此成为临床筛查和诊断肺结核的主要影像学手段。CT 增强扫描可以进一步补充病灶形态学诊断，显示病灶的强化程度等信息。CT 影像中常见的肺结核征象包括局限性斑片影、大叶性干酪性肺炎病变、增殖性病变、结核球、结核性空洞、支气管播散病变、肺间质改变、硬结钙化或索条影等。纤维空洞性肺结核常表现为纤维空洞、空洞周围改变、肺叶病变、代偿性肺气肿等。HRCT 可以显示小叶内细网织线影、树芽征、微结节等特征性征象。

MRI 在显示软组织结构方面优于 CT，但其在肺结核中的应用相对有限。

3. 肺癌

肺癌是全球范围内发病率和死亡率极高的恶性肿瘤，其早期诊断对于提高患者的生存率至关重要。影像学检查在肺癌的诊断、分期和疗效评估中起着关键作用。肺癌的影像诊断技术主要包括 X 线检查、CT、MRI 及 PET-CT。

胸部 X 线检查是肺癌筛查的初步方法，能够快速有效地评估肺部情况。肺癌典型的胸片征象包括：①结节或肿块。肺部可见边缘不规则或毛刺状的肿块，一般来说，直径 ≥ 3 cm 可能提示恶性。②肺叶浸润。肿瘤浸润可导致肺组织模糊，表现为肺纹理增粗。③淋巴结肿大。纵隔淋巴结肿大提示可能的淋巴转移。④胸腔积液。可见心影改变、胸部阴影或浸润影，需进一步评估。

第十四章　影像诊断学

CT是诊断肺癌的重要工具，能够提供更为清晰和详细的肺部影像。肺癌CT的征象主要包括：①肺结节。CT对小结节的敏感性高，可见直径<3 cm的小结节，通过分析边缘形态（规则或不规则）及内部密度（实性、磨玻璃或混合影）有助于判断其良恶性。②肿块。>3 cm的肿块，边缘不规则、毛刺状或内有坏死区，往往提示恶性肿瘤。③浸润影。若肿瘤周围肺组织模糊，出现浸润性影像，提示可能伴发胸膜增厚或淋巴结转移。④纵隔淋巴结肿大。若肿大的淋巴结横径≥1 cm，形态不规则，可能提示转移。

虽然MRI在肺癌的诊断中不如CT常用，但在某些情况下（如评估肿瘤侵袭性及胸壁侵犯）仍具有优势。相对于CT，MRI在软组织显示上的表现更佳，能够清晰显示肿瘤与周围组织的关系。此外，MRI能够清楚显示胸壁肌肉及纤维组织的受累情况，帮助评估肿瘤的侵袭性。

PET-CT结合了代谢信息和解剖结构信息，常用于肺癌的分期和复发监测。肿瘤组织通常表现为氟脱氧葡萄糖的高摄取，这可以用于对肿瘤的活跃性进行评估。除了对已知病灶进行检查，PET-CT能够清晰地显示全身范围内的转移灶，有助于评估肺癌的分期。在治疗后，PET-CT用于评估肺癌治疗效果及监测复发。

4.COPD

COPD是一种以持续的呼吸道症状和气流受限为特征的慢性炎症疾病，主要表现为支气管、肺气肿等病理改变。影像学检查对COPD的诊断、分期及病程监测具有重要价值。COPD的影像诊断技术主要包括胸部X线检查、CT、MRI和呼气相肺功能影像检查等。

胸部X线检查是初步筛查COPD的常用方法，可以显示肺部的一些基本改变，如肺野透亮度增加、肺纹理稀疏、膈肌下移等。然而，X线检查的分辨率较低，无法详细显示小气道和肺实质的细微变化。COPD的胸片特征主要包括：①肺气肿。表现为肺纹理减少、肺野透亮度增加（过度充气）、肺体积增大。心影缩小可提示肺气肿的严重程度。②肺大疱。单个或多个大小不一的囊性透明区，呈圆形或椭圆形，常见于上肺及外周。③支气管壁增厚。在支气管中心可见增厚的支气管壁，表现为肺纹理的增粗和密度增加。

CT 是诊断 COPD 的首选影像学检查方法，能够提供比 X 线检查更详细的肺部结构信息。CT 扫描主要用于评估肺气肿、空气滞留和支气管壁增厚等特征。CT 扫描还可以用于定量分析，如双气相 CT 定量参数可以有效评估肺气肿范围，并预测患者的死亡率。此外，CT 扫描还可以通过观察吸气和呼气阶段的肺部区域变化来推断气体滞留现象。COPD 的 CT 征象主要有：①肺气肿。表现为局部或广泛的低密度区，边界清晰或不规则，常伴有小叶中心型肺气肿和间隔旁肺气肿。小叶中心型肺气肿病变主要集中于呼吸性细支气管及其周围肺组织，HRCT 影像上见多个小圆形低密度灶，主要表现为中心区域（包括大支气管、小叶间隔及结缔组织）的气肿病变，形成单发或多发的大疱。②纤维化灶。表现为肺纹理增加、结构紊乱，以及小叶间隔及支气管壁的增厚。

除常规 CT 平扫外，HRCT 是评估早期 COPD 病理改变的重要工具，尤其适用于发现小气道病变和早期空气潴留。HRCT 能够直接观察肺部局部情况，发现被肺功能检查漏诊的肺气肿和小范围空气潴留。HRCT 通常在大动脉弓、气管分叉以及膈肌上方 1～2 cm 处进行扫描，以评估肺气肿体积。

MRI 在 COPD 诊断中的应用相对有限，但其软组织高分辨率有助于评估 COPD 对肺组织结构和功能的影响。MRI 能够显示肺组织及气道的细微变化，特别是在评估纤维化及慢性炎症过程中引起的局部组织损伤。通过动态增强 MRI 可以评估 COPD 患者的局部肺组织灌注不良区，评估治疗效果。

呼气相肺功能影像检查主要包括动态肺功能 CT，用于评估 COPD 患者的肺内气压传导和气流阻挡情况。呼气相肺功能影像检查能够通过呼气和吸气状态下的相位对比，动态观察肺内气体分布的变化，判断气道阻塞的部位和程度。这种检查还可以评估气体分布不均及局部通气不足情况，有助于 COPD 的诊断和分期。

5.肺动脉栓塞

肺动脉栓塞是一种严重的临床病理生理综合征，主要由内源性或外源性栓子堵塞肺动脉或其分支引起，导致肺循环障碍。其常见病因包括深静脉血栓形成，这是肺栓塞的主要来源。大多数情况下，肺栓塞的栓子来源于下肢深静脉血栓。

肺动脉栓塞的症状可能包括呼吸困难、胸痛、咳嗽和咯血等。这些症状在严重情况下可能导致休克、低血压和急性右心室扩张，甚至猝死。此外，肺动脉栓塞还可能引起肺梗死、肺动脉高压和右心功能不全等并发症。

肺动脉栓塞患者的胸部 X 线检查常有异常表现，包括：在栓塞血管远端的肺血管变细，纹理变浅、变少或消失，肺野透亮度增加，肺野局部浸润性阴影，尖端指向肺门的楔形阴影，肺不张或膨胀不全，胸腔积液征等。同时由于心肺循环阻碍，可见心脏尤其是右心室增大。但这些表现均缺乏特异性，仅凭胸部 X 线检查不能确诊或排除肺动脉栓塞。X 线血管造影能够显示肺动脉截断，血管腔内充盈缺损，而未受累的肺血管可出现增粗、扭曲。

CT 可显示为轨道征，肺动脉管腔中心的低密度充盈缺损，栓子在管腔内随血流漂浮。CT 肺动脉造影是目前诊断急性肺动脉栓塞的首选影像学检查方法，具有高特异性和高敏感性。直接征象包括肺动脉内的低密度充盈缺损、完全闭塞、轨道征等，间接征象包括肺动脉高压、局限性肺纹理稀疏或马赛克征、肺梗死等。CT 肺动脉造影能够快速显示肺动脉内栓子的形态和范围，有助于评估心功能状态。

MRI 可以明确地显示肺动脉的直接征象，如充盈缺损和狭窄，以及间接征象，如肺动脉高压和肺梗死。高场强 MRI 在诊断肺动脉栓塞方面具有准确性高、操作简便等优势，且无须使用对比剂，避免了辐射风险。MRI 对亚段以下的栓子评估有一定的局限性，但其空间分辨率较高，有助于提高诊断的精确性。

除上述直接针对肺动脉栓塞的影像学检查外，超声心动图在提示肺动脉栓塞诊断和排除其他心血管疾患方面也具有重要价值。超声心动图检查可发现右心室后负荷过重征象，包括右心室扩大、右心室游离壁运动减低、三尖瓣反流速度增快等。超声心动图可作为肺动脉栓塞危险程度分级的重要依据。

（二）纵隔疾病的影像学检查

纵隔病变是临床中常见的胸部疾病之一，其涵盖范围广泛，包括但不限于肿瘤、炎症、囊肿、结节等多种类型。在影像学诊断中，针对纵隔病变的识别与评估具有重要意义。关键的诊断要点包括以下方面。

1. 病变的位置

纵隔内不同的位置分布可能提示不同的疾病类型。例如，前纵隔的病变多与胸腺、心脏及大血管相关，如胸腺瘤、心脏肿大、主动脉瘤等；中纵隔的病变可能与淋巴组织、淋巴结有关，如淋巴瘤、淋巴结转移等；而后纵隔的病变则常见于神经源性肿瘤、食管病变等。

2. 病变的大小

病灶的大小对于判断其性质及进展程度具有参考价值。小的结节状病灶可能为良性病变，如结节病、肺门淋巴结钙化等，而大的囊实性病变则可能提示恶性肿瘤，如肺癌、胸腺癌等。

3. 形态特征

病灶的形态特征是诊断的重要依据。例如，分叶状肿块通常见于恶性肿瘤，如肺癌、结直肠癌等；结节状病灶可能为孤立性或多发性，需结合其他特征进行综合分析。

4. 密度及均匀性

病灶的密度及其均匀性对于鉴别诊断具有重要意义。均匀的低密度病灶可能为囊性病变或炎症性渗出，如囊肿、肺炎等；而密度不均匀的高密度病灶则可能包含钙化、坏死或出血等，多见于肺癌、肝癌等。

5. 与周围组织的关系

分析病灶与周围组织的关系有助于判断病灶的侵袭性和可能的病灶起

源。如肿块与大血管紧密相连，可能提示恶性程度高，如肺癌侵犯心包或主动脉等；病灶周围出现明显水肿带，通常提示炎症反应或肿瘤浸润，如肺炎、肺脓肿等。

三、典型案例分析

1. 案例一：肺癌

患者影像学检查显示右肺上叶存在一显著肿块。该肿块边缘不规则，呈现典型的"毛刺征"，这是恶性肿瘤常见的侵袭特征之一。肿块密度不均匀，内部可见坏死空洞，提示肿瘤内部可能存在缺血性坏死或空洞形成。这些影像学表现与肺癌，特别是右肺上叶中央型肺癌的特征高度吻合。此外，影像学还显示肺不张和胸腔积液等伴随征象，进一步提示肺癌可能性大。患者的临床表现有长期咳嗽和痰中带血等，结合实验室检查如肿瘤标志物（如癌胚抗原 CEA 等）升高，为诊断提供了有力支持。经过全面的临床评估和多学科讨论，患者最终确诊为右肺上叶中央型肺癌。中央型肺癌是指发生于主支气管、肺叶支气管的肺癌，常伴有肺不张、阻塞性肺炎及胸腔积液等影像学表现。早期诊断和干预对于改善患者预后至关重要。

2. 案例二：纵隔肿瘤

患者影像学检查显示前纵隔存在一肿块，肿块呈分叶状，边界清晰，密度均匀。增强 CT 和 MRI 检查显示肿块内部有强化表现，且与周围组织分界清楚。这些影像学特征提示肿块为良性肿瘤或低度恶性肿瘤。结合患者的症状和体征，如胸痛、咳嗽和呼吸困难等，最终诊断为胸腺瘤。

胸腺瘤是一种常见的纵隔肿瘤，其影像学特征通常表现为边界清晰、密度均匀的肿块。增强扫描时可能出现不均匀强化，这取决于肿瘤的血供情况及组织学类型。胸腺瘤的诊断需结合临床表现、影像学特征及病理学检查结果。胸腺瘤的治疗通常包括手术切除和术后辅助治疗（如放疗或化疗），具体方案应根据肿瘤分期和患者的整体情况而定。

通过对上述典型案例的深入分析，可以加深对呼吸系统与纵隔病变影像诊断的理解和认识。在肺癌的诊断中，毛刺征、坏死空洞及伴随的肺不张和胸腔积液等影像学特征具有重要提示意义。而在纵隔肿瘤的诊断中，肿块的边界、密度及强化表现是关键的影像学指标。案例分析不仅有助于提高诊断的准确性和可靠性，还为临床治疗提供了有力支持。早期准确的诊断对于选择合适的治疗方案和改善患者预后具有重要意义。多学科团队协作，包括影像科、肿瘤科、胸外科和病理科等的协作，是实现精准诊断和个性化治疗的重要保障。

第三节 心血管系统影像诊断学

一、心血管系统影像诊断技术

循环系统不仅是一个高效而复杂的输送网络，更是维持生命活动正常进行的核心体系。循环系统的基础功能在于为全身各个细胞组织、器官输送富含氧气和各种必需营养物质的血液，确保机体能够进行正常的新陈代谢活动；循环系统还承担着将代谢过程中产生的二氧化碳和其他废物通过静脉系统回收，并最终排出体外的任务，从而维持体内环境的稳定与平衡。

心血管系统是循环系统的核心。心脏通过精准而规律的收缩与舒张运动，驱动血液在血管系统中持续流动。这种规律的运动是由心肌细胞在电信号刺激下发生的节律性兴奋所引起的，心肌电位变化使得心脏产生强大的泵血力量，推动血液在血管网络中循环往复。这种强大的泵血力量保证了血液的顺畅流动，使得血液能够到达全身的组织和器官，为其提供充足的氧气和营养物质。充分理解心血管系统的形态学特征、血流动力学原理以及可能的病理变化规律，是运用现代医学影像技术手段进行心血管疾病诊断的关键。

心血管系统的影像检查技术主要包括 X 线检查、超声、CT、MRI 等。

1. X 线检查

X 线检查是一种利用 X 射线穿透人体组织并记录其穿透程度的技术,通过在人体不同组织间形成对比,以显示心脏和血管的轮廓及钙化病变等。X 线检查的优点在于操作简便、检查时间短、对患者的辐射暴露相对较低。然而,其缺点也不容忽视。X 线检查不能直接显示心脏内部结构,而是根据心脏边缘和轮廓来判断心脏及各房室的增大,通过观察心脏和大血管搏动幅度和节律来判断心功能。另外,X 线检查不能完全排除辐射危害、对于非钙化病变的显示效果不佳等。

X 线心血管造影是将对比剂经动脉或静脉注入大血管或心腔,通过 X 线摄影显示心脏大血管的解剖结构,并判断心脏血液循环功能的技术。目前,DSA 已经基本取代了传统的 X 线血管造影。DSA 技术能够消除背景结构的干扰,更清楚地显示血管状况;相比于 X 线血管造影,DSA 注射对比剂的量大大减少,提高了检查的安全性。DSA 可通过电子设备显像,且有路径图功能,便于进行介入治疗。目前,DSA 不仅是某些心血管疾病的诊断金标准,在其他方法不能满足诊断时,DSA 可作为最终诊断方法,此外,DSA 也是进行介入治疗的重要手段。不过,DSA 也存在一些缺点:①DSA 为有创性检查,需要插入导管,在大血管或心腔注入对比剂。②有辐射危害。③DSA 检查或伴随介入治疗,对操作技术要求较高,且价格较为昂贵。④存在一定的禁忌证,如严重出血、凝血障碍、碘过敏、严重心律失常、急性心功能不全、洋地黄中毒、急性重症感染、甲状腺危象、肝肾衰竭等患者禁用。

2. 超声

超声检查是一种利用高频声波对人体组织进行成像的技术,通过回声原理获取心脏和血管的形态、结构和功能信息。超声检查能够实时观察心脏的结构和功能,评估血流动力学变化,除了能观察心脏结构性状况,如心腔大小、心室壁厚度、心包积液等,还能够通过动态观察心脏的节律运动以及测量血流情况,判断心肌及瓣膜的功能,对于先天性心脏病、瓣膜病、心肌病等具有较高的诊断价值。但是，超声检查受限于操作人员的技能和经验，对于复杂病变的诊断难度较大。此外，心脏超声主要是观察心脏的结构和功能，先天性心脏病、瓣膜病等可以通过心脏超声来确诊和排除，其他如冠心病、高血压心脏病、心肌病、心律失常等心脏病，心脏超声只能提供心脏结构及功能的信息，因此，不能仅仅依靠心脏超声来确诊或排除心脏病，还需要结合其他方法来综合判断。

超声心动图能够动态观察心脏的运动情况，可三维实时成像，能对任意位置的心肌活动和血流速度做出准确的测量，对观察心脏和大血管结构，以及评估心肌和瓣膜功能有重要意义。

超声检查无创、无辐射，对人体危害小，且操作方便，价格低廉。但是，由于受到心脏运动的限制，以及声窗和体位的限制，导致超声探头很难和冠状动脉血流方向平行，因此在测量冠状动脉血流时存在困难，对于冠状动脉病变的检查不太适用。

3. CT

CT在多种疾病的检查中有重要作用，然而，心脏是在不停搏动的，常规的CT扫描速度不能满足心脏成像的需求。多层螺旋CT（MSCT）良好地解决了这个问题。常规CT扫描需要一定的时间，这个时间与心动周期不相上下，也就是说，CT图像采集的过程几乎覆盖了整个心动周期。这使得常规CT仅能显示心脏的大体形态，无法进行功能评估。而MSCT可利用多排探测器从多个角度同时扫描，大大提高了扫描的时间分辨率和空间分辨率，能够完成整个心动周期的图像采集，从而帮助医生判断受检者的心功能。

此外，MSCT还可以利用多种后处理技术提高诊断效率。目前MSCT常用的后处理技术有：①多平面重建（Multiplanar Reconstruction, MPR）。通过将三维数据投影到多个平面，生成横断面、冠状面和矢状面的图像，有助于全面评估心血管结构。②曲面重建（Curved Plannar Reconstruction，CPR）。通过绘制心脏表面的曲线，生成心脏表面的三维图像，有助于观察心脏的整体形态和病变。③容积重建（Volume Rendering, VR）。利用虚拟现实技术生成三维图像，可以直观地显示血管的走行和病变情况。④密度重建。通过调整图像的密度对比度，增强血管壁和周围组织的对比，有助于更好地识别病变。⑤三维重建（3D Reconstruction）。生成心脏和血管的三维模型，提供更直观的解剖信息，有助于复杂病变的诊断。⑥三维内镜（3D Endoscopy）。模拟内镜检查的效果，从内部观察心血管结构，有助于发现微小病变。

但是，CT 检查也存在一些不足：①X 线辐射剂量较高，且为了确定心动周期以便扫描整个心动周期的图像，其中一部分扫描辐射仅用于获取心脏运动期的数据，属于无效辐射。②检查过程中，如果患者不能配合屏气，或心律显著不齐，就无法实施门控采集；这时，如果无须观察冠状动脉，可以用常规螺旋扫描方式采集心脏图像数据。

除常规 CT 扫描外，CTA 也是重要的医学影像技术手段。CTA 的原理与 X 线血管造影基本相同，但其是从浅静脉注射对比剂，不需要插入动脉或静脉导管，操作难度较低，安全性较高，检查费用也低于 X 线血管造影。但是，这也导致 CTA 无法同时进行介入治疗。

4. MRI

MRI 是一种利用磁场和射频脉冲对人体进行成像的技术，对于心脏和血管的显示效果更佳，能够清晰地显示心脏和血管的结构和血流情况，对于各种心脏疾病均有较高的诊断价值。

MRI 在心血管系统诊断中的应用优势在于：①软组织分辨率高，能够准确区分心内膜、心肌与心外膜。②能够在任意方向进行切层，全面、无死角地显示心脏大血管的结构。③能够进行各种平面、曲面或不规则切面的重建，对某解剖结构或病变进行立体追踪。④无辐射，不会对人体造成辐射损伤。⑤能进行多模态影像，一次 MRI 心血管检查就能提供心脏大血管结构、冠状动脉结构、心脏瓣膜形态及功能、血流灌注情况、心肌运动情况等多方面的信息。

但是 MRI 心血管检查也存在一些缺点：①检查费用较为昂贵。②有检查禁忌证，如安装有心脏起搏器的患者、体内有金属植入物的患者、昏迷或躁动不能配合检查的患者、心力衰竭不能平卧的患者等不宜进行此项检查。③检查时间较长，一次较为全面的心脏检查通常需要 45 min 以上，不适合有幽闭恐惧症、不能维持安静配合检查的患者。

在心血管系统的影像诊断过程中，获取准确且具有指导意义的诊断结果至关重要。医生需要系统掌握各种影像检查技术的特点和应用范围，以及熟悉各种循环系统疾病的典型影像表现。仅依赖于单一影像检查结果往往不足以做出确切、全面的诊断，综合分析患者的临床病史、体格检查、实验室数据以及影像学资料是避免误诊或漏诊的关键环节。

在解读影像资料时应注意观察病变部位的形态特征、大小尺寸、具体位置及其与周围组织结构的相互关系等信息。通过对这些细节进行仔细分析，评估病变的性质和严重程度，结合患者的临床症状和发展进程做出更为精准的诊断决策，制订针对性强、科学合理的治疗方案，以确保患者得到最佳的治疗效果。

二、心血管疾病的影像学检查

（一）冠心病

1. 冠状动脉造影（Coronary Angiography，CAG）

该方法是冠心病诊断的金标准，也是微创治疗的基础。但 CAG 只能观察充满对比剂的管腔，容易漏诊主干开口的病变和正性重构的病变，不能真正反映管腔狭窄的功能学意义。近年来发展冠状动脉血流储备分数（FFR）等指标可作为补充。

2. MSCT

MSCT 能同时观察管腔、管壁，是无创性冠状动脉检查中最普及的一种，可以实现在一个心动周期完成扫描。MSCT 可以同时对心功能做出定量和定性分析。

3. MR 冠状动脉成像

MR 冠状动脉成像不受组织钙化的影响，可作为钙化较多的冠状动脉 CT 检查的补充。斑块信号特征一定程度上反映斑块的组成，高场强、高分辨率 MRI 能对斑块的易损性做出预测。MR 增强延迟显像目前被公认为是和 PET-CT（评价心肌活性的金标准）等同的评估心肌活性的手段。MR 心功能分析被认为可以成为临床金标准。

4. 超声心动图

本方法方便、价廉。可评估冠状动脉血流和血流储备，但由于受到心脏运动、声窗和体位的限制，超声探头很难与冠状动脉血流方向平行，因此冠状动脉血流测量存在困难，目前，比较容易在体外测量的冠状动脉包括左主干远段、左前降支近段，而回旋支和右主干则较少能被探及。

（二）心肌缺血

1. 多层螺旋 CT 血管成像（MSCTA）

MSCTA 可以检测冠状动脉的狭窄和阻塞情况，对于心肌缺血的诊断具有重要意义。心肌缺血在 MSCTA 影像中常显示有冠状动脉狭窄及粥样斑块病变。此外，MSCTA 还可对斑块的钙化情况进行积分评价，而斑块的钙化积分与斑块负荷存在正相关关系。

2. MR 心肌灌注成像

MR 心肌灌注成像是经静脉团注入对比剂，同时利用快速成像序列动态获取对比剂首次通过心肌的一系列图像，再经过相应的后处理分析心肌的时间 – 信号强度曲线，评估心肌血流灌注水平。梗死区心内膜下微血管损伤甚至闭塞，导致对比剂流入时间延长，即在首过期出现心内膜下灌注缺损。出现心肌梗死，表现为相应的心肌节段性灌注缺损。

心肌灌注负荷试验是推荐检查方法，是发现心肌缺血的关键，但心肌缺血患者进行此试验具有一定危险性。心肌灌注负荷试验后，缺血心肌表现为灌注减低或缺损。

3. CAG 和左心室造影

CAG 显示冠状动脉管腔不同形式与不同程度狭窄，冠状动脉侧支血管显影。左心室造影显示每搏输出量正常或减低，室壁运动正常或减弱。

（三）心肌梗死

心肌梗死发生后，左心室腔大小、形态和厚度发生改变，影像检查主要观察左心室壁和室间隔。超声心动图对急性心肌梗死导致的局部室壁运动较为敏感，是首选无创检查和随访手段。MRI 可"一站式"成像。

（四）二尖瓣狭窄

用于检查二尖瓣狭窄的影像技术需要有很高的空间分辨率和时间分辨率，主要检查方法有超声心动图、X 线检查、CT、MRI 等，需要从形态学、血流动力学和功能性等方面评价二尖瓣狭窄程度和范围，以及其对心腔形态和心功能的影响等。直接征象包括二尖瓣的增厚、钙化和粘连，瓣口开放面积缩小，瓣膜活动度减弱，跨瓣压力增加和流量减少；间接征象有心脏肥大，尤其是左心房扩大，肺动脉压力增高，肺淤血，射血分数降低，心肌活动度减弱等。

1. 超声心动图

超声心动图是心脏瓣膜病的首选方法。二维超声可提供瓣膜的平面图像，并可直接测量瓣口大小。多普勒超声可进行狭窄瓣口的血流动力学分析。

2. X 线检查

简便易行，但缺乏量化诊断指标，可用于心脏大小和肺血流改变的定性观察。

3. CT

具有极高的空间分辨率，有利于显示二尖瓣结构，尤其对钙化非常敏感。结合心电门控技术，可以动态显示心脏解剖和二尖瓣的形态，并通过后处理分析左心功能。

4. MRI

可进行定量测量，获得功能性资料，动态观察心脏运动。

（五）先天性心脏病

先天性心脏病包含多种类型，主要是心血管畸形，其诊断多推荐心脏超声。

胸片在观察心脏整体大小及肺血流方面具有独特优势。对于肺动脉异常，X 线平片即可获得较好的诊断。MRI 对心脏和瓣膜显示较好。当检查既需要显示血管又需要显示气管时，MSCT 是最理想的手段，冠状动脉异常优选 CTA，需介入治疗者应做 X 线造影。

三、典型案例分析

患者，男性，65 岁，近期反复出现胸闷、气短症状，活动后症状明显加重，休息时则有所缓解。这一系列症状促使患者关注自身健康状况并寻求医疗帮助。就诊期间，医生为其进行了详细的心电图检查，结果显示存在心肌缺血的迹象。

为进一步探明病因，患者接受了冠状动脉 CTA 检查。检查结果显示，患者冠状动脉左前降支近段存在一处显著的软斑块，该斑块可能由脂肪沉积、钙化、血栓形成等多种因素共同作用而形成，导致管腔狭窄程度高达约 70%。这一狭窄严重阻碍了冠状动脉的正常血流供应，结合患者的临床表现，最终被诊断为冠心病伴左前降支狭窄。

针对患者的具体病情，医生制订了个性化的治疗方案。药物治疗方面，包括使用抗血小板药物以预防血栓形成，同时配合调脂药物和抗缺血药物，旨在改善心肌供血状况、稳定动脉斑块并降低心血管事件的风险。此外，医生还强调了生活方式调整的重要性，建议患者进行适量的有氧运动以增强心肺功能，保持合理的饮食结构以控制体重，并戒烟限酒。建议患者定期复查，以便及时监测病情变化并调整治疗方案。

第四节 消化系统影像诊断学

一、消化系统影像诊断技术

消化系统影像诊断是现代医学领域中不可或缺的一部分，它借助多元化的影像检查手段，包括超声、CT、MRI以及X线检查等，为消化系统疾病提供了精准的诊断与评估方法。这些先进的影像技术为消化系统疾病的诊断和治疗提供了强大支持，是医生不可或缺的"眼睛"。

消化系统影像诊断能够清晰地揭示消化系统的解剖结构，提供关于其功能、血流分布以及代谢状态等关键信息。消化系统包括食管、胃、小肠、大肠、肝、胆、胰等器官，这些器官的结构和功能异常会导致各种消化系统疾病。通过影像诊断，医生可以清楚地看到消化系统的结构变化，如炎症、溃疡、肿瘤等，以及血流和代谢的异常情况，为制订治疗方案提供了有力依据。

消化系统影像诊断的应用范围非常广泛，可以用于检测和评估各种消化系统疾病，如胃炎、肠炎、肝病、胆囊疾病、胰腺疾病等，这些疾病的症状和表现往往相似，但通过影像诊断可以明确诊断，为医生制订针对性的治疗方案提供依据。此外，对于一些涉及消化系统的全身性疾病，消化系统影像诊断也能提供重要的参考信息。

（一）消化系统影像诊断方法

消化系统影像诊断技术多种多样，包括超声、CT、MRI和X线检查等。这些技术各有优缺点，医生会根据患者的具体情况选择合适的检查方法。其中，超声是一种无创、无辐射的检查方法，可以清晰地显示消化系统的解剖结构和病变情况。在超声检查中，医生会将探头放在患者的腹部或背部，通过超声波的反射来显示消化系统的结构。这种方法简单易行，但受到气体干扰的影响，对于一些气体含量较高的部位如胃和结肠的显示效果不佳。CT检查则可以通过多层螺旋扫描和三维重建技术，提供更为详细和全面的消化系统影像信息。这种方法对于气体干扰较大的部位也有很好的显示效果，但辐射剂量相对较高。MRI检查利用强大的磁场和射频脉冲使体内的氢原子发生共振，再通过吸收释放出的能量而产生图像。MRI对于软组织的分辨率非常高，能够提供更详尽的软组织信息。在消化系统影像诊断中，MRI可以清晰地显示消化系统的解剖结构和病变情况，对于一些难以显示的部位如胃和结肠也有很好的显示效果。但是，MRI的检查时间较长，且价格相对较高。而X线检查则主要用于消化系统疾病的筛查和初步诊断。在X线检查中，医生会让患者站在设备前，然后拍摄胃肠道的影像。这种方法简单易行，但对于一些微小的病变可能难以发现。

1. 超声

超声诊断技术是一种非侵入性、实时动态成像技术。其基本原理是利用高频超声波在人体组织内传播时遇到不同声阻抗界面会产生反射的特性，当探头向人体发射超声波后，这些声波遇到体内各种组织界面（如器官表面、病灶边缘等）会形成回声，返回并被接收。通过处理这些返回的声波信号，可以重建人体内部结构的图像，为医生提供直观且详尽的解剖学信息。

相比于其他影像学检查手段，超声诊断技术具有显著优势。首先，超声是无创性检查，患者无须暴露于辐射环境中，适用于所有年龄段人群，特别是孕妇和儿童等特殊群体。其次，超声检查是实时进行的，能够在患者自由状态下动态观察其脏器功能与血流动力学变化，有利于捕捉到一些变化中的生理或病理过程。此外，超声诊断技术的可重复性极高，同一部位可多次连续扫描，便于医生对疑似病变进行长期随访观察及疗效评估。

在消化系统影像诊断中，超声诊断技术的应用极为广泛且深入。例如，通过对肝脏的超声扫描，可以清晰显示肝脏的大小、形态、质地，以及内部结构特点，如肝硬化、脂肪肝、肝脏占位性病变等；针对胆囊疾病的诊断，超声可准确发现胆囊结石、胆囊炎、胆囊息肉等疾病；对于胰腺疾病，超声能够判断胰腺炎的严重程度、胰腺肿瘤的位置和范围；针对脾检查，超声有助于发现脾肿大、脾占位性病变等问题；同时，超声还能有效检测腹水、腹腔脓肿等病变情况。

2. CT

在消化系统疾病的诊断流程中，除了常规的内镜技术（如胃镜、肠镜）外，

CT扫描作为一种重要的非侵入性影像诊断工具，其应用范围广泛且深入，能够全方位、立体地展示消化系统各部位的结构细节和潜在的病变情况，为医生制订精准的治疗方案提供重要依据。

具体来说，CT扫描在肝脏疾病诊断中具有重要价值。它可以清晰地显示肝硬化患者的肝脏形态变化，还能精确发现并定位肝癌病灶的大小、数量及侵犯程度，对于肝囊肿、血管瘤等其他良性病变也能做到准确识别和量化评估。

在胆道疾病方面，CT扫描同样表现出强大的诊断能力。对于胆囊结石，它能显示结石的大小、数量及其在胆囊内的位置；胆管结石在CT影像下表现为充盈缺损，有助于判断结石是否引起胆管梗阻；胆道肿瘤在CT影像上可能呈现出不规则的肿块影，伴随周边组织的浸润及远处转移，为临床决策提供丰富的信息。

在胰腺疾病诊断方面，CT扫描同样发挥着关键作用。胰腺炎在CT扫描时可以显示胰腺肿大、密度不均、渗出及坏死等情况，还能评估胰腺周围组织炎症累及的范围；而胰腺癌可能在CT扫描时表现为边界不清的占位病变，侵袭周围血管和器官，有助于判断肿瘤的分期和预后。

对于胃肠疾病，CT扫描同样提供了独特的诊断视角。胃癌患者在进行CT检查时，可观察到肿瘤在胃壁内的浸润深度、胃腔内肿块的大小及其与周围组织的解剖关系，以及是否存在淋巴结转移或远处转移；肠癌则在CT影像上可能表现为肠腔内占位性病变，伴随肠壁增厚、溃疡形成及周围组织浸润等征象，为手术方案的设计提供有力支持。此外，CT扫描对于肠梗阻的诊断也具有重要价值，可以直接观察梗阻部位的具体位置、原因以及是否伴有肠管扩张、积气积液等情况。

3. MRI

MRI是一种在医学影像领域中广泛应用的高科技方法，尤其在消化系统疾病诊断中展现出显著的优势和特点。其基本原理是利用人体内广泛存在的氢原子核在外加磁场中的行为特性,通过高强度磁场和精确控制的射频脉冲激发,使得这些氢原子核发生共振现象,再去除射频脉冲,自旋系统会自发地恢复原状,在这个过程中会释放出能量,线圈采集这些能量,并通过计算机处理,形成可视化图像。

MRI 不仅可用于结构异常的检测,还能反映脏器的功能状态和代谢情况。例如,在肝脏疾病中,可以通过 MRI 评估肝脏血流动力学、肝细胞损伤及肝纤维化程度;在胆道疾病中,MRI 可以显示胆道梗阻的部位和程度,以及胆囊排空功能等;对于胰腺炎或胰腺肿瘤,MRI 能准确评估胰腺实质及周围组织的受累情况。这使得医生能够准确诊断和治疗消化系统疾病,提高患者的治疗效果和生活质量。

4. X 线检查与造影

在消化系统疾病诊断过程中,X 线检查是一项极其关键的技术,它利用 X 射线的穿透性原理成像,以显示消化系统的形态学特征以及内部结构变化。随着医疗技术的进步,传统的 X 线摄影技术已经逐渐被更为先进和精确的数字化成像技术所取代,如计算机放射成像(Computed Radiography,CR)和数字化 X 线摄影(Digital Radiography,DR)等。这些现代化技术不仅提高了图像的分辨率和清晰度,还大大缩短了检查时间,降低了辐射剂量,使得诊断更为准确和便捷。

在消化系统 X 线检查中,造影方法是一项极其重要的辅助技术。其原理是利用造影剂,在消化道内形成对比鲜明的影像,从而揭示病变组织与周围正常组织之间的密度差异。这使得病变在 X 线影像上更易于被识别和界定,进而大幅提升诊断的准确性和敏感性。

这些造影剂通常包括但不限于钡剂(如硫酸钡)、碘剂(如泛影葡胺)以及其他水溶性对比剂等。钡剂是一种常见的上消化道造影剂,它在人体消化道内不吸收、不溶解,能够清晰地显示上消化道的形态特征和内部结构变化。碘剂则是一种常见的下消化道造影剂,它在人体内可溶解,能够增强下消化道的对比度。此外,还有一些水溶性对比剂也被广泛应用于消化系统 X 线检查中。在使用造影剂进行消化系统 X 线检查时,医生会根据患者的具体情况选择合适的造影剂和给药方式。例如,对于上消化道检查,医生可能会选择口服钡剂;而对于下消化道检查,则可能会选择灌肠给予碘剂或其他水溶性对比剂。结合 X 线动态观察技术,医生可以全面评估患者的消化系统状态,从而为制订治疗方案提供重要依据。

需要注意的是,在进行消化系统 X 线检查时,患者应遵循医生的指示和要求,如禁食、清洁肠道等。同时,患者也应了解相关注意事项和可能存在的风险和不良反应。

(二)消化系统影像诊断中的误诊与防范

尽管影像诊断技术在消化系统疾病的诊断中发挥了重要作用,但误诊的情况仍时有发生。误诊现象并非单一原因所致,而是涉及多个层面的复杂问题。

技术操作层面的不当是误诊的一个关键因素,设备使用不当、检查参数设置错误、操作流程不规范等都可能导致图像质量下降,关键病变显示不清,从而影响医生的判断。

影像解读错误也是误诊的常见原因。影像医师在分析图像时,可能会因经验不足、专业知识欠缺或疲劳等因素导致判断失误。此外,对于某些不典型的影像学表现,或者当多种疾病具有相似影像学特征时,缺乏细致入微的观察和鉴别诊断能力,也可能造成误诊。

对患者病史了解不全面是消化系统疾病误诊的另一个不可忽视的原因。影像医师在采集病史时若遗漏关键信息,或者未能将患者的主诉、现病史与影像学检查结果紧密结合分析,就可能导致诊断偏差。

为了避免误诊的发生,影像医师需要不断提高自己的影像诊断技能,参加专业培训以更新知识体系,掌握各种影像技术的最新进展和应用范围;熟悉并理解各种影像技术的特点和优势，以便在面对具体病例时能够选择最合适的检查手段；同时加强与临床医生的沟通与合作。

影像医师还需要保持谨慎和客观的态度，避免过度依赖单一影像技术而忽略其他可能的诊断线索。在面对复杂的消化系统疾病时，应当综合考虑患者的病史、体格检查、实验室检验以及内镜、病理学检查等多种结果，进行全面分析和评估，以达到准确诊断的目标。

二、消化系统疾病的影像学检查

（一）食管癌

1. X线检查

早期食管癌仅侵犯黏膜下层，X线显示病变区黏膜紊乱、毛糙，黏膜面有一些小龛影，局部管壁僵硬感。中晚期食管癌的X线表现大致可分为髓质型、蕈伞型、溃疡型、硬化型及腔内型，各个类型均可发展为混合型。食管X线钡餐检查是最常用的检查方法，检查时患者应空腹，采取多轴线透视。

2. CT

CT检查一般针对中晚期食管癌患者，它可以充分显示食管与邻近器官的关系，判断肿瘤是否发生浸润或转移。CT图像主要表现为食管壁环形或不规则增厚，可形成肿块向腔内或腔外突出，管腔变小。CT还能够显示肿瘤是否发生淋巴结转移，这有利于确定食管癌的分期。

3. MRI

MRI能够显示食管管壁增厚和管腔内的软组织肿块，还能显示肿瘤是否侵犯周围的组织器官以及有无淋巴结转移。在T1加权序列可见肿瘤呈均匀或稍不均匀的等信号，而T2加权序列则显示肿瘤呈低到高的信号或不均匀信号，同时可观察到食管壁增厚。

（二）胃溃疡

1. X线检查

钡餐造影可见龛影，龛影口的黏膜水肿造成的透明带是良性溃疡的特征。

在双对比造影中,由于凹陷的溃疡内有钡剂聚积,可在双对比区内形成钡斑征。

2. CT

CT 平扫可见突出于胃轮廓线的龛影,龛影口部对称,局部胃壁增厚。在增强 CT 中,部分增厚的胃壁强化不明显。CT 后处理技术可以帮助医生更直观、清晰地观察溃疡的状况;CT 三维重建技术能够更加直观地显示出龛影的形态;仿真内窥镜技术能够显示出溃疡的正面图。

(三)原发性肝细胞癌

1. CT

在 CT 平扫中,病灶主要表现为低密度占位,病变中心可伴有坏死或钙化。若合并肝硬化,可显示为结节硬化性肝,伴腹水和静脉曲张。在增强 CT 中,动脉期病灶不均匀强化,如果门静脉被病灶堵塞,可表现出动脉血流增加。在门静脉期,由于血流流出,在动脉期表现出强化的区域强化程度减低,到了延迟期,其密度要低于正常肝组织。

2. MRI

T1WI 序列中,肝癌病灶可显示为低信号或等信号,肝硬化结节的信号增加。T2WI 序列中,病灶呈现出高信号,而肝硬化结节显示为等信号或低信号。动态增强 MRI 可以增加诊断的敏感性,尤其是肝硬化结节中的小肝癌。

3. 血管造影

由于肿瘤需丰富的血供,血管造影可见新生血管以及动静脉的分流,较大的肝动脉发生浸润。如果病灶堵塞门静脉,还可见线状征或条纹征。

(四)胆结石

1. CT

胆囊结石根据成分可分为胆固醇结石、胆色素结石及混合结石,由于成分不同,这些结石在 CT 中的影像表现也不尽相同,可能显示为高密度、稍高密度或等密度结石。若结石中胆固醇含量较高，多显示为低密度结石，其 CT 值要低于胆汁，且胆固醇含量越高密度越低。

2. 超声

可见胆囊内不规则的强回声团，其后方伴有声影。强回声团可随患者的体位变化而移动。超声征象明显，且无创、无辐射，为胆结石的首选检查方法。

第五节　泌尿系统影像诊断学

一、泌尿系统影像诊断技术

泌尿系统影像诊断学利用先进的医学影像技术为泌尿系统疾病的确诊和治疗提供了强有力的支持。泌尿系统影像诊断学主要涉及对肾脏、输尿管、膀胱、尿道以及肾上腺等疾病的检测、评估和治疗，通过运用各种影像学检查手段，如 X 线检查、超声、CT、MRI 等，帮助医生深入了解泌尿系统器官的内部结构和功能状态，从而为临床诊断提供关键证据。肾上腺是人体内分泌系统的重要一环，对于维持人体正常的水盐代谢、血压调节以及应激反应等生理功能起着至关重要的作用。严格来讲，肾上腺不属于泌尿系统，但由于其位于两侧肾脏的上方，故其影像学检查被归入泌尿系统中。由于肾上腺疾病的种类繁多且临床表现各异，因此，对于肾上腺疾病的诊断和治疗需要借助一系列精确的影像检查技术来辅助确诊。

随着医学科技的发展，泌尿系统影像诊断的技术也在不断进步和完善。泌尿系统影像诊断的基础在于对泌尿系统解剖结构、生理功能及病理变化有深入的了解。只有这样，医生才能准确地解读影像检查结果，为患者提供精准的诊断和治疗方案。

在具体的影像诊断实践中，X 线检查因其操作简便、分辨率高和对部分泌尿结石疾病的高敏感性而被广泛应用。超声检查则因其无创、无痛、可重复操作的特点，在肾脏、膀胱、肾上腺等实体器官的形态学评估以及结石、肿瘤等病变的筛查中占据重要地位。尤其是在肾上腺疾病的初步筛查中，超声检查凭借实时动态观察和快捷便利性等优势，常作为首选影像学手段。它可以通过对人体表面进行扫描，以可视化方式显示肾上腺的结构和形态变化，如肿大、萎缩或占位性病变等，为进一步明确诊断提供依据。CT 技术利用多层螺旋 CT 扫描和三维重建技术，能够提供高精度、多层面的泌尿系统解剖信息，尤其对于复杂尿路疾病的定位和定性诊断具有显著优势。CT 的优势在于其卓越的空间分辨率和密度分辨率，能够精确揭示病灶的大小、位置、形态特征以及与周围组织的关系，有助于区分实质性病变与其他类型的肾上腺疾病。而 MRI 则以其出色的软组织分辨率和对人体无辐射损害的特点，在泌尿系统疾病的诊断中发挥关键作用。相比于 CT，MRI 的优势在于其优秀的软组织对比度，能够更清晰地显示细微结构的变化，尤其对于某些特定类型的肾及肾上腺疾病，如肾及膀胱肿瘤、炎症、外伤以及尿道狭窄、肾上腺腺瘤、嗜铬细胞瘤等具有较高的诊断敏感性。此外，MRI 还能提供更多的功能信息，如血流动力学变化、代谢活动等，有助于判断病灶的性质及生物学行为。除了上述几种检查方法外，PET-CT 和 SPECT-CT 等高端影像技术也在泌尿系统疾病的诊断中发挥着重要作用。这些技术可以提供更精细的病灶细节和代谢信息，为制订个性化的治疗方案提供有力支持。

然而，每种影像诊断技术都有其独特的应用场景和优势，同时也存在一定的局限性。例如，X 线检查虽然对结石敏感，但无法识别某些软组织病变；超声易受多种因素干扰，如患者体形、肠道气体等；CT 和 MRI 虽精度高，但成本较高且检查时间较长。因此，在进行泌尿系统影像诊断时，医生需综合考虑患者的年龄、性别、病史、临床症状以及具体需求，精心选择最适合的检查方法和技术参数组合，以确保所得检查结果既准确无误又具有高度的临床参考价值。通过这样严谨细致的工作流程，泌尿系统影像诊断学为临床医生提供了有力支持，使得许多泌尿系统疾病得以早期发现和合理治疗，极大地提升了患者的康复率和整体健康水平。

二、泌尿系统疾病的影像学检查

（一）肾脏疾病的影像学检查

肾脏疾病的影像特征表现丰富多样，这些特征的具体表现取决于病变的性质、程度以及在影像学检查中的表现方式。以下是几种常见肾脏疾病的典型影像特征描述。

1. 肾结石

在 X 线平片上，肾结石通常呈现为高密度影，这是因为结石内部的高钙成分对 X 射线的吸收和穿透力不同所致。有时，还可能观察到伴随结石出现的声影，这是由于结石与周围组织密度差异过大而产生的声学伪影，为诊断肾结石提供了重要线索。

2. 肾囊肿

肾囊肿是肾脏常见的良性病变，在超声检查中，肾囊肿表现为边界清晰、光滑的圆形或椭圆形无回声区，内部充满液体，通常为低密度影。囊肿壁较薄，且后方回声增强是其特征之一。

3. 肾肿瘤

肾肿瘤是肾脏常见的恶性肿瘤，在 CT 或 MRI 等影像学检查中，肾肿瘤可能呈现为实性占位病变，边界往往不清晰，内部密度或信号强度不均匀。恶性肿瘤还可能伴有浸润周围组织、血管等表现，如侵犯肾盂、肾盏或者出现远处转移等征象。

通过对上述各类肾脏病变影像特征的仔细分析和对比，结合临床病史和其他实验室检查结果，医生可以做出初步诊断，并指导临床制订治疗方案。同时，随着医疗技术的不断发展，对于肾脏病变的影像特征研究也在不断深入，为临床诊断和治疗提供更多支持。

（二）输尿管疾病的影像学检查

输尿管疾病是指发生在输尿管部位的疾病，其中较为常见的有输尿管结石、输尿管狭窄和输尿管肿瘤等。这些病变不仅影响输尿管的正常功能，还可能对肾脏和其他泌尿系统结构造成严重影响。

1. 输尿管结石

在影像诊断中，输尿管结石通常表现为输尿管走行区的高密度影，有时伴有输尿管扩张和肾积水。这是因为结石会导致输尿管梗阻，使得尿液无法顺利排出，从而引发输尿管扩张和肾积水。这种扩张和积水在影像学检查中表现为输尿管和肾盂的增大和形态改变。

2. 输尿管狭窄

输尿管狭窄则可能表现为输尿管局部变细或截断，上游输尿管扩张。这是因为狭窄会导致尿液在通过输尿管时受到阻碍，从而引发上游输尿管扩张。在影像学检查中，这种狭窄和扩张通常表现为输尿管的局部形态改变和尿液积聚。

3. 输尿管肿瘤

输尿管肿瘤则可能表现为输尿管壁增厚或腔内占位性病变。这是因为肿瘤会导致输尿管壁的增厚和结构改变，同时还可能引发腔内的占位性病变，从而影响尿液的正常通过。在影像学检查中，这种增厚和占位性病变通常表现为输尿管壁的不规则增厚和腔内的占位性病变。

（三）膀胱疾病的影像学检查

膀胱疾病的影像诊断主要依赖于超声、CT 和 MRI 等先进技术进行精确识别和评估。这些影像检查方法各有特点，能够从不同角度揭示膀胱的内部结构和功能变化。

1. 膀胱结石

膀胱结石是膀胱内形成的结石，通常在超声图像上表现为膀胱内出现高密度区域，这是由于结石内部钙或其他无机成分的反射所致，有时还会伴有声影现象，即结石后方出现一片暗区。在 CT 检查中，膀胱结石则呈现为明亮的结节或团块状影，边界多较清晰。

2. 膀胱炎

膀胱炎是膀胱壁的感染性疾病，超声检查可能显示膀胱壁弥漫性或局限性的增厚表现，膀胱内回声通常不均匀，有时可见点状或片状低回声区，提示炎症导致的黏膜损伤和炎性渗出。在 CT 影像上，膀胱炎可表现为膀胱壁的弥漫性强化，伴有周围脂肪间隙模糊。

3. 膀胱肿瘤

膀胱肿瘤是膀胱常见的恶性病变之一，MRI 对于膀胱肿瘤的诊断和分期具有较高价值。肿瘤在 MRI 影像上可能表现为膀胱壁内或腔内出现的实性占位病变，形态多不规则，边界欠清晰，有时可侵犯周围组织。通过综合分析上述影像特征，医生能够准确判断膀胱病变的性质、部位和程度，为制订针对性的治疗方案提供科学依据。

（四）肾上腺疾病的影像学检查

肾上腺疾病的影像表现是诊断和评估疾病类型、程度及预后的重要依据。以下是几种常见肾上腺疾病的详细影像特征描述。

1. 肾上腺增生

肾上腺增生在 CT 或 MRI 等影像学检查中，可以观察到肾上腺体积的显著增大，但这种增大并不一定意味着病变的严重性。增生的肾上腺形态通常保持相对正常，不会出现明显的肿块或结节状改变。有时在密度或信号上可能会显示出均匀性增加，这是由于肾上腺组织细胞增多和血管充血所致。肾上腺增生可能是由于肾上腺皮质激素分泌过多引起的，也可能是由于其他内分泌因素引起的。

2. 肾上腺肿瘤

肾上腺腺瘤在影像上主要表现为肾上腺内的占位性病变，多为圆形或椭圆形，边界清晰。腺瘤的密度或信号通常是均匀的，但在某些情况下可能表现出低密度或混杂密度，这取决于腺瘤的具体类型和内部结构。如果腺瘤较大，可能会对周围组织产生压迫，但在没有侵犯周围组织的情况下，其边界通常保持完整。肾上腺腺瘤是一种良性肿瘤，可能是由于肾上腺皮质细胞的异常增生所致。

肾上腺皮质癌是一种较为严重的肾上腺疾病，其在影像上的表现通常为较大的实性占位病变，形态极不规则，边界模糊不清。肿瘤内部可能出现出血、坏死等改变，这些都是恶性病变的典型特征。此外，由于肿瘤的侵袭性生长，周围组织可能受到侵犯，导致与肿瘤分界不清。肾上腺皮质癌可能是由于肾上腺皮质细胞的异常增生引起的，也可能是由于其他内分泌因素引起的。

通过细致观察和分析这些影像表现，医生可以初步判断肾上腺疾病的类型和严重程度，为临床诊断和治疗提供重要依据。同时，结合血液检查、尿液检查等其他检查手段和临床表现，可以进一步提高诊断的准确性。血液检查可以检测肾上腺激素水平的变化，尿液检查可以检测肾上腺激素的代谢产物，影像学检查可以观察肾上腺的形态和结构变化。临床表现包括患者的症状和体征，如高血压、低血钾、肌无力等。通过综合分析这些检查结果和临床表现，医生可以做出准确的诊断，并制订合理的治疗方案。

三、典型案例分析

1. 案例一：泌尿系统结石及肾积水

患者，中年男性，因持续性腰痛就诊。医生在对患者进行详细询问病史和体格检查后，怀疑患者可能患有泌尿系统结石并伴有肾积水。为了明确病因，医生决定进行 CT 检查。CT 扫描结果显示，在患者的右侧肾脏内存在一颗较大的结石。该结石位于肾盂内部，占据了相当一部分空间，使得肾盂形态发生改变。由于结石梗阻导致右肾出现了明显的积水现象。通过对影像资料进行三维重建和分析，不仅可以精确测量结石的大小和位置，还能准确评估由结石引起的肾积水程度。这对后续制订治疗方案具有重要意义。

2. 案例二：肾上腺腺瘤

患者，老年女性，长期高血压，且药物治疗效果不佳。医生建议其进行MRI检查以确认或排除继发性高血压。MRI扫描结果显示，在左侧肾上腺区域存在一腺瘤。腺瘤在MRI影像上呈现出边界清晰、信号均匀的占位性病变特征。结合患者的临床表现（如持续性高血压且药物治疗效果不佳），实验室检查结果（如血尿、低钾血症等），医生可对左侧肾上腺腺瘤做出明确诊断，并评估其功能状态及与周围组织的解剖关系，为后续治疗提供准确依据。

通过对上述典型案例的分析讨论，可以更好地理解泌尿系统及肾上腺疾病的影像特征和诊断要点。同时，进行误诊案例的分析也可进一步提高诊断的准确性和可靠性。例如，在泌尿系统结石的诊断中，医生需要了解结石的大小、位置、数量和密度等特征，并结合患者的症状和体征做出准确诊断。在肾上腺腺瘤的诊断中，医生需要了解腺瘤的大小、位置、形态和密度等特征，并结合患者的临床表现和实验室检查结果做出明确诊断。

综上所述，泌尿系统及肾上腺的影像诊断是一项复杂而重要的任务。通过对泌尿系统影像诊断基础、肾上腺影像检查技术、肾脏病变影像特征、输尿管病变影像识别、膀胱病变影像诊断及肾上腺疾病影像表现等方面的深入了解和掌握，结合典型案例分析讨论和误诊分析，可以为泌尿系统及肾上腺疾病的诊断和治疗提供有力支持。这不仅有助于提高疾病的诊断准确性和治疗效果，还能为患者提供更好的治疗服务和康复保障。

第六节　生殖系统与乳腺影像诊断学

一、生殖系统与乳腺影像诊断技术

（一）生殖系统与乳腺的结构与功能

1. 生殖系统

生殖系统是人体至关重要的组成部分，它不仅负责着生殖细胞的产生与传递，还与个体的内分泌平衡、性健康以及生育能力息息相关。这一系统涵盖男女两性的生殖器官，其结构和功能既复杂又精密，任何一个环节出现问题都可能影响个体的生殖能力。

男性的生殖器官主要包括睾丸、输精管、射精管、尿道、射精管、前列腺和阴茎等部分。其中，睾丸是男性最重要的性腺器官，负责产生精子和雄激素；输精管则将睾丸产生的精子输送到尿道；射精管是连接输精管和尿道的管道，有助于精子的射出；前列腺位于尿道中段，对尿液和精子的通过具有重要作用；而阴茎则是男性排尿和射精的主要通道。

女性的生殖器官则包括卵巢、输卵管、子宫、阴道等部分。卵巢是女性的性腺器官，负责产生卵子和分泌性激素；输卵管是连接卵巢和子宫的通道，有助于卵子的运输和受精；子宫是胚胎发育的地方，为胎儿提供营养和保护；阴道则是女性的性交器官，也是经血及分泌物的排出通道。

这些器官在结构和功能上相互联系，共同维持着人体的生殖健康。

2. 乳腺

乳腺，位于胸部，其结构和功能在女性的生命过程中扮演着至关重要的角色。从解剖结构上看，乳腺主要由两部分构成：乳腺小叶和乳腺管。

乳腺小叶是构成乳腺的基本结构和功能单位，它由腺泡和导管系统两部分组成。腺泡是分泌乳汁的主要场所，它们通过导管系统与乳腺管相连，并最终汇集成输乳导管，与乳头紧密相连。乳腺管则构成了乳汁从腺泡到乳头的输送通道，确保新生儿的营养供给。

在生理功能上，乳腺不仅承担着分泌乳汁的重要任务，为新生儿提供必需的营养物质，还通过复杂的激素调节机制来维持乳房的形态和功能。这些激素包括催产素、催乳素等，它们在乳腺的发育、泌乳以及回乳过程中发挥着至关重要的作用。

（二）生殖系统与乳腺影像诊断方法

在生殖系统与乳腺疾病的影像诊断领域，各种影像技术发挥着至关重要的作用，为疾病的早期发现和精准治疗提供了有力支持。超声作为一种无创、实时且经济实惠的影像手段，在生殖系统与乳腺疾病的筛查与监测中占据核心地位。超声波能够穿透人体组织，并通过对不同组织界面的反射和回声信号进行处理，直观地显示体内结构图像，为医生提供了准确的解剖信息，从而有助于判断病情。

X线检查在乳腺疾病筛查和早期发现中的价值不容忽视。乳腺钼靶检查利用X射线对乳腺组织进行摄像，能够发现乳腺癌的肿块结节影和钙化灶。该检查具有全面、直观、操作简单、安全和费用低廉等特点，已成为乳腺癌临床常规检查和乳腺癌预防普查的最佳方法之一。钼靶检查能够检测出医生触摸不到的乳腺肿块，同时能比较可靠地鉴别乳腺的良性病变，可以早期发现乳腺癌，甚至能够检查出隐匿性乳腺癌。这种检查方法对于发现乳腺内的钙化点尤为敏感，无论是密集的微钙化还是较大的明显钙化，都能在X线影像上得以清晰展现。此外，钼靶检查还能揭示肿块的大小、形状以及边缘特征等关键信息，这些细节对于乳腺癌的早期诊断和预后评估具有极高的价值。

CT检查由于有较高的辐射剂量，在生殖系统与乳腺疾病诊断中的应用受到限制。但是CT检查可以提供更为精细的解剖层次和细微结构信息，包括脂肪、肌肉、腺体、血管以及可能的病灶或异常组织，通过连续的横断面扫描，能够精确描绘出病灶的大小、位置及其与周围组织的毗邻关系，在生殖系统肿瘤的诊断中仍发挥着重要作用，且其检查结果有助于医生制订诊疗方案。

MRI 检查在生殖系统与乳腺疾病诊断中扮演着重要角色。MRI 不仅无辐射伤害，而且其多序列、多参数成像技术能够提供丰富的解剖结构和生理功能信息，尤其对于软组织分辨率极高，能够清晰显示病灶内部结构及其与周围组织的微小差异，为疾病的定位和定性诊断提供可靠依据。相比于 CT，MRI 更适合于软组织成像，因此，对于乳腺这类富含腺体的组织结构来说，MRI 具有更高的敏感性和特异性。

二、生殖系统与乳腺疾病的影像学检查

（一）生殖系统疾病的影像学检查

生殖系统疾病是医学领域中一类涉及范围广且复杂的疾病，这类疾病的多样性和特异性使得医学影像技术在诊断和治疗过程中扮演着至关重要的角色。

1. 前列腺疾病

前列腺疾病作为常见的男性泌尿生殖系统疾病，其在影像学上的表现相对具有特征性。MRI 是目前公认的前列腺检查的最佳方式，尤其在前列腺癌的早期诊断、定位、分期、侵袭性评估和随访等方面具有重要价值。MRI 能够清楚分辨前列腺各区，并结合前列腺波谱检查、扩散加权成像和动态增强成像等技术，对前列腺癌和前列腺增生的鉴别诊断具有很高价值。多参数 MRI 和双参数 MRI 在前列腺癌的检测、分期和治疗计划中也扮演着重要角色。超声检查在前列腺疾病检查中亦有广泛应用。超声检查因其便捷、无辐射、收费低等优点得到了广泛应用，可以用于前列腺增生、前列腺癌、慢性前列腺炎等疾病的诊断。经直肠超声检查（Transrectal Ultrasonography，TRUS）是将高频探头伸入直肠，近距离观察前列腺及其周围结构，对于前列腺癌的早期诊断具有重要临床价值。此外，结合超声引导下的穿刺活检术，有助于前列腺癌的分级和分期，对决定临床诊断和处理具有重要意义。

2. 睾丸肿瘤

睾丸肿瘤作为一种威胁男性生育功能的恶性病变，了解其影像特点尤为关键。超声是检出及诊断睾丸肿瘤的一线影像学检查方法，具有高敏感度，但对鉴别诊断的效能有限。在超声图像上，睾丸肿瘤通常表现为实质性占位病灶，边界不规则且清晰度较低，内部血流丰富，有时可伴有钙化或坏死区域。CT扫描能够很好地显示出睾丸肿瘤的影像特征，对肿瘤的定性具有重要价值。CT扫描常用于评估淋巴结转移和肺部转移。MRI在睾丸肿瘤的诊断中也非常重要，特别是扩散加权成像（DWI）联合常规磁共振征象对睾丸恶性肿瘤的诊断效能最高。MRI还可以评估病变的位置、分型和强化特点。这些详细的影像信息可为临床医生制订针对性的治疗方案提供科学依据。

3. 子宫肿瘤

子宫肌瘤是育龄期女性常见的良性肿瘤，其在影像学上的特征较为典型。子宫肌瘤可能导致子宫体积增大，形态失去正常均匀性，有时还会伴随子宫腺肌病等并发症的表现。超声检查是子宫肌瘤最常用的影像学诊断方法，具有方便、准确、价格低廉和无创等优点。它能够清晰显示子宫肌瘤的位置、数目、大小及内部情况，并能对肌瘤的变性提供相关的影像学依据。超声能够检测出直径小到 5 mm 的子宫肌瘤，但对于多发性小肌瘤（如直径小于 5 mm）的准确定位及计数存在一定误差。彩色多普勒超声检查可以进一步评估肌瘤的血供情况，有助于鉴别诊断。MRI也是子宫肌瘤诊断及定性的重要影像学检查方法，尤其是多模态磁共振成像技术，综合了形态学和功能学的特点，能够提供更全面的肌瘤特征，提高诊断准确性。MRI信号特征在T1WI和T2WI上均呈等信号或低信号，一般在T1WI信号强度与正常肌层相似，在T2WI为很低的信号，伴坏死、液化或磨玻璃样变性时，可表现为T2WI高信号。MRI能够发现直径仅为 3 mm 的肌瘤，并且对早期诊断、动态研究和多参数MRI评估非常有帮助。对比增强MRI也有助于诊断子宫肌瘤。

4.卵巢囊肿

卵巢囊肿也是常见的女性生殖系统病变，囊肿形态上多为圆形或椭圆形，内部为液性内容物，超声下表现为边界清晰、壁薄光滑的液性暗区。根据囊肿的性质不同，内部液体可以是单纯的水样、混合性或多房性结构，这对于区分生理性囊肿与病理性囊肿，以及判断囊肿是否发生扭转、破裂等并发症具有重要意义。超声是卵巢囊肿重要的检测手段之一，可以检测肿块的部位、大小、形态及性质，能够显示囊肿呈囊性无回声、囊壁薄、无实性成分、无分隔及有血流信号等特征。此外，超声检查无创、安全、价格低、简单且可重复。CT扫描可以显示卵巢囊肿的大小、形态、囊壁厚度和边界情况。单房薄壁囊肿的壁薄且均匀一致，囊腔内充满液体，其CT值接近于水。多房囊肿可见多个细条样间隔，囊内可见乳头状软组织突起。MRI能够提供更高的诊断特异性，尤其在超声特征不典型或囊肿持续增大时。MRI检查时，卵巢囊肿的成分为单纯浆液时呈T1WI低信号、T2WI高信号，边界清晰；当囊内有出血时，T1WI呈高信号。

除了上述常见的生殖系统疾病外，医学影像技术还在生殖系统其他方面发挥重要作用。例如，在女性生殖系统中，医学影像技术可以帮助诊断子宫内膜异位症、子宫腺肌病、宫颈疾病等。通过影像学检查，医生可以更好地了解病变的范围、程度和进展情况，为制订个性化的治疗方案提供有力支持。

（二）乳腺疾病的影像学检查

通过影像学检查如超声、钼靶检查、MRI等手段，可以获取关于乳腺组织内部结构和病变特征的关键信息。这些信息对于准确识别和诊断各类乳腺疾病至关重要。

1.病变的形态特征

以乳腺癌为例，病灶往往呈现不规则形态，边缘可能呈锯齿状或毛刺样浸润，与周围正常腺体组织的相对关系模糊不清。这种形态特征反映了肿瘤细胞的异质性生长和侵袭性行为，有助于鉴别良恶性病变。

2. 边界清晰度评估

评估病灶边界的清晰程度对于判断病变性质具有重要意义。在乳腺癌中，由于癌细胞容易侵入周围正常组织，病灶边界通常不规则且模糊。而乳腺纤维瘤等良性病变，其边界往往清晰可辨，与周围腺体组织分界明显。这种清晰度差异能够反映肿瘤生长方式和侵袭性的不同。

3. 内部回声或密度分析

通过超声检查可以观察到病灶内部的回声特点，如回声的强弱、均匀程度及有无钙化灶等；在X线摄影中则表现为病灶区域的密度变化。例如，乳腺增生可能在超声下显示为腺体层增厚、结构紊乱、回声不均；而乳腺癌在超声下可显示为内部呈现不均匀的低回声或高密度病灶，并可能含有微钙化点。这些特征反映了肿瘤内部结构和成分的复杂性，有助于鉴别诊断。

4. 血流情况监测

彩色多普勒血流成像技术是一种重要的医学影像技术，可以检测并分析病灶内部的血流供应情况，包括血流阻力指数、血流丰富程度等。例如，在乳腺癌中，由于肿瘤细胞需要丰富的血管供应氧气和营养物质，因此恶性肿瘤通常具有较高的血管密度和血流阻力，表现为丰富的血流信号。这种血流特征对于判断肿瘤的生长速度和恶性程度具有重要意义。

三、典型案例分析

在医学影像诊断学中，通过对具体案例的深入剖析，能够更准确地识别和理解生殖系统与乳腺疾病的影像特征。以下结合具体案例，对生殖系统与乳腺疾病的影像诊断进行分析和解读。

1. 案例一：慢性前列腺炎

患者，男性，45岁，因近期频繁出现下腹部隐痛、坠胀、排尿不畅等不适症状前来就诊。医生首先对其进行了全面的体格检查，并结合症状表现，初步怀疑为前列腺相关疾病。为了进一步明确诊断，患者接受了超声检查。检查结果显示,其前列腺体积明显增大,内部回声呈现不均匀状态,而且在前列腺组织内可见多个强回声钙化灶。根据患者的临床表现,如持续的下腹部不适及排尿异常,结合超声检查结果,最终确诊为慢性前列腺炎。

2.案例二:乳腺癌

患者,女性,年龄30岁,因无意间触及左侧乳房肿块并伴有轻微疼痛前来就诊。医生安排了钼靶检查,但未发现明确肿块影。随后,医生又进行了MRI检查以进一步评估病灶情况。MRI结果显示在左侧乳腺组织内存在一形状不规则的占位性病变,边界模糊并伴有毛刺状突起,这通常提示肿瘤可能侵犯周围组织。病变内部信号强度不均匀,且在增强扫描时显示出丰富的血流信号,这强烈提示病灶为恶性。结合患者的临床表现及影像学检查结果,高度怀疑乳腺癌,医生最终决定通过穿刺活检术获取病变组织样本进行病理学检查。经过细致的病理分析后证实了MRI诊断结果,患者被确诊为乳腺癌。

通过上述两个典型案例的分析和解读,可以更好地理解生殖系统与乳腺疾病的影像特征,有助于提高诊断的准确性。

第七节 骨关节与肌肉系统影像诊断学

骨关节与肌肉系统的影像诊断技术不仅为医生提供了一种直观、全面的观察方式,帮助医生精准地把握病变部位的形态、结构和功能变化,还为疾病的诊断和治疗提供了可靠依据。这一技术能够帮助医生识别潜在的健康问题,制订个性化的治疗方案,并评估治疗效果,从而大大提高了医疗质量和效率。

一、骨关节与肌肉系统影像诊断技术

骨关节与肌肉系统的影像诊断方法多种多样,其中最为常见的是X线检查、CT、MRI和超声。这四种方法各具特色,每种都有其独特的优势和适用范围，医生在诊断过程中需要根据患者的具体情况和病变特点选择合适的检查手段。

X线检查是一种利用X射线穿透人体组织并对胶片感光的一种成像技术。它能够清晰地显示骨骼的形态和结构，对于骨折、脱位等疾病的诊断具有重要价值。在骨折诊断中，X线检查可以清晰地显示骨折部位的骨碎片和移位情况，有助于医生了解骨折的严重程度，并制订治疗方案。此外，X线检查还可以帮助医生发现一些隐匿性的骨折和关节内游离体等病变。然而，由于X线检查对人体有辐射性，患者在接受检查时需要承受一定的辐射风险。因此，在检查过程中，医生会尽量减少患者的辐射暴露时间，并采取必要的防护措施。

CT检查是一种利用X射线旋转扫描人体部位，并收集旋转过程中的数据，经过计算机处理后重建三维图像的成像技术。CT检查能够提供更为详细的三维解剖信息，对于骨折、关节内游离体等病变的诊断和评估具有重要意义。CT检查的优势在于其高分辨率和三维成像能力，使得医生能够更加全面地评估患者的病情。同时，CT检查还可以帮助医生发现一些隐匿性病变，如微小的骨折和肿瘤等。然而，CT检查同样存在辐射风险，且成本相对较高。因此，在诊断过程中，医生需要权衡利弊，选择最适合患者的检查方法。

MRI检查在软组织病变的诊断中具有独特优势。MRI检查是利用磁场和无线电波技术对人体进行检查，能够清晰地显示肌肉、肌腱、韧带等软组织结构。对于肌肉拉伤、肌腱炎等疾病的诊断具有重要意义。MRI检查的优点在于其无辐射、无创伤性，能够提供详细的软组织信息。在肌肉拉伤诊断中，MRI检查可以清晰地显示肌纤维的断裂和出血情况，有助于医生了解损伤的严重程度和制订治疗方案。此外，MRI检查还可以帮助医生发现一些隐匿性病变，如微小的肿瘤和感染等。然而，MRI检查的时间较长，且成本较高，对患者和医生都存在一定的挑战。因此，在诊断过程中，医生需要充分考虑患者的病情和经济状况，选择最适合患者的检查方法。

超声检查具有实时、无创、经济等优点。超声检查是利用高频声波对人体进行检查，它能够清晰地显示关节积液、肌肉血肿等病变部位的形态和结构。由于超声检查的实时性和无创性，它常用于关节积液、肌肉血肿等疾病的检查。此外，超声检查还可以用于评估肌肉和肌腱的血流情况，对于一些血管性疾病的诊断也具有一定价值。在关节积液诊断中，超声检查可以清晰地显示关节积液的量和分布情况，有助于医生了解患者的病情和制订治疗方案。此外，超声检查还可以用于引导关节穿刺和抽液等操作，以提高治疗的准确性和安全性。然而，超声检查受到检查者技术水平和骨骼结构的影响，有时难以穿透较厚的骨骼结构。因此，在诊断过程中，医生需要充分考虑患者的病情和骨骼结构特点等因素，选择适合患者的检查方法。同时还需要不断提高自身的技术水平以获得更准确的检查结果。

影像诊断在骨关节与肌肉系统疾病中具有无可替代的价值。它为医生提供了直观且准确的病变部位、程度和范围等信息，极大地提高了诊断的准确性。同时，影像诊断还能用于评估治疗效果和预后情况，指导患者进行科学合理的康复锻炼。然而，影像诊断也存在一定的局限性。首先，不同的影像诊断方法适用于不同的疾病类型和临床场景，选择不当可能导致误诊或漏诊。其次，影像诊断结果受多种因素影响，如设备性能、检查者的操作技术、患者个体差异等，可能导致诊断偏差。此外，对于某些复杂的疾病或病变类型，单一的影像诊断方法可能无法提供全面详尽的信息，需要结合多种检查手段进行综合评估。

二、骨关节与肌肉系统疾病的影像学检查

骨关节与肌肉系统涉及的疾病种类繁多，每种疾病在影像检查中的表现点各有其独特性。这些影像特点对于医生进行快速、准确的诊断以及为患者提供针对性强、疗效确切的治疗方案具有极其重要的参考价值。

1. 骨折

骨折是一种常见的骨关节疾病，多由于外伤或骨质疏松等原因引起。

X线检查是骨折诊断的基础方法，具有简便、经济和快速的特点。它可以显示骨皮质的不连续、中断，骨折线横行、光滑，周围可能有骨膜反应和皮质增厚，还可以显示不完全骨折、深部骨折、关节内骨折和小的撕脱性骨折等，是初步诊断骨折的首选方法。然而，X线检查在检测隐匿性骨折或细微骨折方面存在局限性。

CT扫描能够提供更详细的骨折信息，尤其在显示复杂骨折结构和隐匿性骨折方面具有明显优势。CT可以清晰显示骨折线的位置及其累及部位，对于X线检查难以显示的细小骨折和复杂骨折类型有较高的检出率。此外，CT还可以对骨折劈裂、移位的距离进行精确测量，在评估骨折碎片位置和移位程度方面也较为准确。

MRI可在早期显示骨折线及骨髓水肿情况，骨折处T1WI呈低信号、T2WI呈高信号，周围骨髓水肿T1WI呈低信号、T2WI呈高信号改变。MRI能够提供关于骨折断端及周围软组织损伤的详细信息，有助于判断骨折的新旧程度和评估愈合情况。尽管MRI在显示骨折线方面不如CT，但它对软组织损伤的显示效果较好，适用于观察小骨周边相应的软组织肿胀。

综合来看，X线检查是骨折的初步筛查工具，CT用于详细评估复杂骨折，而MRI则在软组织损伤评估中发挥重要作用。临床上可根据患者的具体情况选择合适的影像学检查方法，或联合使用多种影像学手段以提高诊断准确性。

2. 关节炎

关节炎是一种常见的关节疾病，多由于关节炎症或退行性变等原因引起。在影像学检查中，关节炎的表现主要为关节间隙狭窄、关节面硬化等。关节间隙狭窄可能是由于关节软骨损伤或磨损所致；而关节面硬化则是关节炎症刺激引起的反应性改变。同时，关节炎还会导致关节周围的软组织肿胀和疼痛，这些在影像上也会有所表现。关节炎可分为骨性关节炎、痛风性关节炎、类风湿性关节炎、侵蚀性骨关节炎等，不同类型的关节炎影像学特征也有所差异。

（1）骨性关节炎。X线检查是骨性关节炎的首选影像学检查方法。骨性关节炎典型的X线表现包括关节间隙狭窄、软骨下骨质硬化、囊性变、关节缘骨质增生和关节内游离体等。严重情况下，还可能出现关节面萎陷、关节半脱位和畸形。CT能够清晰显示骨量、解剖结构和远端股骨的变形，常用于鉴别诊断。MRI在早期诊断骨性关节炎方面具有显著优势，能够显示软骨厚度变薄、缺损、骨髓水肿、半月板损伤及变性、关节积液及腘窝囊肿等。

（2）痛风性关节炎。痛风性关节炎的X线检查通常显示关节间隙狭窄，但对痛风石和关节面下囊变的检出率较低。CT具有高分辨率，能清晰地显示直径小于3 mm的痛风石，并能显示关节面下囊变和软组织肿胀。MRI能够清晰观察到关节软骨、滑囊及关节周围软组织病变，对病变关节的检出率优于X线检查及CT检查。

（3）类风湿性关节炎。类风湿性关节炎的X线表现包括双侧膝关节间隙变窄、骨性关节面破坏、关节面下硬化，并可能出现骨刺形成。MRI可以更直观地显示关节周围的软组织，如滑膜炎症和韧带改变。

（4）侵蚀性骨关节炎。侵蚀性骨关节炎的X线表现包括中心性骨侵蚀、软骨下骨侵蚀和软骨下骨重塑，其中一些病例呈现特征性的鸥翼样改变。

3. 肌肉拉伤

肌肉拉伤是一种常见的肌肉疾病，多由于剧烈运动或外伤等原因引起。在MRI等影像检查中，肌肉拉伤的表现较为明显。MRI能够清晰显示肌纤维的断裂情况以及水肿信号。肌肉拉伤会导致肌纤维断裂，形成明显的异常信号影；同时，由于局部水肿，在MRI上会显示出水肿信号。此外，肌肉拉伤还会导致肌肉疼痛和肿胀，这些在影像上也会有所表现。

三、典型案例分析

1. 案例一：半月板损伤

患者，男性，50岁，因右膝关节反复发作的疼痛前来就诊。据患者自述，疼痛在活动后加重，尤其在上下楼梯或久坐后起身时尤为明显，休息后可稍有缓解。查体时医生观察到患者右膝关节轻度肿胀，局部压痛明显。为了进一步明确病因，患者接受了 MRI 检查。MRI 结果显示右膝关节内侧半月板后角存在明显的撕裂伤，同时关节腔内伴有少量积液。

结合患者的详细病史、临床表现以及影像学检查结果，医生诊断为右膝关节内侧半月板撕裂伴关节炎。为了制订最适合患者个体情况的治疗方案，医生综合考虑了患者的病情严重程度、半月板损伤类型和关节炎进展状况。治疗方案包括药物治疗，如使用非甾体抗炎药以减轻关节炎症和疼痛，关节腔穿刺抽液以缓解关节内压力，以及物理治疗如冷敷、热疗和康复锻炼等。经过这一综合治疗策略的实施，患者的症状得到了显著改善，生活质量大幅提升。

2. 案例二：骨肉瘤

患者，女性，40岁，因左侧肩胛骨区持续性疼痛就诊。患者自述疼痛逐渐加重，已影响日常生活和工作，尤其在夜间或劳累后疼痛更为剧烈。为了查明病因，患者接受了 CT 检查。CT 扫描结果显示左侧肩胛骨区存在骨质破坏现象，周围软组织肿胀明显。为了进一步确认病变性质，医生建议进行 MRI 检查。MRI 结果显示骨质破坏区域内出现不规则的低信号区，提示可能存在肿瘤组织浸润。经进一步病理活检证实，该患者被诊断为左侧肩胛骨骨肉瘤。

此病例充分展示了影像诊断在骨关节与肌肉系统疾病中的关键作用。CT 和 MRI 成像技术为医生提供了详细的解剖学和病理学信息，有助于早期发现病变、精准定位病灶，并对疾病性质做出初步判断。同时，这些影像检查结果对于指导临床治疗方案的制订具有重大价值，能够协助医生根据患者的具体病情制订针对性的个性化治疗方案。

第八节　中枢神经系统影像诊断学

一、中枢神经系统影像诊断技术

中枢神经系统是人类及所有脊椎动物体内最核心且关键的生理调控系统，其构成主要包括大脑、小脑、脑干和脊髓等部分。这个系统位于颅腔和椎管内，是人体内信息处理和整合的中心枢纽。它通过复杂的网络结构，包括数以亿计的神经元和胶质细胞，相互连接并形成无数的突触连接，从而实现信息的传递、整合与输出。

中枢神经系统的主要功能包括但不限于：①接收并处理来自身体各部位的感觉信息，如视觉、听觉、触觉、味觉等，使个体能够对外界刺激做出及时准确的反应；②整合和协调身体各部分的运动指令，包括复杂的精细动作以及基本的生理反射活动；③调节和控制情绪反应，影响个体的情感状态和性格形成；④负责记忆的形成与存储，对学习、思维和认知能力起到决定性作用；⑤通过神经内分泌机制，中枢神经系统还与内分泌系统紧密相连，共同维持机体内部环境的稳定和平衡。

中枢神经系统影像学诊断技术主要包括以下几种。

1. X 线检查

虽然 X 线检查是最早应用的影像学技术，但由于中枢神经系统的复杂性和软组织在 X 线下的对比度较低，使得 X 线检查在中枢神经系统疾病的诊断中应用较少。X 线平片可以观察到颅骨骨折、颅缝分离、头颅畸形以及椎管内病变等异常情况。

2. CT

CT 扫描以其快速、清晰的成像能力，广泛应用于中枢神经系统疾病的诊断中，如诊断颅内肿瘤、脓肿、寄生虫病、外伤性血肿、脑损伤、脑梗死、脑出血以及椎管内肿瘤和椎间盘脱出等疾病。CT灌注成像通过CT扫描和计算机图像处理既能显示中枢系统的形态学变化，又能反映其功能改变，已广泛应用于中枢神经系统疾病的临床诊断。

3. MRI

MRI凭借对脑细小解剖细节的清晰显示，以及对病灶有着较高的敏感性，在中枢神经系统疾病的早期诊断与治疗中发挥着重要作用。MRI新技术如7.0 T MRI、酰胺质子转移MRI成像、神经突方向离散度与密度成像等在中枢神经系统疾病中的应用不断加强。MRI在诊断中枢神经系统白血病的特异性和准确性较CT高，能发现CT检查阴性的病例，有利于疾病的早期诊断。

4. 多模态影像技术

多模态影像技术在中枢神经系统疾病中的应用非常广泛，包括CT、MRI、PET等。这些技术可以提供更全面的诊断信息，有助于疾病的早期发现和治疗。

影像诊断技术如同一个强大的"透视镜"，帮助医生洞察患者体内的情况。然而，尽管其地位无可替代，但该技术的诊断准确性并非绝对，而是受到多种复杂因素的影响。

首先，从硬件层面来看，所使用的影像设备的性能和质量直接决定了所获取图像的清晰度和分辨率。高精尖的设备能够捕捉到细微的结构变化和血流动力学特征，从而为医生提供更为精准的诊断依据。

其次，操作技术和经验同样对诊断结果产生显著影响。不同的操作者在参数设置、扫描序列选择、图像重建等方面可能存在技术差异，这些都可能导致诊断偏差。此外，患者的年龄、性别、生理、病理状态、药物使用情况也会影响诊断的准确性。

同时，病变本身的特性，如类型、阶段、位置以及大小等，也会对影像诊断带来挑战。例如，某些早期病变或进展缓慢的病变可能不易被常规影像检查检出；而某些复杂病变可能因与周围结构紧密相连或相互影响，导致诊断难度增加。因此，在进行中枢神经系统影像诊断时，医生不应仅依赖于单一的影像检查结果，而应综合考虑上述多种因素，通过细致分析、对比和验证，提高诊断的准确性和可靠性。

为了确保诊断的准确性，医生需要不断更新知识和技能，熟悉各种影像检查技术的原理和适应证，掌握正确的操作方法和解读技巧。定期参加专业培训、学术交流和病例讨论等活动，以提升诊断水平。同时，在临床实践中，医生还需结合患者的临床表现、病史和其他检查结果进行综合分析和判断。通过整合多方面的信息，以提高诊断的准确性。

新型的影像技术如fMRI、弥散张量成像（Diffusion Tensor Imaging，DTI）等在中枢神经系统疾病诊断中的应用日益广泛，并取得了显著成效。这些技术的应用不仅提高了病变的检出率和诊断准确性，还有助于预测疾病的进程和预后。因此，影像诊断在中枢神经系统疾病诊断和治疗中发挥着不可替代的作用。未来，随着技术的不断进步和应用领域的拓展，影像诊断将在中枢神经系统疾病的诊断和治疗中发挥更加重要的作用。

二、中枢神经系统疾病的影像学检查

（一）脑卒中

脑卒中可分为缺血性脑卒中与出血性脑卒中，二者的发病机制与影像学表现均有所不同。

1. 缺血性脑卒中

缺血性脑卒中是一种常见的脑血管疾病，其发病机制复杂多样，主要由于脑部血液供应不足导致局部脑组织缺血、缺氧甚至坏死。根据不同的病因和发病机制，缺血性脑卒中可以分为多种类型。

缺血性脑卒中的常见原因包括大动脉的动脉粥样硬化性闭塞、脑栓塞（栓塞性梗死）、小的深部穿支动脉的非栓塞性梗死（腔隙性梗死）以及由远端动脉狭窄及脑血流下降导致的分水岭区域梗死（血流动力学卒中）。此外，局限性脑缺血的病因还包括大脑中动脉栓塞、颅外颈内动脉或椎动脉狭窄、闭塞或血栓形成，以及脑动脉痉挛。

缺血性脑卒中的病理生理机制涉及多个方面。大脑缺血缺氧会导致细胞代谢紊乱，引发一系列病理生理过程，如兴奋性毒性、氧化应激、线粒体功能障碍、炎症反应和血脑屏障的损伤等。急性缺血性脑卒中的发生是由于脑动脉闭塞导致脑组织缺血梗死，伴有神经元、星形胶质细胞及少突胶质细胞的激活后损伤，其病理生理机制主要涉及细胞能量衰竭、钙离子超载、兴奋毒性、氧自由基过度生成、炎症及凋亡等。

缺血性脑卒中的影像学诊断主要依赖于 CT 和 MRI 技术，这两种方法在临床应用中各有优势和特点。

CT 平扫是急性缺血性脑卒中的首选筛查方法。其主要目的是排除脑出血、脑肿瘤和脑血管畸形等其他病变。尽管 CT 平扫在超急性期（发病 < 6 h）的敏感性较低，但其能够通过一些特殊征象如豆状核模糊征和大脑中动脉高密度征进行早期识别。此外，CTP 和 CTA 也被用于评估血管状况和缺血半暗带。

MRI 是缺血性脑卒中的另一种重要影像学检查手段，尤其在超急性期表现突出。MRI 中的 DWI 是目前最敏感的检测超急性期脑梗死的影像技术，可以在病变发生十几分钟后显示脑梗死局部的细胞毒性水肿。MRI 对小缺血灶和后颅窝病灶的检出具有较高的敏感度，并且可以提供关于侧支循环、血流动力学和分子代谢等重要信息。多模态 MRI 通过常规序列联合特殊序列反映缺血脑组织病理生理变化，不仅局限于诊断，还可以提示侧支循环、血流动力学、分子代谢等信息，为患者选择治疗方案提供依据。此外，MRA 和磁敏感加权成像等技术也对缺血性脑卒中的诊断有重要帮助。

在某些情况下，联合使用 SPECT-CT 和 MRI 可以提高诊断阳性率。例如，一项研究表明,SPECT-CT 与 MRI 联合应用对缺血性脑卒中病灶的检出个数和诊断阳性率明显高于单独使用 CT、MRI 或 SPECT 检查。

影像组学和深度学习技术的应用正在逐步提高影像诊断的准确性和效率。这些技术可以识别肉眼无法识别的病灶,预测发病时间,并评估治疗效果。

2. 出血性脑卒中

出血性脑卒中是一种由于脑内血管破裂导致的急性脑血管疾病。其发病机制主要涉及血管异常、血压过高或动脉硬化等因素。具体来说,高血压和动脉粥样硬化是出血性脑卒中的主要病因,这些因素会导致脑小血管病变,进而引发脑内出血。

出血性脑卒中可以分为两大类:脑内出血和蛛网膜下腔出血。脑内出血是指血液从破裂的血管渗入脑组织,而蛛网膜下腔出血则是血液积聚在大脑表面的蛛网膜下腔。这两种类型的出血都可能由高血压、动脉瘤、动静脉畸形等引起。

出血性脑卒中的主要影像学诊断方法同样是 CT 和 MRI。

CT 是诊断急性出血性脑卒中的首选方法,尤其在急诊情况下具有重要价值。CT 能够迅速、准确地显示出血的部位、出血量、是否破入脑室或蛛网膜下腔以及周围脑组织的受损情况。对于急性期脑出血,CT 非常敏感,可以明确血肿的大小和位置,并且有助于评估血肿是否扩大。在 CT 平扫中,脑出血通常表现为高密度影,而 CT 增强扫描可以进一步显示血肿的范围和周围水肿情况。

MRI 在诊断出血性脑卒中方面也非常重要,尤其是在出血时间较长的情况下。MRI 通过不同的成像序列(如 T2* GRE、SWI 等)能够准确判定出血的时间和病灶范围。在急性期,MRI 影像上的出血灶表现为 T2 序列上的低信号,而在亚急性期和慢性期,出血灶的信号特征会随着血红蛋白成分的变化而变化,例如亚急性早期表现为短 T1 信号及长 T2 信号,慢性期则表现为含铁血黄素沉着形成的低信号。MRI 对于检测出血性病灶极其敏感,尤其是在区分出血性和缺血性病变方面具有较高的特异度。

（二）脑外伤

1. 硬膜外血肿

硬膜外血肿是指血液积聚在颅骨与硬脑膜之间的腔隙内，通常由头部外伤引起。其形成机制多与颅骨骨折有关，尤其是脑膜中动脉、板障静脉或静脉窦的破裂。外伤性硬膜外血肿的常见原因包括交通事故、坠落/跌倒及钝器打击等。

临床表现方面，外伤性硬膜外血肿患者可能表现为昏迷后清醒、持续昏迷等，具体表现取决于血肿的发生速度、部位和量等因素。典型症状包括头痛、恶心、呕吐、意识障碍等。

CT平扫是诊断硬膜外血肿的主要手段之一，尤其适用于急性期血肿的诊断。硬膜外血肿的CT典型表现为颅骨内板下方出现梭形或双凸形高密度影，边界清晰，内缘光滑。CT平扫对骨敏感度高，能够清晰显示颅骨骨折情况，有助于评估血肿部位及毗邻脑组织损伤程度。在急性期，CT平扫可以显示"漩涡征"，这是指在高密度的硬膜外血肿中出现圆形低密度区域，提示病情严重，需要紧急手术治疗。CT平扫还可以用于术后短期复查，通过观察血肿区域缩小范围及密度变化来评估手术效果。

MRI是诊断非创伤性硬膜外血肿的最佳方法，能够清晰地显示血肿部位、范围，并区分急慢性血肿。MRI在亚急性期和慢性期血肿的诊断中具有独特优势，能够准确判读血肿时期，并对分析出血原因有所帮助。在MRI影像上，慢性硬膜外血肿表现为内板下局限性梭形高信号影，而急性期血肿则表现为新月形高信号影。MRI还可以通过不同的扫描序列（如T1WI、T2WI等）观察病变部位、形态及信号变化，有助于进一步明确诊断。

2. 颅骨骨折

颅骨骨折是一种常见的颅脑损伤，通常由外力作用导致颅骨的完整性受损。根据不同的分类标准，颅骨骨折可以分为多种类型。

根据骨折是否与外界相通，颅骨骨折可分为闭合性骨折和开放性骨折。闭合性骨折是指骨折线没有穿透皮肤，而开放性骨折则是指骨折线穿透了皮肤，可能通过伤口、窦道、耳或口咽与外界相通。

根据骨折形态，颅骨骨折可分为线性骨折或粉碎性骨折。线性骨折通常表现为无凹陷的线形骨折，而粉碎性骨折则包括多条骨折线，可能导致骨片错位或嵌入脑内，引起严重后果。

此外，颅骨骨折还可以根据其位置和凹陷程度进行分类。例如，颅盖骨折常为线性骨折，也可能有凹陷性骨折；而颅底骨折则可能涉及更复杂的神经和血管结构，需要特别注意。

在临床表现方面，颅骨骨折患者可能出现头痛、恶心、呕吐、出血、意识障碍等症状。局部症状可能包括头皮肿胀、压痛、头皮血肿等。对于凹陷性骨折，当骨折片下陷较深时，可能会刺破硬脑膜，压迫及损伤脑组织，导致偏瘫、失语和／或局灶性癫痫等相应症状。

诊断颅骨骨折通常需要结合病史、临床表现和影像学检查。头颅 X 线平片和 CT 扫描是常用的影像学检查方法，能够显示骨折线的位置和形态。

X 线平片可以作为初步筛查工具，确定是否存在骨折及其类型，并判断骨折线的走行及颅内结构的损伤情况。但 X 线平片对细微骨折和复杂骨折的显示能力有限，常需结合 CT 进一步确认。

CT 在颅骨骨折的诊断中表现更为敏感，能够清晰显示骨折线、骨折类型（如线性骨折、粉碎性骨折、凹陷性骨折）以及骨折片的位置和移位情况。CT 可以直接显示骨折线、骨折片、游离骨碎片等直接征象。例如，粉碎性骨折可见游离骨碎片，线性骨折表现为颅骨板骨质不连续，凹陷性骨折表现为局限性向颅内凹陷。CT 还可以显示一些间接征象，如颅内积气、鼻窦或乳突气房混浊等，这些征象有助于判断骨折是否涉及颅底。利用薄层图像进行多平面重组和三维重建，还可以更直观地观察骨折情况以及与周围结构的关系。

MRI 在显示软组织损伤方面优于 CT，能够清晰显示脑组织的损伤情况，如挫裂伤、出血等。

MRI 在 T1 和 T2 加权像上通常表现为低信号影，有助于识别骨折线和骨折片。但 MRI 对颅骨骨质的显示不如 CT 敏感，尤其在显示线性骨折和粉碎性骨折方面不如 CT。

3. 蛛网膜下腔出血

外伤性蛛网膜下腔出血是由头部外伤引起的急性脑血管疾病，血液流入蛛网膜下腔。其主要症状包括突发剧烈头痛、恶心、呕吐、颈项强直等脑膜刺激征，严重者可出现意识丧失。

头部 CT 扫描是外伤性蛛网膜下腔出血诊断的首选方法，其可以显示蛛网膜下腔和脑室内的血块。如果 CT 未见异常，则需进行腰椎穿刺检查，以确认是否存在均匀血性的脑脊液。此外，脑血管造影也是重要的诊断手段，可以明确出血部位并指导后续治疗。

4. 脑挫裂伤

脑挫裂伤是由于头部受到暴力作用，导致脑组织的器质性损伤，包括脑挫伤和脑裂伤两种病理类型。脑挫伤通常指脑实质损伤但软脑膜保持完整，而脑裂伤则是脑实质破损伴随软脑膜撕裂。脑挫裂伤常发生在暴力打击的部位或对冲部位，尤其是额叶和颞叶前端及底部，这是由于脑组织在颅腔内的滑动及碰撞所致。

脑挫裂伤的主要临床表现包括意识障碍、头痛、恶心、呕吐、癫痫发作以及局灶性神经系统体征等。意识障碍是其最突出的症状之一，伤后患者可能立即昏迷，昏迷时间从数分钟到数小时不等。此外，脑挫裂伤还可能导致脑脊液呈血性，CT 检查可见点状或片状高密度出血灶。

CT 是诊断脑挫裂伤的首选方法，因为它能够快速、准确地显示颅内结构和损伤情况。CT 影像通常表现为低密度影或高密度与低密度的混杂影像，损伤部位的脑组织影像呈点片状高密度影，周围可见低密度水肿带。在急性期，CT 可能无法检测到所有脑挫裂伤,特别是在病情较轻的情况下,可能需要在 24 h 后复查 CT 或进行 MRI 检查。

MRI 在检测急性颅内出血方面比 CT 更有效,是发病 24 h 内对脑损伤的首选影像学检查方法。MRI 具有更高的对比度分辨率,能够检测到某些细微的脑损伤,如轴伤和细微的皮质挫伤等。MRI 对早期脑水肿、小的出血灶、脑神经及颅后窝结构显示较清楚,有其独具优势。但 MRI 检查耗时较长,不利于急救。

（三）颅内动脉瘤

颅内动脉瘤是指脑动脉壁因局部病变而向外膨出形成的瘤状突出。其主要成因包括先天性缺陷、腔内压力增高或后天损伤等因素。颅内动脉瘤可以发生在颅内的任何部位动脉,但常见于脑底动脉环（即 Willis 环）及其主要分支。

颅内动脉瘤一旦破裂,会导致严重的蛛网膜下腔出血,表现为突发剧烈头痛、频繁呕吐、颈项强直等症状,严重时可导致死亡。此外,动脉瘤逐渐增大还可能压迫邻近神经,引起相关症状,如一侧眼睛睁不开、视力障碍、失聪、失语等。

颅内动脉瘤的影像学诊断主要依赖于多种影像学技术,包括 CTA、MRA、DSA 等。这些技术各有其特点和优势,通常根据具体情况选择合适的检查方法。

CTA 是一种非侵入性的血管成像技术,通过注入对比剂来增强血管结构的显示。CTA 能够详细显示动脉瘤的位置、大小和形态,并且可以检测到动脉瘤破裂后的蛛网膜下腔出血。CTA 在急性颅内动脉瘤破裂出血的诊断中具有很高的敏感性,检出率可达 60%~100%。CTA 还可以用于评估动脉瘤的形态学特征,如瘤壁不规则、有子囊等,这些特征与动脉瘤破裂风险相关。

MRA 是一种无辐射的血管成像技术,通过 MRI 来显示血管结构。它对小动脉瘤的检出率较高,可检出小到 3 mm 的动脉瘤。MRA 能够显示动脉瘤的三维形态结构,并且可以结合自旋回波技术提高检出率。MRA 还可以显示动脉瘤的出血情况,对于完全血栓性动脉瘤,T1 加权和 T2 加权扫描可以提供丰富的信息。

DSA 是目前公认的颅内动脉瘤临床诊断的"金标准"，具有较高的时空分辨率。它通过快速注入对比剂并在 X 线透视下显影血管腔，记录和观察含有对比剂的血液流动顺序和血管形态。

DSA 不仅能够详细显示动脉瘤的形态和位置，还可以用于介入治疗前的详细评估。对于已进行治疗的动脉瘤，DSA 是最合理且最敏感的疗效评估检查手段。

三、典型案例分析

1. 案例一：脑肿瘤

患者，男性，50 岁，因近期频繁出现头痛症状，并伴有呕吐现象，影响到日常生活，故来院就诊。在详细询问病史、体格检查后，为明确病因决定进行影像学检查。CT 检查是一种常用的影像学检查方法，对于脑部疾病的诊断具有重要价值。它利用 X 射线旋转扫描人体头部，并通过计算机处理后重建出连续的横断面图像。在本案例中，CT 检查显示为右侧颞叶占位性病变，密度不均，边缘模糊，这为医生提供了关于病灶位置、大小和形态的初步信息。

为了更精确地了解病灶的性质和组织结构特点，医生建议进行进一步的 MRI 检查。MRI 检查结果显示病变呈长 T1 信号、长 T2 信号，周围脑组织水肿明显。这些信号特征有助于医生判断病灶的性质，为确诊和治疗方案的制订提供重要依据。

结合患者的临床表现和影像检查结果，医生最终诊断为右侧颞叶胶质瘤。胶质瘤是中枢神经系统的常见肿瘤类型，起源于神经胶质细胞。由于肿瘤占据了脑组织空间，并对周围脑组织产生压迫，从而导致头痛、呕吐等症状。手术切除肿瘤成为缓解症状、延长寿命的关键措施。在充分准备后，神经外科医生成功地为患者实施了肿瘤切除术。手术后，患者的头痛和呕吐症状得到显著缓解，生活质量得到明显提高。

2. 案例二：脑出血

患者，女性，60 岁，突然出现剧烈头痛、恶心、频繁呕吐的症状，并伴有左侧肢体无力，行动不便。这些症状在医学上通常是脑部疾病的警示信号，应立即引起重视。在紧急情况下，患者迅速接受了 CT 检查。CT 检查结果显示，患者的左侧基底节区出现了明显的高密度影，边缘清晰，且周围脑组织受到压迫，提示左侧基底节区有新鲜出血灶形成。

随后，患者立即接受了一系列针对性的治疗措施，包括药物止血、降低颅内压、营养脑细胞等，并密切监测生命体征。幸运的是，由于诊断及时，治疗得当，患者的病情得到了有效控制，症状逐渐改善，生命体征趋于稳定。

在这个案例中，CT 检查的快速、简便使其成为急性脑出血的首选诊断方法。高密度影直接提示存在出血，为紧急治疗赢得了宝贵时间。

3. 案例三：脑动脉瘤

患者，女性，52 岁，因持续头痛伴高血压症状而就诊。为明确头痛原因，医生安排患者进行了 MRI 检查。检查结果显示，右侧大脑中动脉分支处存在一瘤样扩张的血管影，高度怀疑为脑动脉瘤，这可能是导致患者高血压和头痛的根本原因。

脑动脉瘤是一种潜在的严重脑血管疾病，可能引发脑出血、血栓形成或动脉瘤破裂等危及生命的后果。医生综合评估了该动脉瘤的大小（直径约 5 mm）、位置（紧邻大脑中动脉主要分支）和形态（瘤体规则但已接近临界尺寸），同时充分考虑患者的年龄和整体健康状况，决定采用微创的血管内栓塞术进行治疗。手术过程中，医生通过股动脉穿刺插入微导管，精确导航至动脉瘤部位后释放适量的栓塞材料，成功封闭了动脉瘤囊腔并切断了其血流供应，从而彻底消除了动脉瘤破裂的风险。

术后患者头痛症状得到显著缓解，血压也恢复至正常水平。复查 MRA 结果证实动脉瘤已得到有效治疗。在后续的随访过程中，医生将继续密切关注患者的恢复情况，并根据实际需要调整治疗方案以确保患者的长期健康。

第九节　五官、口腔及颌面影像诊断学

一、五官、口腔及颌面影像诊断技术

五官、口腔及颌面的影像诊断是医学影像学的一个关键分支领域，主要涉及眼、耳、鼻、喉、口腔以及颌面部各类疾病的影像学检查与诊断。随着医疗技术的飞速发展，尤其是医学影像技术的持续革新，X线、CT、MRI、超声等技术在五官、口腔及颌面疾病的诊断中扮演着重要角色。

这些影像诊断技术利用不同的物理原理和成像技术，能够提供详尽且精确的图像信息，揭示病变部位的形态特征、组织结构变化、病灶位置以及生理功能状况。例如，X线技术能够穿透人体组织，帮助医生观察骨骼结构、牙齿状况以及软组织阴影变化；CT扫描通过多层次、多角度的断层图像重建，可以清晰地显示面部骨骼、软组织和血管结构，有助于发现微小病变；MRI则利用强大的磁场和射频脉冲，生成高清晰度软组织图像，对于检测软组织损伤、肿瘤占位等具有显著优势；而超声技术则通过回声定位原理，实时显示面部皮下结构、血管血流状态以及唾液腺等情况。

这些影像诊断技术的综合应用，为临床医生提供了全面而细致的诊断依据，极大地提升了五官、口腔及颌面系统疾病诊断的准确性和有效性，从而有力地支持了临床决策和治疗方案的制订。

（一）五官影像诊断技术

五官影像诊断方法涵盖多种先进的影像技术，主要包括CT、MRI、眼底影像学检查以及多模态影像技术等。这些技术在五官及颈部疾病的诊断中发挥着重要作用。

CT在五官影像检查中具有极高的价值，尤其在明确病变范围及其与周围组织结构的关系方面具有显著优势。CT在耳科疾病中的应用也非常广泛，多层螺旋CT和锥形束CT因其高空间分辨力和低辐射剂量而被广泛使用。此外，基于10μm级耳科专用CT的前庭神经管影像解剖特征分析显示了其在耳科疾病诊断中的独特应用价值。

MRI在五官的影像诊断中也占有重要地位，尤其是在软组织结构的显示上具有独特优势。MRI能够提供详细的解剖信息和病理生理结构，有助于诊断和鉴别诊断。

眼底影像学检查技术包括荧光素眼底血管造影（Fundus Fluorescein Angiography，FFA）、吲哚菁绿血管造影、眼部超声、OCT等。近年来，OCT技术得到了极大发展，如全眼OCT技术集成了前节OCT、后节OCT、前节光学相干断层扫描血管成像（OCTA）、后节OCTA等功能，为眼科疾病的诊断提供了全面的解决方案。此外，自适应光学眼底影像系统也在眼科医疗技术中取得了重要进展。

多模态影像技术在眼科领域的应用日益广泛，通过结合不同成像模式如OCT、OCTA、自适应光学激光扫描检眼镜（AO-SLO）和眼底自发荧光等，能够从不同角度理解疾病的病因和发展特征。多模态影像技术不仅提高了诊断的准确性，还为临床医生提供了更多的信息。

在现代眼科影像诊断中，人工智能的应用也在不断推进。基于影像设备的辅助诊断具有客观、可重复的优点，并为医生提供量化病灶的诊断标准。例如，基于耳内图像的耳科疾病智能辅助诊断系统通过构建听阈预测模型，辅助疾病的早期筛查。

五官影像诊断方法涵盖多种先进的影像技术和人工智能应用，这些技术在五官疾病的诊断中发挥了重要作用，为临床医生提供了丰富的影像信息和诊断依据。

（二）口腔及颌面影像诊断技术

口腔及颌面影像检查是口腔医学和颌面外科诊疗中不可或缺的一部分，涵

第十四章 影像诊断学

盖多种医学影像技术，辅助医生对口腔及颌面部疾病进行精准诊断和制订治疗方案。这些检查方法各有其特点和优势，为口腔及颌面部疾病的诊断和治疗提供了重要依据。

X线检查通过使用专用设备如牙科X光机，将X射线穿透口腔及颌面部软组织，遇到牙齿、颌骨等硬组织时会发生反射和吸收，从而形成牙齿、牙槽骨、上颌骨、下颌骨等结构的清晰影像。在牙齿疾病方面，X线检查能精准揭示龋齿的深度和范围，显示牙周组织的健康状况，包括牙槽骨吸收程度、牙龈退缩情况以及牙周袋的形成，对于根尖周炎等病变也能提供详细的定位和量化信息，如病变牙齿根尖区周围骨组织的破坏程度和范围大小。这使得医生能够制订更为精准有效的治疗计划，比如选择合适的填充材料、设计牙周治疗方案或者进行根管治疗。此外，在评估颌骨发育状况方面，X线检查可以显示上颌骨和下颌骨的形态、大小、密度以及有无异常结构变化，对于儿童及青少年的牙齿发育异常、成人颌骨骨折、肿瘤侵犯等情况具有极其重要的临床价值。

CT检查与传统的X线检查相比，其技术优势和应用价值尤为突出。CT通过连续的、多层次的X线扫描并结合计算机重建技术，能够生成详细的三维图像，这种立体、全方位的影像信息使得医生可以直观地观察和评估病灶的大小、形态、位置及其与周围重要解剖结构的毗邻关系，对于发现隐匿性病变具有极高的敏感性。

在口腔及颌面部肿瘤的诊断中，CT能够精确地显示肿瘤的大小、边界、内部结构以及是否侵犯周围重要组织或器官，如肌肉、神经、血管等，有助于医生判断肿瘤的恶性程度和分期，为制订合理的治疗方案提供科学依据。对于炎症性疾病，如牙槽脓肿、冠周炎等，CT可以帮助确定病变范围和严重程度，指导抗生素的选择和使用。

在口腔及颌面部外伤的急救和处理中，CT检查能够快速准确地评估骨折部位、类型及移位情况，为临床决策提供准确的依据；还能在牙齿种植术前进行精细化评估，包括骨量分析、牙槽嵴状况判断以及种植区血管神经分布情况，从而大大提高牙齿种植术的成功率和预后效果。

MRI检查在口腔及颌面部软组织病变的诊断中具有独特优势，尤其对于口腔黏膜病变、唾液腺疾病以及神经性疾病等具有极高的诊断价值。与传统的X线检查和CT检查相比，MRI在软组织分辨率上具有显著优势，能够清晰、详细地展示口腔及颌面部软组织、血管、神经等结构，为医生提供丰富的诊断信息。

对于口腔黏膜病变，如口腔溃疡、口腔白斑、口腔癌等，MRI检查能够通过多方位、多序列的成像技术，精确地反映病灶的大小、范围、侵犯深度以及与周围组织的关系，有助于医生制订精准的治疗方案。对于唾液腺疾病，如涎腺炎、涎腺结石、唾液腺肿瘤等，MRI检查同样具有显著优势。通过MRI检查，医生可以清晰地观察唾液腺的形态、结构以及分泌情况，为疾病的诊断和治疗提供重要依据。对于神经性疾病，如三叉神经痛、面神经麻痹、脑神经肿瘤等，MRI检查同样具有独特优势。

此外，MRI检查还具有无辐射、无创伤等优点。与X线检查和CT检查相比，MRI检查特别适用于孕妇和儿童等特殊人群，该检查不会对胎儿造成不良影响，是儿童疾病诊断的重要手段。

除了上述疾病外，MRI检查在评估颈部肿块等疾病方面也具有重要价值。MRI检查可以帮助医生发现颈部肿块的大小、位置、性质以及与周围组织的关系，为制订治疗方案提供重要参考。

超声检查在口腔及颌面部疾病诊断中也具有重要应用价值。超声检查具有实时、无创、经济等优点，常用于口腔及颌面部囊肿、肿瘤等疾病的检查。对于唾液腺疾病、颈部肿块等疾病，超声检查能够提供准确的定位和鉴别诊断信息。超声检查还适用于引导穿刺活检、介入治疗等操作，可提高诊疗的准确性和安全性。

（三）影像检查与临床治疗

通过先进的医学影像学检查，如CT扫描、MRI、X线摄影以及超声等技术，医生能够获取患者的解剖结构信息、病变细节以及生理功能状态，这些精确的影像资料为制订针对性的治疗方案提供了科学依据。

第十四章 影像诊断学

准确的影像诊断使医生能够清晰洞察患者的具体情况，从而精准地制订个性化、差异化的治疗方案。例如，在牙齿种植、整形修复、肿瘤切除、骨折复位固定等各种复杂手术中，精确的影像数据能够帮助医生准确预判手术难度，定位病灶，并预测术后效果，大大提高了手术的成功率和患者满意度。

此外，影像诊断技术在治疗效果评估及病情监测方面同样发挥着不可替代的作用。通过定期进行医学影像学检查，医生可以直观地对比分析治疗前后的病变变化情况，如病灶大小、范围缩小程度、组织恢复状况等，这些动态变化数据为医生调整治疗方案、预测疾病发展趋势以及评估预后提供了有力的数据支持。

然而，影像诊断并非万能，其准确性受到多种因素的影响。例如，设备性能、操作技术、患者配合程度、药物干扰以及个体生理差异等都可能导致影像结果出现偏差。因此，解读影像诊断结果时，医生应综合考虑患者的详细病史、体格检查、实验室化验结果等多种信息进行全面分析推理，从而避免误诊和漏诊的发生，确保患者得到及时、有效的临床治疗。

二、五官、口腔及颌面疾病的影像学检查

（一）五官疾病的影像学检查

1. Graves眼病

Graves眼病是一种与甲状腺功能异常相关的自身免疫性疾病，其临床表现多样，包括眼睑退缩、眼球突出、复视、限制性斜视、暴露性角膜炎和压迫性视神经病变等。这些症状可能在甲亢确诊后1年内出现，也可能发生在治疗期间或甲亢得到控制之后。

眼球突出是Graves眼病最典型的影像学表现之一，可为单侧眼球突出，也可为双侧眼球突出。Graves眼病CT平扫可见眼外肌增粗，密度减低，可累及多条眼外肌，下直肌与内直肌受累最为常见。增强CT下可见增粗的眼外肌呈轻到中度强化。眼眶内容物增多，眶尖密度增加，泪腺肿大前移，眼上静脉增粗。CT还可以发现眼眶的骨质改变。

MRI征象与CT基本相同，但MRI具有更高的空间分辨率和多平面成像能力，有助于明确哪些眼外肌受累。MRI在急性期Graves眼病的诊断中有重要价值，因为此时眶内水肿和炎性反应较重，MRI影像表现为眼外肌体积增大、水肿明显和高强化。此外，MRI定量参数如横断位泪腺面积和长径对Graves眼病的诊断和分期具有重要价值。

2.视神经炎

视神经炎是累及视神经任何部位的炎症，多见于20～40岁，多由脱髓鞘疾病引发。视神经炎的主要症状为视力下降，常常在发病初期几天内最为明显。视力下降程度各不相同，可表现为中心或者旁中心小暗点乃至完全失明。大部分病例伴有轻度眼痛，常常在运动眼球时加重。

视神经炎主要的影像学诊断方法为MRI和OCT。MRI是首选的影像学检查方法，可以显示视神经增大、神经鞘强化或轨道征增强等特征。MRI检查中，视神经炎通常表现为视神经增粗伴信号增强，如T2WI示右侧视神经增粗、信号略高，冠状面STIR示右侧视神经增粗、信号增高。此外，MRI还可以显示颅内病灶，如T2-FLAIR序列显示左侧脑室额角上方白质斑片状高信号影。

OCT则用于测量视乳头周围的神经纤维层厚度，其变薄程度与视力、视野检测结果及残疾评分相关。OCT可以揭示视网膜神经纤维层的损伤情况，有助于区分视神经炎与其他眼底病变。

在特定情况下，如怀疑系统性淋巴瘤导致的视神经炎，脑脊液分析和流式细胞术也是重要的诊断工具。此外，MRI还可以用于鉴别多发性硬化症与视神经脊髓炎，视神经脊髓炎患者通常表现为视神经和脊髓的长节段性病灶。

3.面神经瘤

面神经瘤主要指原发于面神经的肿瘤，包括面神经鞘瘤、面神经纤维瘤和面神经血管瘤，其中以面神经鞘瘤多见，面神经血管瘤罕见。面神经瘤的临床表现一般为缓慢发展的面瘫，如果肿瘤位于内耳附近或中耳腔内，可损害听力，甚至造成耳聋。

MRI为面神经瘤的首选影像学检查方法。在MRI影像上，面神经鞘瘤表现为沿面神经走行的团块状膨胀性病变；面神经纤维瘤则表现为面神经增粗；面神经血管瘤可见膝状神经节边界不清的肿块，增强后这些肿块不均匀强化。

CT有助于发现面神经管扩大或骨质破坏，以及评估面神经瘤与中、内耳重要结构的关系。

4. 梅尼埃病

梅尼埃病是一种以膜迷路积水为主要病理特征的内耳疾病，主要表现为发作性眩晕、听力下降、耳鸣及耳闷胀感。梅尼埃病的病因目前尚未完全明确。

梅尼埃病的影像学检查征象主要为内淋巴间隙积水扩大，外淋巴间隙变窄。在MRI的3D FLAIR序列的扫描中，向鼓室内注射稀释的对比剂后，可见椭圆囊、球囊的低信号区域扩大，外淋巴间隙的高信号区变窄、减小。

5. 慢性鼻窦炎

慢性鼻窦炎是一种常见的耳鼻喉科疾病，病程超过3个月，主要表现为鼻塞、流脓涕、头昏、头痛和嗅觉减退等症状。其病因复杂，通常由细菌感染引起，尤其是流感嗜血杆菌和链球菌。此外，全身因素如过度疲劳、营养不良、贫血和糖尿病等也会导致全身抵抗力降低，从而诱发慢性鼻窦炎。

慢性鼻窦炎的影像学检查方法主要包括鼻窦X线摄影、CT扫描和MRI等。其中，CT扫描是诊断鼻窦炎的重要手段，也是手术前必须进行的检查之一。CT扫描可见黏膜肥厚、黏膜下水肿，鼻窦壁骨质硬化、肥厚，窦腔内不透亮的软组织密度影，严重者可有窦腔实变。MRI增强扫描有助于评价脑膜、脑实质等邻近结构是否受累。

6. 鼻息肉

鼻息肉是一种发生在鼻腔或鼻窦黏膜的良性增生性疾病，通常表现为鼻腔内的肿胀性突起组织。鼻息肉的形成与多种因素有关，包括过敏性鼻炎、慢性鼻窦炎、感染、鼻腔异物等。研究发现，近90%的鼻息肉组织有较多嗜酸性粒细胞浸润，而发炎主要就是嗜酸性粒细胞引起的。此外，细菌感染、免疫功能失衡等因素也与鼻息肉的发病机制密切相关。鼻息肉的症状主要包括鼻塞、嗅觉减退、流涕和头痛等。这些症状会严重影响患者的生活质量。诊断鼻息肉通常依靠鼻内镜检查来确认。鼻内镜检查虽然属于无创性检查，但检查过程较为烦琐，患者在检查过程中会有较重的不适感，常常需要进行面部麻醉，因此一般用于术前检查，而影像学检查多用于对疾病的基本诊断。

鼻息肉的CT平扫影像可见鼻腔膨胀、扩大，肿物从黏液到软组织密度不均，其中心多密度较高，而外周为低密度环。此外，邻近骨质可发生吸收而变薄，也可能伴有骨质硬化。

由于息肉内水含量、增生黏膜及分泌物的不同，MRI扫描的信号强度也不同。增强T1WI扫描多为周边黏膜强化，呈锯齿状或波纹状，息肉内的水肿组织不强化。MRI检查有助于鉴别鼻息肉与鼻肿瘤。

7. 鼻咽癌

鼻咽癌是一种起源于鼻咽部黏膜上皮的恶性肿瘤，主要发生在鼻咽顶壁及侧壁，特别是咽隐窝。鼻咽癌的发病原因尚不完全明确，但已知EB病毒感染、遗传因素和环境因素是其主要风险因素。鼻咽癌的症状表现多样，包括鼻塞、涕中带血、耳鸣、听力下降、头痛、颈部淋巴结肿大等。这些症状往往被误认为是慢性鼻炎或过敏性鼻炎，导致患者在发现时常常已是中晚期。

CT是鼻咽癌影像学检查的基本手段，具有较高的密度分辨率和空间分辨率，能够清晰显示鼻咽腔及周围结构，包括颅底骨质结构和软组织间隙。CT特别适用于显示骨质破坏和肿瘤对颅底、颅内及咽旁间隙的侵犯情况。增强CT有助于识别颈动脉鞘区肿瘤侵犯、海绵窦侵犯和颈淋巴结转移。CT在检测鼻咽癌复发方面也具有重要价值，表现为新出现的肿块或原肿块增大、鼻咽腔或咽旁间隙不对称、颅底骨质新破坏或渐进性破坏增大。

MRI是鼻咽癌临床诊断的首选影像学方法，尤其在显示肿瘤边界、黏膜下浸润以及颅底和颅内侵犯方面优于CT。MRI扫描通常采用T1WI、T2WI和Gd-DTPA增强后T1WI序列进行横断面、矢状面和冠状面的扫描。肿瘤在T1WI信号强度较肌肉低,在T2WI呈偏高信号,增强扫描后有明显强化。MRI在鉴别肿瘤复发和炎症,以及放疗后的疗效评价方面亦较为突出,能够准确显示肿瘤范围,为放疗靶区的勾画及患者的疗效和预后提供重要依据。

PET-CT结合了PET和CT的优点,能够提供肿瘤代谢活性和解剖结构信息,有助于鼻咽癌的鉴别诊断、治疗反应预测、预后预测和放疗并发症预测。PET-CT在诊断颈部淋巴结转移、远处转移及明确临床分期方面具有独特优势,尤其适用于局部晚期患者(尤其是淋巴结分期N2~N3期患者)。PET-CT影像组学研究正在逐步发展,通过提取大量定量分析数据,可提高影像学对肿瘤的诊断和预测能力。

(二)口腔及颌面疾病的影像学检查

口腔及颌面部是人体的重要组成部分,其病变涉及多个方面,包括牙齿疾病、颌骨疾病和软组织疾病等。软组织疾病在其中占据一定比例,包括但不限于各类肿瘤、炎症、外伤等。这些病变不仅影响面部美观,还可能影响咀嚼、发音、吞咽等生理功能,甚至对患者的心理健康产生重大影响。

1. 龋齿

龋齿也称为蛀牙或虫牙,是由于口腔中的细菌侵蚀牙齿硬组织所致。这些细菌在牙齿表面形成牙菌斑,然后产生酸性物质,逐步破坏牙釉质和牙本质。龋齿的初期症状并不明显,通常只是在牙齿表面出现小黑点或小洞。然而,随着病情的发展,这些小洞会越来越大,深及牙本质,甚至影响牙髓。在进食时,特别是食用冷热酸甜的食物时,患者可能会感到疼痛或敏感。

龋齿一般可通过症状、探诊和视诊得到诊断,但是影像学检查能够进一步了解龋坏的程度,为治疗提供明确指导。根尖X线检查邻面龋和隐匿龋具有良好效果。口腔锥形束CT(Cone Beam CT,CBCT)辐射剂量较小,检查时间短,图像分辨率高,且能够重建三维影像,在口腔科检查中广泛应用。OCT 是利用红外光反射特性产生横断面图像的检查方法,其优势在于无辐射损害,可用于儿童及孕妇的口腔检查。OCT 对隐匿龋的诊断具有明显优势,能够检出探诊和视诊难以查出的牙釉质脱矿和结构老化。

2. 根尖周炎

根尖周炎则是牙齿根尖周组织受到感染而引起的炎症。这种感染通常源于牙齿深部,如牙髓或牙周袋。在炎症初期,患者可能会感到牙齿周围轻微的肿胀和疼痛。随着炎症发展,症状会逐渐加重,并可能伴有发热、淋巴结肿大等全身症状。在 X 线检查中,根尖周炎则通常表现为根尖区周围的暗影。这些暗影可能是由于炎症导致的组织肿胀或脓液积聚。

3. 颌骨疾病

颌骨疾病是口腔及颌面部的一种常见病变,它包括多种情况,如颌骨骨折和颌骨骨髓炎等。颌骨骨折是由外力作用(如撞击、摔倒或车祸等)导致颌骨连续性中断,常常表现为骨折部位疼痛、肿胀和功能障碍等症状。疼痛通常很剧烈,可能会影响患者的日常生活,如吃饭、说话等。

而颌骨骨髓炎则是由颌骨骨髓组织受到感染而引起的炎症,常见的是由牙齿感染(如龋齿)、颌面蜂窝织炎等蔓延而来。其症状包括颌骨疼痛、肿胀和发热等,严重时会伴有全身症状,如畏寒、发热、乏力等。

在 CT 或 MRI 检查中,颌骨骨折通常表现为清晰的骨折线,可以通过影像检查准确判断骨折的类型和程度,有利于制订合适的治疗方案。而颌骨骨髓炎则通常表现为炎症病变的范围,可以看到颌骨骨髓腔内的脓液和炎性渗出物等。

4. 口腔肿瘤及囊肿

口腔癌作为软组织疾病中的一种恶性病变,其发生和发展往往与生活习惯、环境因素以及遗传易感性等多种因素密切相关。口腔癌具体表现为口腔黏膜出

第十四章 影像诊断学

现持续不愈的溃疡病灶,这些溃疡通常较大且深,可能伴有疼痛、出血、质地变硬等特点。此外,患者可能出现口腔内肿块,质地坚硬,难以移动,伴随疼痛或无明显痛感,同时还会出现言语不清、吞咽困难等一系列症状。

口腔癌的影像学诊断方法主要包括CT、MRI、PET及OCT等。CT检查能够观察肿瘤的大小、位置及侵犯周围组织结构的情况,并能清晰地显示肿瘤与周围组织结构之间的关系。对于黏膜下肿瘤、鼻腔和口底肿瘤及鼻咽部肿瘤的诊断具有重要意义。部分黏膜下肿瘤表现为低密度病灶,但大多数黏膜下恶性肿瘤表现为高密度病灶,因此CT检查在某些情况下可能不如MRI敏感。

MRI检查尤其适用于小病灶的显示,能清楚地显示肿瘤组织与周围正常组织的界限,以及肿瘤与周围组织结构之间的关系。MRI在早期口腔及颌面部肿瘤,尤其是对黏膜下肿瘤的诊断是首选方法。需要注意的是,若口腔中有金属植入物,则不适宜进行MRI检查。在影像检查如MRI或超声检查中,口腔癌的表现多样,主要取决于肿瘤的分期和侵犯程度。早期口腔癌可能仅表现为局部黏膜的不规则增厚或小病灶,随着病情进展,肿瘤会侵犯周围肌肉、骨骼甚至淋巴结,出现相应区域的淋巴结肿大或远处转移。

PET-CT结合了分子功能代谢信息和精确解剖定位的优势,近年来在肿瘤诊断和术前分期中发挥了重要作用。PET-CT在原发病灶、局部转移灶和远处转移灶检测中具有巨大的临床价值。其可用于识别和检测远端器官的转移,有助于评估肿瘤的生长情况、转移程度和预后,并能预测治疗效果。

口腔囊肿则属于软组织内的囊性病变,多起源于唾液腺、软组织间隙或牙源性组织。其主要症状为皮下出现肿块,大小不一,生长缓慢,部分可触及波动感,部分则可能伴随疼痛或局部压迫不适。而囊肿在影像检查中则通常显示为边界清晰的囊性结构,内含液体,大小不一,位置固定。这些有助于医生判断囊肿的大小、位置以及与周围组织的关系,从而制订精准的治疗方案。

三、典型案例分析

1. 案例一：鼻窦炎

患者因长期受到鼻塞和流脓涕困扰来到医院就诊。经过详细的病史询问和体格检查，医生怀疑患者患有鼻窦炎。为了进一步明确诊断，医生建议患者进行 CT 检查。CT 检查结果显示，患者的双侧上颌窦和筛窦黏膜明显增厚，腔内伴随高密度影。根据这些影像学特征，医生最终诊断为慢性鼻窦炎。

为了治疗患者的慢性鼻窦炎，医生制订了抗感染治疗和鼻窦冲洗的综合治疗方案。首先，医生开具了抗生素，以消除鼻窦内的细菌感染。同时，建议患者使用鼻腔冲洗器定期进行鼻窦冲洗，以清除鼻腔内的脓涕和炎症介质。经过一段时间的治疗，患者的症状明显改善，呼吸更为畅通，生活质量有所提升。

2. 案例二：下颌骨骨折

患者因外伤导致下颌骨疼痛及张口受限，严重影响了日常生活。为了明确诊断，患者接受了 CT 检查。CT 显示，患者下颌骨体部发生骨折，骨折线清晰可见，且断端出现明显错位。根据这些影像学特征，医生诊断为下颌骨骨折。

针对患者的下颌骨骨折，医生制订了骨折复位和内固定术的治疗方案。在手术过程中，医生采用复位技术将下颌骨断端恢复至正常位置，并使用内固定材料稳定骨折部位。术后，医生建议患者进行一系列康复训练，以促进下颌骨的恢复和功能重建。随着康复训练的进行，患者的下颌功能逐渐恢复，生活质量得到了明显改善。

3. 案例三：口腔癌

患者为中年男性，近期发现口腔内部出现异常肿物，显著影响了生活质量并带来心理压力。就诊过程中，医生询问了患者的病史，并进行了细致的口腔检查。为进一步评估肿物性质，医生建议患者进行 MRI 检查。MRI 检查结果显示，在患者口腔黏膜下存在明显的不规则肿块，体积较大，并已侵犯周围口腔组织，确诊为口腔癌。

基于影像学诊断及详细的临床分析,医生为患者制订了综合治疗方案,包括手术切除肿瘤及周边受累组织,以及术后辅助性放疗和化疗。这一方案旨在尽可能消除癌灶、降低复发风险,并减少对周围正常组织的损伤,从而提高患者的生活质量。通过一系列规范治疗,患者的病情得到了有效控制,其生活质量也显著提高。

4. 案例四:颞下颌关节紊乱

患者为女性,因长期承受颞下颌关节疼痛及弹响的症状前来就诊。医生初步怀疑为颞下颌关节紊乱综合征,因此决定采用高分辨率CT进行详细检查。CT扫描结果显示,虽然患者的颞下颌关节骨质结构未见明显异常,但关节盘存在明显前移现象,这正是引发其不适症状的根本原因。

根据CT的诊断结果,医生为患者制订了针对性的治疗方案:首先进行关节盘复位术以纠正关节盘移位,术后辅以物理治疗,以改善局部血液循环、缓解肌肉紧张、促进炎症消退和关节功能恢复。经过一系列治疗,患者的颞下颌关节症状显著减轻,关节功能基本恢复正常,生活质量得到了显著提升。医生定期随访,确保患者的康复进程持续稳定。

第十五章 超声诊断

第一节 肝胆脾胰

一、超声诊断技术概述

超声诊断技术是利用超声波在人体内的传播特性,通过回声信号的分析与显示,对人体内部结构和功能状态进行无创、无痛、非侵入式的检查与评估。该技术自问世以来,凭借安全、简便、实时成像等优点,在医学领域得到了广泛应用。特别是在肝胆脾等腹部脏器的诊断中,超声诊断技术更是发挥着不可替代的作用。

二、肝胆脾超声原理

肝胆脾超声诊断主要依赖于超声波在组织中的传播速度、衰减程度及回声特性。肝脏、胆囊和脾具有不同的组织结构和密度,超声波在传播过程中会产生不同的反射和散射,从而在超声图像上形成不同的回声信号,分析这些回声信号的强弱、分布和形态,可以判断出肝胆脾的病变情况。

还可应用多普勒超声技术观察肝胆脾的血流情况。多普勒超声能够检测血流的方向和速度,有助于判断血管是否狭窄、阻塞或扩张,为疾病的诊断和治疗提供重要依据。

三、超声诊断案例分析

1. 肝囊肿超声诊断案例

患者，男，50岁，因右上腹不适就诊。超声检查显示肝脏内一圆形无回声区，边界清晰，后方回声增强。结合患者临床表现和实验室检查，诊断为肝囊肿。囊肿体积较小，患者无明显症状，建议定期复查。

2. 胆囊结石超声诊断案例

患者，女，45岁，因右上腹绞痛伴发热就诊。超声检查显示胆囊内多个强回声光团，后伴声影，随体位改变而移动。诊断为胆囊结石伴胆囊炎。患者接受抗感染治疗和手术治疗后，症状得到缓解。

3. 脾肿大超声诊断案例

患者，男，60岁，因贫血、乏力就诊。超声检查显示脾明显肿大，回声不均匀。进一步检查发现患者患有肝硬化，脾肿大为继发性改变。患者接受针对肝硬化的治疗后，脾肿大得到一定程度的改善。

四、诊断误差来源剖析

尽管超声诊断在肝胆脾疾病的诊断中具有较高的准确性，但仍存在一定误差，这些误差主要来源于以下几个方面。

（1）图像质量不佳：超声图像的清晰度受到多种因素的影响，如设备性能、探头选择、检查时的体位和呼吸等。图像质量不佳可能导致病变的漏诊或误诊。

（2）解剖结构变异：每个人的解剖结构都存在一定差异，特别是肝胆脾等腹部脏器，其位置、形态和大小因个体差异而异。这种解剖结构差异可能给超声诊断造成一定困难。

（3）病变特征不典型：某些病变在超声图像上的表现可能不典型或与其他病变相似，容易导致误诊。例如，肝血管瘤和肝癌在超声图像上可能具有相似的回声特征。

五、主观因素影响分析

在超声诊断过程中,医生的经验、技能和知识水平对诊断结果的准确性具有重要影响。不同医生在解读超声图像时可能存在差异,尤其对于初学者或经验不足的医生,误诊的风险可能更高。因此,医生需要不断提高自己的超声诊断技能和经验水平,熟悉各种病变的超声表现特点和鉴别要点。

六、仪器精度与操作技巧

超声诊断仪器的精度和性能对诊断结果的准确性有重要影响。设备的分辨率、灵敏度等性能指标直接影响图像的清晰度和病变的检出率。此外,操作技巧也是影响超声诊断准确性的关键因素。医生需要熟练掌握超声探头的选择和使用、检查时的体位调整及呼吸控制等技巧,确保获得高质量的超声图像。

七、临床应用价值探讨

肝胆脾超声诊断在临床中应用广泛:①具有无创、无痛、非侵入式的优点,适用于各种年龄段和病情严重的患者。②具有实时成像的特点,能够动态观察肝胆脾的形态和功能变化,为疾病的早期发现和治疗提供重要依据。③具有操作简便、成本低廉的优点,适合在基层医疗机构中广泛应用。

临床实践中,超声诊断不仅用于肝胆脾疾病的筛查和诊断,还用于疾病的分期、治疗效果评估和预后判断。通过超声诊断,医生可以全面了解患者的病情,制订个性化的治疗方案,提高治疗效果和患者的生活质量。

第二节 泌尿系统及前列腺

一、泌尿系统超声诊断概述

泌尿系统超声诊断是指利用超声波在人体内的传播特性,对肾脏、输尿管、膀胱等泌尿系统器官进行无创、无痛、实时的检查与评估。该方法具有操作简便、成像直观、费用低廉等优点，因此在临床实践中得到了广泛应用。

在泌尿系统超声诊断中，医生通过超声探头向患者体内发射超声波，并接收回波信号，经过计算机处理后形成二维或三维图像。医生可根据图像中的回声强度、分布和形态等信息，判断泌尿系统器官的结构、功能和病变情况。

二、前列腺超声诊断技术

前列腺超声诊断是泌尿系统超声诊断的重要组成部分。前列腺作为男性特有的泌尿生殖器官，其位置深在，毗邻关系复杂，因此超声诊断在前列腺疾病的检查中发挥着重要作用。

前列腺超声诊断主要包括经腹超声和经直肠超声两种途径。经腹超声具有操作简便、无创、无痛等优点，但受到肠道气体和骨盆骨骼的干扰，图像质量可能不佳。经直肠超声能够更清晰地显示前列腺的结构和病变情况，但患者可能会感到一定的不适。

前列腺超声诊断应重点关注前列腺的大小、形态、回声情况及是否存在占位性病变等。通过综合分析超声图像和其他临床信息，可以对前列腺疾病进行准确诊断和评估。

三、泌尿系统疾病案例分析

1. 肾结石超声诊断案例

患者，男性，50岁，因腰痛伴血尿就诊。超声检查显示右肾中盏有一强回声光团，后伴声影，诊断为右肾结石。患者接受体外冲击波碎石治疗后，结石顺利排出，症状得到缓解。

2. 肾囊肿超声诊断案例

患者，女性，45岁，因体检发现肾囊肿就诊。超声检查显示左肾上级有一圆形无回声区，边界清晰，诊断为左肾囊肿。囊肿体积较小，患者无明显症状，建议定期复查。

3. 膀胱占位性病变超声诊断案例

患者，男性，65岁，因无痛性肉眼血尿就诊。超声检查显示膀胱内有一不规则低回声区，边界不清，诊断为膀胱占位性病变。患者进一步接受膀胱镜检查和病理活检，确诊为膀胱癌。

四、前列腺疾病案例分析

1. 前列腺增生超声诊断案例

患者，男性，70岁，因排尿困难就诊。超声检查显示前列腺体积增大，形态饱满，内部回声不均匀，诊断为前列腺增生。患者接受药物治疗后，症状得到改善。

2. 前列腺癌超声诊断案例

患者，男性，60岁，因前列腺特异性抗原（PSA）升高就诊。超声检查显示前列腺内部有一低回声区，边界不清，形态不规则。患者进一步接受前列腺穿刺活检，确诊为前列腺癌。通过早期发现和治疗，患者预后较好。

五、临床应用价值

泌尿系统及前列腺超声诊断在临床中应用广泛。首先，超声诊断能够无创、无痛地评估泌尿系统及前列腺的结构和功能状态，为疾病的早期诊断提供重要依据。其次，超声诊断能够实时监测病变的进展和治疗效果，为治疗方案的调整提供客观依据。此外，超声诊断还可以与其他影像学检查相结合，形成多模态融合诊断，提高诊断的准确性和可靠性。

第三节　女性生殖系统

一、超声诊断原理与技术

女性生殖系统的超声诊断常用技术包括经腹超声和经阴道超声。经腹超声操作简单、无创、无痛，但易受到肠道气体和腹部脂肪的干扰；而经阴道超声则能更清晰地显示盆腔内部的结构，尤其适用于子宫内膜、卵巢等小器官组织的检查。

二、女性生殖器官解剖结构

女性生殖器官包括外生殖器和内生殖器两部分。外生殖器包括阴阜、大阴唇、小阴唇、阴蒂和阴道前庭；内生殖器则包括阴道、子宫、输卵管和卵巢。这些器官的形态、位置和功能各不相同，构成了女性特有的生殖系统。

在超声诊断中，医生需要充分了解女性生殖器官的解剖结构，以便正确识别超声图像中的各个部位，并判断其是否存在异常。

三、超声诊断在妇科检查中的应用

超声诊断在妇科检查中应用广泛，可评估生殖器官的形态、大小、位置以及是否存在病变，还可及早发现如子宫肌瘤、卵巢囊肿、子宫内膜异位症等常见妇科疾病，并为患者提供及时的治疗建议。

此外，超声检查还可以用于评估妊娠情况，如确定宫内孕还是宫外孕、判断胎儿的生长发育情况等。

四、典型案例分析

1. 案例一：子宫内膜癌

患者，女性，50岁，因绝经后阴道流血就诊。超声检查显示子宫内膜增厚，回声不均，宫腔内可见异常血流信号。结合患者病史和临床表现，初步诊断为子宫内膜癌。患者进一步接受手术治疗和病理检查，结果证实为子宫内膜癌。

此案例表明，超声检查在子宫内膜癌的早期诊断中具有重要意义，可及时发现子宫内膜的异常变化，为早期治疗提供重要依据。

2. 案例二：子宫良性病变

患者，女性，35岁，因腹部不适就诊。超声检查显示子宫增大，形态饱满，内部回声均匀，但可见一低回声区，边界清晰。结合患者症状和其他检查结果，诊断为子宫肌瘤。患者接受保守治疗后，症状得到缓解。

此案例展示了超声检查在子宫良性病变诊断中的应用价值，该检查可以准确判断病变的性质、大小和位置，为医生制订合适的治疗方案提供重要依据。

五、超声诊断在生殖医学的应用

超声诊断在生殖医学领域同样发挥着重要作用。它可以评估女性的生育能力，如检测卵巢储备功能、监测卵泡发育情况等。此外，在辅助生殖技术中，超声检查也扮演着不可或缺的角色，如试管婴儿周期中的胚胎移植、监测胚胎发育等。

总之，超声检查可以精确地了解女性生殖系统的状况，为生殖医学的临床实践提供有力支持。

六、超声诊断的优势与局限

超声诊断在女性生殖系统检查中具有无创、无痛、实时成像等优点，且操作简便、费用相对较低，因此受到广大医生和患者的青睐。然而，超声诊断也存在一定的局限性，如受到肠道气体、腹部脂肪等因素的干扰，以及操作者技术水平和经验对诊断结果的影响等。

为了提高超声诊断的准确性，医生需要不断提高自己的技术水平和诊断能力，同时结合其他临床信息进行综合判断。

第四节　心血管系统

一、心血管系统结构特点

心血管系统是人体内重要的循环系统，由心脏、血管及血液组成。心脏是心血管系统的核心，通过节律性收缩和舒张将血液输送到全身各处。血管则是血液的运输通道，包括动脉、静脉和毛细血管。心血管系统的结构特点决定了超声诊断在心血管领域的重要性和必要性。

二、超声诊断方法与流程

心血管系统的超声诊断方法主要包括经胸超声心动图、经食管超声心动图、血管超声等。诊断流程包括患者准备、超声检查操作、图像采集与处理、结果解读与报告等步骤。应根据患者的具体情况选择合适的检查方法，确保诊断结果的准确性和可靠性。

三、典型案例分析

1. 案例一：冠心病超声诊断

患者，男性，65岁，因胸闷、气短就诊。超声心动图显示冠状动脉狭窄，心肌供血不足。结合患者临床表现和心电图结果，诊断为冠心病。患者接受药物治疗和冠状动脉介入治疗后，症状得到缓解。

2. 案例二：心脏瓣膜病超声诊断

患者，女性，50岁，因心悸、乏力就诊。超声心动图显示二尖瓣狭窄，心功能受损。患者接受二尖瓣置换术后，心功能得到改善，生活质量得到提高。

通过以上案例分析可以看出，超声诊断在心血管系统疾病诊断中的重要作用。通过超声心动图等技术的应用，医生可以直观地观察心脏和血管的结构和功能变化，为疾病的诊断和治疗提供有力支持。

四、临床应用与价值评估

心血管系统的超声诊断在临床实践中应用广泛：①能够实时、无创地评估心脏和血管的结构和功能状态，为心血管疾病的早期诊断提供重要依据。②能够监测心血管疾病的进展和治疗效果，为治疗方案的调整提供客观依据。③可以用于心血管疾病的预防和健康管理，如定期检查心脏结构和功能等。

价值评估方面，心血管系统的超声诊断不仅具有经济效益，还具有社会效益。通过早期发现和干预心血管疾病，可以降低疾病的发病率和死亡率，减轻医疗负担，提高患者的生活质量。同时，超声诊断技术的普及和应用也有助于提高医疗服务的水平和质量，推动医疗事业的发展。

五、诊断的局限性

首先，超声图像的解读受到医生经验和技术水平的限制，不同医生可能对同一图像产生不同的解读结果。其次，患者的体形、心脏位置及肺部气体等因素都可能影响超声诊断的准确性。此外，某些心血管疾病，如心肌梗死的早期阶段或微小病变，超声可能难以发现或无法准确评估。

第五节　浅表器官

一、浅表器官超声诊断概述

浅表器官超声诊断是利用超声波对体表的浅在器官进行无创、实时成像的一种诊断方法。这些器官包括甲状腺、乳腺、淋巴结、浅表动静脉等。超声诊断具有操作简便、价格低廉、无辐射等优点，因此在浅表器官疾病的诊断中得到了广泛应用。

二、浅表器官超声诊断应用

浅表器官超声诊断广泛应用于甲状腺、乳腺、淋巴结等疾病的检查，可以观察器官的形态变化、内部回声特征及血流情况等，进而判断是否存在占位性病变、炎症或感染等异常。此外，超声诊断还可评估疾病的严重程度、指导治疗方案的选择及监测治疗效果等。

三、典型案例分析

1. 案例一：甲状腺超声诊断

患者，女性，45岁，因颈部肿块就诊。超声检查显示甲状腺右叶内有一低回声结节，边界清晰，形态规则，内部回声均匀。彩色多普勒超声显示结节内部血流丰富。结合患者临床表现和实验室检查，诊断为甲状腺结节。患者接受手术治疗后，病理结果为良性结节。

此案例表明，超声在甲状腺结节的诊断中具有重要作用。通过超声图像可以直观地观察结节的形态、大小和血流情况，为诊断提供重要依据，同时还可以评估结节的良恶性，指导治疗方案的制订。

2. 案例二：乳腺超声诊断

患者，女性，38岁，因乳房肿块伴疼痛就诊。超声检查显示左乳外上象限有一低回声肿块，形态不规则，边界不清，内部回声不均。彩色多普勒超声显示肿块内部及周边血流丰富。结合患者症状和体征，诊断为乳腺癌。患者接受手术治疗和化疗后，病情得到控制。

此案例展示了超声在乳腺癌诊断中的应用价值。通过超声图像可以观察肿块的形态、边界和血流情况，为乳腺癌的早期诊断提供重要线索，还可以评估乳腺癌的分期和预后，指导治疗方案的制订和调整。

3. 案例三：血管超声诊断

患者，男性，60岁，因下肢肿胀、疼痛就诊。超声检查显示下肢深静脉血栓形成，血管腔内充满低回声物质，静脉壁增厚，血流受阻。结合患者症状和体征，诊断为下肢深静脉血栓。患者接受抗凝治疗和溶栓治疗后，症状得到缓解。

此案例表明，超声在血管疾病的诊断中发挥着重要作用。超声图像可以观察血管形态、血流情况及是否存在血栓等异常，不仅可以帮助医生准确诊断血管疾病，还可以评估疾病的严重程度和预后，为治疗方案的制订提供重要依据。

第十六章 介入诊疗技术

第一节 血管性介入技术

一、血管性介入技术概述

血管性介入技术作为现代医学领域的一项重要成果，是一种通过血管途径进行的微创性诊断与治疗技术。它利用特制的导管、导丝、球囊、支架等介入器材，在医学影像设备的引导下，对血管内的病变进行精准定位、诊断和治疗。血管性介入技术具有创伤小、恢复快、效果确切等优点，已被广泛应用于心血管疾病、脑血管疾病、外周血管疾病等多个领域。

二、介入技术发展历程

血管性介入技术的发展可追溯到 20 世纪初期，随着医学影像技术的不断进步和介入器材的日益完善，介入技术得到了迅速发展。从最初的简单血管造影到复杂的血管内治疗，从单一的诊断手段到多元化的治疗手段，介入技术已经成为现代医学不可或缺的一部分。特别是近年来，随着导管技术、材料科学、影像技术等多个领域的交叉融合，血管性介入技术取得了更加显著的发展。

三、常见血管性介入方法

血管性介入方法多种多样，根据不同的病变部位和性质可选择不同的介入方法，以下列举几种常见的血管性介入方法。

(一)经皮冠状动脉介入术(PCI)

主要用于治疗冠心病,通过导管将球囊或支架送至冠状动脉狭窄处,进行扩张或支撑,恢复心肌供血。

(二)脑血管介入术

用于治疗脑血管疾病,如脑动脉瘤、脑血管狭窄等。通过导管将介入材料送至病变部位,进行栓塞治疗或放置支架扩张血管。

(三)外周血管介入术

用于治疗外周血管疾病,如动脉狭窄、动脉瘤、深静脉血栓等。通过导管进行血管扩张、支架植入、溶栓等操作。

四、技术操作要点解析

血管性介入技术的操作要点主要包括以下几个方面。

(一)术前准备

包括患者评估、知情同意、药物准备等,确保患者符合介入治疗的适应证,并充分了解治疗的风险和益处。

(二)影像引导

利用X线检查、超声、MRI等手段对血管进行定位和导航,确保介入器材能够准确到达病变部位。

(三)导管操作

需熟练掌握导管、导丝等介入器材的使用技巧,确保其在血管内顺利推进,避免对血管造成损伤。

(四)治疗实施

根据病变性质选择合适的治疗方法,如球囊扩张、支架植入、栓塞等,确保治疗效果达到最佳。

(五)术后处理

包括止血、抗感染、抗凝等处理,防止并发症的发生,并密切关注患者的病情变化。

五、临床应用领域

血管性介入技术的应用领域广泛,几乎涵盖所有涉及血管系统的疾病。在心血管疾病方面,介入技术可用于冠心病、心肌梗死、心律失常等多种疾病的诊断和治疗。在脑血管疾病方面,介入技术可用于脑动脉瘤、脑血管狭窄、脑血栓等疾病的治疗。此外,在外周血管疾病、肿瘤等领域,介入技术也发挥着重要作用。

六、并发症及其处理

尽管血管性介入技术具有许多优点,但在实际操作过程中仍可能出现一些并发症。常见并发症包括血管损伤、血栓形成、出血、感染等。为了降低并发症发生率,在操作过程中应严格遵守无菌原则,熟练掌握介入技术,并根据患者的具体情况选择合适的治疗方法。一旦出现并发症要及时采取相应的处理措施,如止血、抗凝、抗感染等,以确保患者的生命安全。

第二节 非血管性介入技术

一、技术定义与分类

非血管性介入技术是指不通过血管途径进行的介入性诊断和治疗技术,其主要特点是利用特定的介入工具和方法在人体的非血管部位进行直接操作。这类技术广泛应用于呼吸道、消化道、泌尿生殖道及各类体腔和实质脏器,包括但不限于内镜、穿刺活检、支架植入等方式。

非血管性介入技术可分为诊断性和治疗性两大类。诊断性介入技术如内镜检查、超声引导下穿刺活检等,用于获取组织样本或观察病变部位;治疗性介入技术则包括支架植入、导管引流、局部药物注射等,旨在直接改善或消除病变。

二、临床应用领域

非血管性介入技术的应用范围十分广泛，几乎涉及所有医学领域。在消化道领域，内镜技术可用于诊断胃炎、胃溃疡、肠道息肉等，也可进行镜下切除、止血等治疗。在呼吸道领域，支气管镜可用于检查肺部病变，进行肺泡灌洗等操作。在泌尿系统领域，膀胱镜、肾镜等技术则可用于尿路结石、肿瘤的诊断和治疗。此外，在胆道、胰腺、骨科等领域，非血管性介入技术也发挥着重要作用。

三、操作原理与流程

非血管性介入技术的操作原理是根据病变部位和性质，选择合适的工具和路径，通过人体的自然腔道或经皮穿刺等方式将介入器械引入体内，直接对病变部位进行诊断和治疗。

以胃镜为例，操作流程一般包括术前准备、麻醉、胃镜插入、观察病变、取样活检或治疗、胃镜退出和术后观察等环节。在操作过程中，医生需要熟练掌握胃镜的操作技巧，同时根据病变情况做出准确的诊断和治疗决策。

四、优点与局限性

非血管性介入技术的主要优点包括创伤小、恢复快、并发症少等。与传统的开放性手术相比，非血管性介入技术无须"开大刀"，减少了患者的痛苦和术后恢复时间。同时，由于操作精准，对周围正常组织的损伤也较小。

然而，非血管性介入技术也存在一定的局限性。首先，部分复杂病变可能无法完全通过介入手段解决，仍需结合其他治疗方法。其次，介入操作对医生的技术要求较高，需要经过专门培训和认证才能开展。此外，由于介入技术多为局部操作，对全身性病变的治疗效果有限。

五、患者选择与准备

进行非血管性介入技术时，医生需要综合考虑患者的年龄、身体状况、病变部位和性质等因素。一般来说，病变较为局限、身体状况较好的患者更适合接受介入治疗。在术前准备方面，患者需要进行全面的身体检查，评估手术风险，并根据医生的建议进行相应的饮食调整、药物准备等。

六、并发症与风险

虽然非血管性介入技术的并发症发生率相对较低，但仍存在一定风险。常见并发症包括感染、出血、穿孔等。为了减少并发症的发生，操作过程中应严格遵守无菌原则，熟练掌握操作技巧，并在术后密切观察患者的病情变化。一旦出现并发症要及时采取相应的处理措施，确保患者的生命安全。

参考文献

[1] 郭秀华. 探讨细节管理在临床血液检验标本采集中的应用效果 [J]. 中国科技期刊数据库医药, 2022（6）: 4.

[2] 陈琢雅, 李涵辞, 李海生. 新生儿静脉血与末梢血两种采血方式血常规检验结果分析 [J]. 中国社区医师, 2023, 39（1）: 75-76.

[3] 王利平, 刘阳子. 血清检验和细菌检验在检查布氏菌感染应用价值 [J]. 贵州医药, 2023, 47（6）: 913-915.

[4] 郑刘霞, 胡胜, 孙启凡, 等. 基于微生物标记物鉴别唾液, 阴道分泌物的多重荧光标记复合扩增检测体系构建 [J]. 中国法医学杂志, 2023, 38（1）: 5-11.

[5] 徐虎. 不同检验方法在妇女阴道分泌物细菌检测中的特征与效果分析 [J]. 科技与健康, 2023, 2（12）: 33-36.

[6] 许建萍, 盛树力, 赵咏梅, 等. 肾上腺髓质素前体 N 端 20 肽（PAMP）对大鼠血糖及其调节激素的影响 [J]. 中国糖尿病杂志, 1999, 7（1）: 31-34.

[7] 张诗诗. 我国特殊蛋白质检验指标允许总误差和允许不精密度的初步研究 [J]. 临床检验杂志, 2016, 37（7）: 6.

[8] 王亚茹, 吕思遥, 郑牛威, 等. 金胺"O"荧光染色法与萋-尼染色法在肺结核细菌学检验中的准确性 [J]. 医学理论与实践, 2023, 36（9）: 1556-1558.

[9] 岳志刚. 乙型肝炎患者病毒学检验结果分析 [J]. 中国实验诊断学, 2013, 17（7）: 1299-1300.

[10] 李红春. 病毒学检验在乙型肝炎患者中的实施结果分析 [J]. 航空航天医学杂志, 2015, 26（3）: 2.

[11] 陈亮, 顾佳琪, 翁伟立, 等. 规范化信息路径管理在降低医学影像设备临床应用故障中的研究 [J]. 中国医学装备, 2022, 19（4）: 163-166.

[12] 周伟生. 临床医学影像学 [M]. 北京：人民卫生出版社，2009.

[13] 吴恩惠. 医学影像诊断学 [M]. 北京：人民卫生出版社，2001.

[14] 支爱华. 心血管病 CT 诊断学 [M]. 北京：人民卫生出版社，2022.

[15] 徐华，马哲. 彩色多普勒超声诊断甲状腺良恶性结节的超声特征及诊断效能 [J]. 中国临床研究，2023，36（11）：1645-1648.

[16] 李欢，胡兵，向小珍，等. 产前超声诊断胎盘功能不全研究进展 [J]. 中国医学影像技术，2022，38（3）：4.

[17] 杨冬华. 消化系统现代介入诊疗技术 [M]. 北京：人民卫生出版社，1998.

[18] 冯威健. CT 介入诊疗技术在肿瘤临床应用进展 [J]. 中国当代医药，2009，16（15）：3.